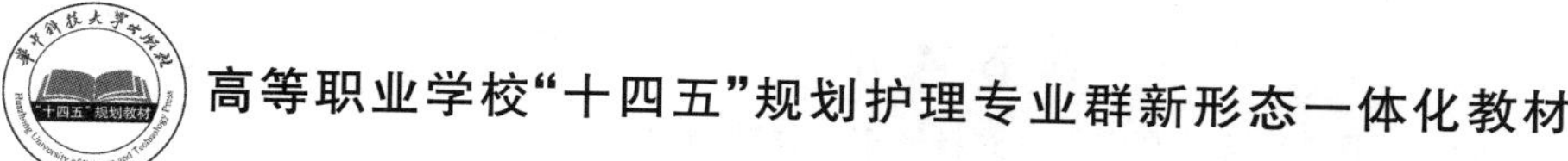

护理伦理与法律法规

主　编　傅学红　乔　瑜
副主编　冉　鲜　谭春游　郭霓眸
编　者　（以姓氏笔画为序）
冉　鲜　贵州护理职业技术学院
代　冉　贵州护理职业技术学院
乔　瑜　邢台医学高等专科学校
刘广亚　益阳医学高等专科学校
秦　倩　益阳医学高等专科学校
郭霓眸　邢台医学高等专科学校
傅学红　益阳医学高等专科学校
谭春游　贵州护理职业技术学院
魏　星　邢台医学高等专科学校

華中科技大學出版社
http://www.hustp.com
中国·武汉

内容简介

本教材是高等职业学校"十四五"规划护理专业群新形态一体化教材。

本教材共分为十章，包括绪论，护理伦理与法律修养的养成，护理伦理的规范体系，护理人际关系伦理与沟通素养，临床护理伦理，公共卫生健康服务伦理，现代生命医学发展的护理伦理，护士执业相关法律法规等。附录中详细罗列了护士条例、护士执业资格考试办法、护士执业注册管理办法等内容。

本教材可供临床医学、口腔医学、中医学、康复医学、检验、影像学、护理、助产专业使用。

图书在版编目(CIP)数据

护理伦理与法律法规/傅学红，乔瑜主编. —武汉：华中科技大学出版社，2022.8（2025.1 重印）
ISBN 978-7-5680-8580-9

Ⅰ. ①护… Ⅱ. ①傅… ②乔… Ⅲ. ①护理伦理学-高等职业教育-教材 ②卫生法-中国-高等职业教育-教材 Ⅳ. ①R47-05 ②D922.16

中国版本图书馆 CIP 数据核字(2022)第 153523 号

护理伦理与法律法规 傅学红 乔 瑜 主编
Huli Lunli yu Falü Fagui

策划编辑：余 雯 周 琳
责任编辑：马梦雪 方寒玉
封面设计：廖亚萍
责任校对：张会军
责任监印：周治超
出版发行：华中科技大学出版社(中国·武汉) 电话：(027)81321913
武汉市东湖新技术开发区华工科技园 邮编：430223
录 排：华中科技大学惠友文印中心
印 刷：武汉开心印印刷有限公司
开 本：889mm×1194mm 1/16
印 张：10.25
字 数：289 千字
版 次：2025 年 1 月第 1 版第 7 次印刷
定 价：36.80 元

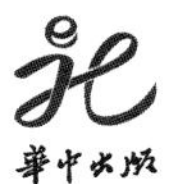

高等职业学校“十四五”规划护理专业群新形态一体化教材编委会

网络增值服务使用说明

欢迎使用华中科技大学出版社医学资源网yixue.hustp.com

1.教师使用流程

（1）登录网址：http://yixue.hustp.com（注册时请选择教师用户）

注册 → 登录 → 完善个人信息 → 等待审核

（2）审核通过后，您可以在网站使用以下功能：

教师：下载教学资源、建立课程、管理学生、布置作业、查询学生学习记录等

2.学员使用流程

建议学员在PC端完成注册、登录、完善个人信息的操作。

（1）PC端学员操作步骤

①登录网址：http://yixue.hustp.com（注册时请选择普通用户）

注册 → 登录 → 完善个人信息

②查看课程资源

如有学习码，请在个人中心-学习码验证中先验证，再进行操作。

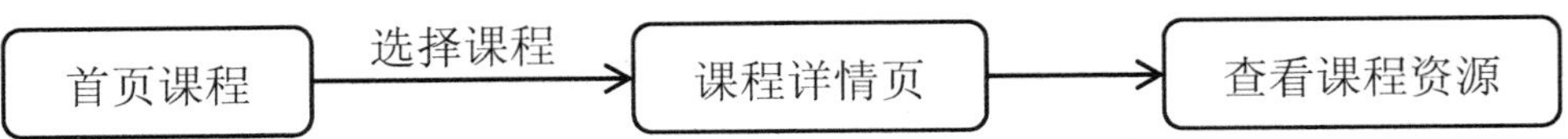

（2）手机端扫码操作步骤

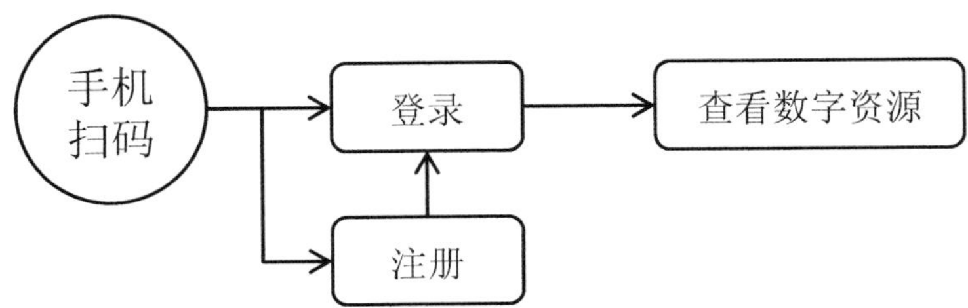

前言

Qianyan

《中华人民共和国职业教育法》明确规定：实施职业教育应当弘扬社会主义核心价值观，对受教育者进行思想政治教育和职业道德教育……职业学校学生应当遵守法律、法规和学生行为规范，养成良好的职业道德、职业精神和行为习惯。国务院办公厅《关于加快医学教育创新发展的指导意见》（国办发〔2020〕34 号）要求：全力提升院校医学人才培养质量，培养仁心仁术的医学人才，强化医学生职业素养教育，加强医学伦理、科研诚信教育，发挥课程思政作用，着力培养医学生救死扶伤精神。教育部关于印发《高等学校课程思政建设指导纲要》的通知（教高〔2020〕3 号）强调：把思想政治教育贯穿人才培养体系，全面推进高校课程思政建设，深化职业理想和职业道德教育，注重加强医德医风教育，着力培养学生"敬佑生命、救死扶伤、甘于奉献、大爱无疆"的医者精神，注重加强医者仁心教育。《国家职业教育改革实施方案》《职业教育提质培优行动计划（2020—2023 年）》《关于推动现代职业教育高质量发展的意见》等相关文件均将学生的伦理道德和法律素养作为教育的重要培养目标。

为贯彻落实职业教育教学改革，对标国家健康战略，对接护理类岗位市场需求，医学高职院校培养的学生除具备专业知识外，更应具有护理伦理道德及卫生法律法规素养。护理伦理与卫生法规在护理实践中具有十分重要的基础性作用，是促使护理技术技能与伦理道德、卫生法律法规素养有机统一的实用性学科，有助于提高护理人才道德素养与解决护理道德难题的能力，从而促进护理质量的提高，推动护理事业的科学发展。作为护理类专业学生，学习护理伦理与法律法规的基本理论，掌握护理人际关系的基本法则，具有重要的理论价值与现实意义。

本教材编写以"立德树人"为宗旨，以人才培养为目标，以岗位需求为导向，强化课程思政与护理人文的理念，立足就业岗位与社会需求，注重理论知识与岗位需求相结合，注重学生职业素养的养成，将价值塑造、知识传授和能力培养三者融为一体，为培养医德高尚、医术精湛和有温度、有情怀、有职业素养的新时代健康守护者打下良好的基础。本教材每个章节以"学习目标"开篇，"案例讨论"结尾；案例导入，突出技能；能力检测，"链接"未来；以体现"贴近学生，贴近社会，贴近护理类岗位"的目标，紧跟教学改革，接轨"双证书"制度，推进"岗课赛证融通"。

本教材根据护理伦理与法律法规的课程标准，力求内容系统完整，突出素质、知识、能力三维教学目标与实践性重点，重构教学内容，重点分解护士执考知识要点，突出教材的实践性，补充当前我国护理伦理的难点和热点问题。本教材主要内容包括护理伦理学和卫生法学基本理论与发展；护理伦理与法律素养的养成（教育、修养、评价与监督）；护理伦理的规范体系（原则、规范、范畴）；护理人际关系伦理与沟通素养；临床护理伦理；公共卫生健康及护理相关法律法规等。本教材为书网融合教材，即纸质教材结合电子教材、教学配套资源（PPT）、题库系统。本教材可供高职高专院校护理及助产专业学生使用，也适合其他相同层次不同办学形式的护理类专业学生使用。

本教材的编写得到了编者所在单位的大力支持，在此表示衷心感谢！因编者时间、水平有限，本教材难免存在不足之处，恳请广大读者批评指正，以利修订时进一步改进与完善。

傅学红　乔瑜

目录

Mulu

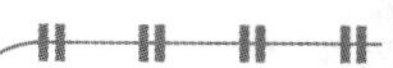

第一章　绪　　论

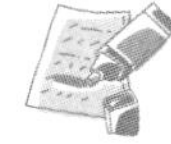

学习目标

1. 知识目标：熟悉道德与伦理的概念，识记伦理学与护理伦理学的概念，掌握基本的卫生健康法律与法规。

2. 能力目标：能够从不同的护理伦理角度分析实际临床案例，能用护理伦理与法律法规的要求规范自己的护理行为。

3. 素质目标：培养学生形成正确的伦理和法律意识，帮助学生在学业生涯中树立无私奉献的价值观。

本章 PPT

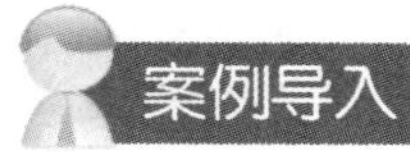

2020 年初，新型冠状病毒肺炎(简称新冠肺炎)疫情在武汉暴发。为了节省工作时间、更好地照顾患者，山东省第一批援助湖北医疗队队员、山东大学齐鲁医院护士张静静剪去了长发，奋战在抗疫一线，坚守了 56 个日夜，因工作强度大，休息时间少，其身体面临着巨大的挑战与压力。3 月 21 日，张静静随山东省第一批援助湖北医疗队离开湖北返回济南，但在隔离期间，张静静心搏骤停，经抢救无效去世。其丈夫正在非洲进行援助工作，没来得及赶回来看她最后一眼。张静静舍小家为大家的精神，感动着无数人。

请思考：

根据本章的伦理知识，分析为什么张静静会感动无数人。

案例导入提示

第一节　护理伦理与法律法规的概述

一、道德、职业道德与伦理学

(一) 道德

1. 道德的含义　道德是在一定的社会经济背景下，在人们的社会实践活动中形成的，以善恶作为评价标准，调节人与人、人与社会、人与自然之间关系的行为规范的总和，是依靠传统习惯、人们内心信念和社会舆论来维持的。也就是说，社会环境中的每个人在与他人、集体、社会、自然界相互交往、协作实践的过程中，承担着各种社会角色，形成各种社会关系，其中必然存在矛盾和摩擦，个人在面对和处理各种关系或者矛盾的过程中，都会遵守一定的行为规范和原则，这种规范和原则就是道德。道德既是人们行为应遵循的原则，又是评价人们思想和行为的标准。

要准确地理解和把握道德的含义还要注意以下几点。

(1) 道德的本质：道德属于上层建筑的范畴，经济基础决定上层建筑。在各种关系中，各

NOTE

方面的利益取舍,是道德的基本问题。人们的行为只有影响到他人、集体、社会和自然界时,才具有道德意义,所以与道德无关的行为称为非道德行为。

(2) 道德的评价标准:道德以行为的善、恶为评价标准。所以道德行为一般可分为道德行为和非道德行为。所谓善的行为,就是有利于他人、集体、社会和自然界的行为,又称为道德行为;一切有害于他人、集体、社会和自然界的行为都是恶的行为,又称为非道德行为。

(3) 道德的评价方式:道德是依靠传统习惯、内心信念和社会舆论等非强制性的力量来调节人们行为的。在人们的生产、生活等各个领域,都存在道德的调节现象,道德的调节范围非常广泛。

2. 道德的本质

(1) 阶级性:道德属于上层建筑的范畴,在阶级社会或存在阶级的社会,道德始终是阶级的道德。在阶级社会,道德反映和维护不同阶级的经济地位和利益关系。阶级社会的道德,有着不同的善恶标准和行为规范,往往统治阶级的道德引领社会道德的方向,以此来调节人们参与社会活动的行为规范。

(2) 发展性:随着社会经济的发展、科技的进步,社会道德也随之发生了变化,道德标准和内容也会随之而改变。这是由于不同社会发展阶段,生产力水平、文化背景以及当时社会具体的情况存在差异,个体在与他人、集体、社会进行社会活动,建立社会关系的过程中,会形成不同的评价标准和行为规范,但是旧的道德观念往往会长期影响人们的思想、行为和信念。

(3) 自律性:道德作为上层建筑,不具有强制性。也就是说,道德是人们通过进行社会实践活动,内心逐步形成的道德标准,以此来约束和调节自己的行为,从而建立良好的社会关系。通过道德教育和自我调节,不断提高自我道德修养,逐渐形成带有个人倾向的属于自我的道德信念和道德评价标准。

(4) 实践性:道德是用来调节人与人、人与社会、人与自然的关系的,因而道德的价值体现在人与人、人与社会、人与自然实践活动的过程中。道德产生于社会生活实践,受现实社会经济关系的制约,道德是否能够满足社会大数人的现实需要,必须通过社会实践活动体现出来。

3. 道德的功能

(1) 认识功能:道德的认识功能是指通过道德标准、道德判断和道德理想等特有方式,让人们正确认识到自己与他人、社会的关系,以及对家庭、社会、民族和环境应负的责任和义务,正确认识到社会生活中的道德规范存在的意义和价值,从而提高辨别善与恶、应当与不应当、正当与不正当的能力,提高个人的综合素养,指导个人选择更具人生价值的发展方向。

(2) 教育功能:道德的教育功能是指通过营造社会舆论,形成社会风尚,传播正能量,以此激励人们向道德楷模学习,有助于培养人们形成道德自觉意识和行为习惯,并逐步内化为道德品质,有利于人们塑造理想人格,提升内心道德境界。

(3) 调节功能:道德的调节功能是指通过评价、示范、劝导等方式,指导人们规范或纠正自己的行为,从而调节人与人、人与社会、人与自然的关系。也就是说,在面临个人与集体、局部与整体、近期与长远等利益权衡选择过程中,道德可以确保各种关系保持协调平衡,保障整个社会的稳定、健康发展。

4. 道德的起源 在历史上不同的学派有不同的观点,主要概括为以下几种。

(1) 神启论:这种观点认为道德是上帝意志的创造,是神对人启示的结果。神启论把道德的起源归结为“神”“上帝”的启示。这是一种客观唯心主义的道德起源说。

(2) 天赋道德论:这种观点认为道德是人们与生俱来的,道德起源于天性。如孟子说:“仁义礼智,非由外铄我也,我固有之也。”这是一种主观唯心主义的道德起源说。

(3) 自然起源论:这种观点认为道德起源于人的自然本性,认为人和动物都有道德,只不过人的道德是动物本能的反应和延续,如“生存竞争”“母爱”等。这是一种旧唯物主义观点。

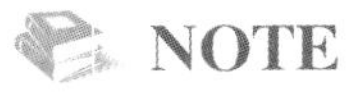

(4) 马克思主义道德起源说:马克思主义唯物史观第一次科学解释了道德的起源,揭示道德是人类社会实践的产物,人类的各种行为规范,如风俗习惯、道德、规则、法律等都是适应人类的生产、生活及秩序的需要而产生的,道德是人类社会所特有的。这一观点弥补了之前观点没能科学说明道德起源的弊端。

(二) 职业道德

1. 职业道德的含义 职业是社会分工和劳动分工的产物,是人们在社会生活中所从事的作为主要谋生手段的工作。在社会生活中,职业具有三方面的要素:职业责任、职业权力和职业利益。任何职业都包含以上三个要素。职业责任是指任何职业都要承担的特定社会责任和具备的特定社会职能。职业权力是指从事每种职业的人员,都享有的相应的权力。职业利益是指从事每种职业的人员从职业中获得的工资、福利、地位、荣誉等利益。

职业道德指在社会实践过程中,人们为了确保各类职业活动能够正常进行,逐步建立起调整职业活动中各种利益关系,解决各种矛盾冲突的道德原则、道德规范、道德标准。通过职业道德的作用,从业人员能够更有效地承担职业责任,合理使用职业权力,保障应有的职业利益。

职业道德也称行业道德,是从事一定职业的人员必须遵循的与职业工作和职业活动相适应的道德原则、道德规范和道德标准的总和。它包括职业责任、职业纪律、职业作风、职业良心、职业荣誉、职业理想等。职业道德一方面涉及每位从业人员如何对待自己的工作,如何在工作中履行责任、承担义务、行使权力、享受利益,另一方面还是全体从业人员的集体行为表现。每个行业的职业道德水平都会对整个社会的道德水平产生影响。

2. 职业道德的三要素 职业道德的三要素包括职业道德活动、职业道德关系和职业道德意识。职业道德活动是指在职业道德意识支配下,体现利益追求并可以用善恶加以评价的群体活动或个人行为。职业道德关系是指在职业道德活动中,形成的可以进行善恶评价的利益关系。职业道德意识是指人们在职业道德活动中,为调节各种利益关系,所形成的思想、观点、理论、规范等主观意识。

(三) 伦理学

1. 伦理的含义 在我国古代文化中,"伦理"两个字最早是被分开作为两个词使用的。"伦"是指人与人之间的关系,"理"就是道理,规则。"伦理"作为一个词始见于我国春秋战国时期的著作《礼记·乐记》,"凡音者,生于人心者也;乐者,通伦理者也"。许慎在《说文解字》中说:"伦,从人,辈也,明道也;理,从玉,治玉也。""伦"即人伦,"理"即事务的条理和道理,"伦理"即人伦之理,是指调整人伦关系的条理、道理、原则。人伦关系只有加以规范才能成为伦理。伦理概念的出现及伦理思想的积淀,是人类社会对道德生活理性思考的结果。

2. 伦理学 伦理学以道德为研究对象,它研究道德的起源、作用、本质及发展规律,研究人类社会发展过程中道德问题的理论和实践。伦理学一方面关注人们的行为、品质、修养及相互关系,另一方面关注道德的起源、发生和发展、本质、变化规律及社会作用。从一定意义上说,伦理学是道德生活的哲学概括,所以伦理学也称为道德哲学。

伦理学是一门古老的学科,古希腊哲学家苏格拉底曾阐述当时的社会道德规范,并提出"知识即美德"的著名论断。亚里士多德也曾在雅典学院系统传授道德研究的学科。亚里士多德的儿子尼各马可将其学说整理成《尼各马可伦理学》,《尼各马可伦理学》成为西方伦理思想史上第一本系统的伦理学著作。在中国,尧舜时期是伦理思想的萌芽时期。春秋末期儒家学派创始人孔子开始讲授伦理学。孔子弟子依据孔子语录编写而成的《论语》,是我国第一部比较系统的,但未以"伦理学"冠名的伦理学著作。作为一门学问的名称,"伦理"一词在我国的出现时间要晚于古希腊。

3. 道德与伦理的关系 道德与伦理既相互联系,又相互区别。伦理是道德现象的概括,

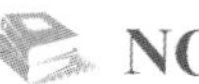
NOTE

道德是伦理的根基和内化。伦理侧重于反映人们求善的理论，反映人伦关系和维护人伦关系应遵循的规则，常用于表述道德思想、原则等，常用于理论研究、学术探讨等场合，具有客观性和社会性。道德侧重于反映人们求善的实践，常用于表述具体道德行为、道德规范，反映道德活动及道德活动主体行为的正当性，更强调主体的内在操守与实践，同时涉及个体的修养及行为，既具有主观性，也具有社会性。例如一个人在公共场合乱扔垃圾，我们可以说这种现象"不道德"，但一般不说它"不伦理"，但是道德与伦理本质上是相通的。

二、护理伦理与护理伦理学

（一）护理伦理

护理伦理是指在护理工作情境中，护理人员所遵循的，调整与患者、其他医务人员（如医生、医技人员、后勤人员、管理人员等）之间关系及与社会之间关系的行为准则、原则规范的总和。护理伦理是在长期护理实践中逐渐形成的，是护理人员在专业工作中应当遵循的行为规则、规范。护理伦理可以指导护理人员在护理工作中应该做什么，必须做什么，怎么做，什么不可以做、不应该做或不能做。护理伦理对护理实践有着重要的指导意义，学习和研究护理伦理可以从总体上提高护理人员的职业素养，充分体现以患者为中心的整体护理服务理念，有利于建立和谐的护患关系。

（二）护理伦理学

护理伦理学是运用一般伦理学原理和道德原则来调节护理工作情境中各种人际关系，反映护理道德关系、护理道德现象及其发展规律的科学，是护理学和伦理学相结合而形成的一门交叉学科，是研究护理道德的科学。护理伦理学本质是医学人文精神和医学伦理道德在护理领域的具体运用和体现，也是生命伦理在护理领域的具体体现。

护理伦理学最初是医学伦理学的组成部分，在早期出版的医学伦理学著作中几乎都包含护理道德内容的论述，但是随着护理学的发展，护理伦理学开始从医学伦理学中分化出来，成为一门新的独立学科。护理伦理学作为一门新兴的学科，受到了社会的普遍关注。目前，护理人员正在临床护理服务实践过程中，不断融合其他学科知识和新成果，积极地探索和研究适合我国国情的护理伦理规则和规范，使得护理伦理学的发展充满生机和活力，护理伦理学内容和研究方法逐渐得到丰富。

三、护理伦理学的研究对象和研究内容

（一）护理伦理学的研究对象

任何一门学科，都有特定的研究领域和研究对象。护理伦理学是在护理实践中，以护理道德为研究对象的一门学科，主要包括护理道德现象和护理道德关系。

1. 护理道德现象　道德现象是指人们用善恶标准去评价，依靠传统习惯、内心信念、社会舆论来维持的一类社会现象，它包括道德活动现象、道德意识现象和道德规范现象。护理道德现象是在护理实践中，表现出的护理道德活动现象、护理道德意识现象和护理道德规范现象。

护理道德活动现象，是指在护理实践活动中，护理人员按照一定的善恶标准进行的护理道德评价和护理道德教育，也称为护理道德实践。护理道德意识现象，是指在护理实践活动中形成的，指导护理道德活动的，具有善恶评价价值的观点、观念、理念、信念、理想和理论体系。护理道德规范现象，是指在一定社会背景下，在护理实践中形成的具有指导、评价和调节作用的行为规范。即在护理实践中，形成的什么"应当做"、什么"不应当做"的行为客观要求，同时也包括在一定区域或团体以格言、誓言、戒律等形式自觉表达、传递善恶标准，概括形成的行为规范。

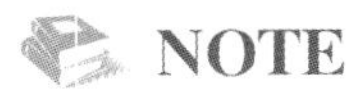
NOTE

2. 护理道德关系 护理道德现象通过一定的护理道德关系表现出来，或者说护理道德现象是护理人员在护理实践中，各种道德关系的具体表现。所以，护理道德关系主要包括以下几个方面。

(1) 护理人员与患者的关系：简称护患关系，其中不仅包括护理人员与患者之间的关系，还包括护理人员与患者家属，护理人员与患者工作单位之间的关系。这种关系是护理实践中首要的、根本的人际关系。护患关系是否协调平衡，直接关系到患者的安危、护理工作的质量、医院的声誉与发展，直接影响到社会主义精神文明建设与和谐社会关系的建立。因此，护患关系是护理伦理学的主要研究对象和核心问题。

(2) 护理人员与其他医务人员的关系：简称护际关系，包括护理人员之间的关系、护理人员与医生之间的关系、护理人员与医技人员之间的关系以及护理人员与医院行政、管理工作者之间的关系。在医疗实践中，护理人员与其他医务人员能否共同协作完成医疗服务，共同妥善应对医疗突发事件，取决于他们是否彼此尊重、支持、理解、信任、协调和配合。建立良好的护际关系，有利于充分发挥医疗团体的集体力量，提高为患者服务的质量，提高医院的社会声誉，整体上有助于促进医院的良性发展。护际关系是护理伦理学研究的重要内容。

(3) 护理人员与社会的关系：人具有社会属性，而护理实践活动是在一定的社会关系中进行的。因此，护理人员在护理工作中，既要考虑到患者本人、局部的利益，还要考虑到患者家属及社会责任。如有缺陷新生儿的处理、卫生资源的分配、器官移植、人工辅助生殖等，不仅关系到个人利益，还关系到社会利益。护理伦理是护理实践的产物，因此随着护理实践的发展，护理伦理也随之发展。近年来随着医学科学的发展，特别是生物医学的迅速发展和临床应用，当某项新技术问世和使用时，都会涉及护理伦理问题，护理人员在处理这些问题时不能单从个人利益的角度出发，一定要充分考虑国家和社会的利益。

(二) 护理伦理学的研究内容

护理伦理学的研究内容非常丰富，涉及范围广，主要包括以下几个方面。

1. 护理伦理理论 护理伦理理论是护理伦理学的基石。护理伦理主要研究各个历史阶段护理道德现象及其内容，阐明护理道德的起源、研究对象、研究任务、内涵本质、发展规律，护理道德与哲学、伦理学、心理学、法学等学科的关系；论述护理伦理的产生、发展及展望，护理伦理的特点及社会作用，护理伦理与护理学、护理模式转变、医学科学发展的关系。护理伦理理论主要包括生命神圣伦、生命质量论、生命价值论、人道论、道义论、功利论等。

2. 护理伦理规范 护理伦理规范包括护理伦理的基本原则、具体行为规范，是护理伦理学的核心内容，是指导护理实践、进行价值判断的基本依据。在护理实践中，不同专业的护理工作，有不同的护理操作要求，所以护理伦理规范存在差异性。

3. 护理伦理实践 护理伦理实践包括护理伦理的评价、教育及修养。主要包括：在护理实践中，依据护理伦理理论，对护理活动进行道德评价，研究如何将护理伦理理论有效运用于护理实践中，探索如何进行护理道德教育，提升护理人员道德修养的途径和方法。

四、卫生健康法律与法规

(一) 卫生法律法规

1. 卫生法律法规基本概念 卫生法津法规是指由国家制定或认可，并由国家强制力保证实施的，在保护人体健康活动中具有普遍约束力的社会规范的总和。也就是说，卫生法律法规是国家意志和利益在卫生领域的具体体现，以调整医疗卫生服务活动中存在的各种社会关系为目的的法律、法令、条例、规程等一系列具有强制性效力的规范性文件的总和。

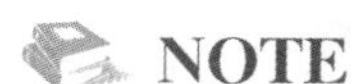

卫生法律法规规定了明确的权利和义务，由国家强制机关保障实施，其根本目的是维护和促进人类的健康。

医学是卫生立法的基础，卫生法律法规是保证和促进医学科学发展的法律手段。医学的进步使医学技术不断更新和发展，人工生殖、器官移植、基因技术在临床上的运用给卫生立法提出了新的要求，从而丰富了卫生法律法规的内容，而卫生法律法规的完善又进一步推动了医学的持续发展。

2. 卫生法律法规的作用

(1) 引导作用：指卫生法律法规对医疗实践中的从业人员所起的引导作用。卫生法律法规中的规范内容，可以引导从业人员在法律允许范围内从事医疗实践活动，同时对违反法律规范的行为所需承担的后果进行规定，来指引从业人员权衡得失，自觉守法。如《中华人民共和国执业医师法》通过“未经批准擅自开办医疗机构行医或者非医师行医的，由县级以上人民政府卫生行政部门予以取缔，没收其违法所得及其药品、器械，并处十万以下的罚款；对医师吊销其执业证书；给患者造成损害的，依法承担赔偿责任；构成犯罪的，依法追究刑事责任”这一规定来引导医师合法进行个体行医。

(2) 评价作用：指卫生法律法规具有的对从业人员行为进行评价的作用。该作用可以规范从业人员的个人行为，使其树立正确的价值观，从而指导其采取合法的行为。

(3) 教育作用：指卫生法律法规通过评价从业人员行为，教育其采取正当行为的作用。

(4) 强制作用：指卫生法律法规具有以强制行为来制止从业人员的不当行为，并强制不法行为的实施人做出赔偿、补偿等以维护患者的基本利益，平衡医疗领域的各种关系的作用。

(二) 护理法律法规的含义及分类

护理法律法规是卫生法律法规的一部分。护理法律法规是指根据《中华人民共和国宪法》的规定，为保障人民身体健康，调节护理实践情境中各种社会关系而制定的一系列法律、法令、条例、法规等具有强制性的规范性文件的总称。

目前护理法律法规基本上可以分为以下几类。

第一类是国家主管部门通过立法机构制定的法律、法令，一部分属于国家卫生法，一部分是根据国家卫生基本法制定的护理专业法。

第二类是根据卫生法，由政府或地方主管部门制定的法规。

第三类是政府授权各专业团体自行制定的有关会员资格的认定标准和护理实践的规定、章程、条例等。

除上述三类护理法律法规以外，劳动法、教育法、职业安全法，以及各类医疗卫生机构自主制定的规章制度，也对护理实践有重要影响。

(三) 护理立法原则及其意义

1. 护理立法的基本原则

(1) 遵循合宪性和法制统一性原则：合宪性是指护理立法必须以宪法为依据，法制统一性是指护理立法要从国家的整体利益出发，维护社会主义法治的统一和尊严。护理法应与其他法律一样，具有权威性、强制性的特征。

(2) 遵循护理立法反映现代护理观的原则：随着护理学科逐步发展，护理管理已经形成较完整的理论体系，护理立法应能反映护理专业的垄断性、技术性和义务性特点，以增强护理人员的责任感，提高护理的服务质量。例如，只有经过正规培训且检验合格的护理人员才有资格从事护理服务工作。

(3) 遵循护理立法符合我国护理专业实际的原则：护理法律法规的制定，要在借鉴其他国家的护理立法经验的前提下，从我国的经济发展水平、政治制度和文化背景出发，考虑全国不

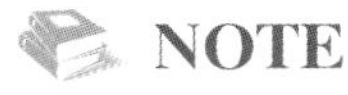

同地区医疗发展水平，以及护理教育和护理服务实际状况，来制定切实可行的护理法律法规。

（4）遵循护理立法要关注国际化趋势的原则：随着世界社会经济和科学文化的飞速发展，各个国家和地区，在护理立法方面，必然会显现共性。所以，我国在制定护理法律法规时，一定要从促进世界法治文明发展的角度出发，关注国际变化趋势，使得制定的护理法律法规条款尽量同国际基本要求相适应。

2. 护理立法的意义

（1）促进护理管理水平提高：护理法律法规的制定与实施，可以使护理管理逐步实现法制化，从而保证护理实践工作的稳定性及连续性，防止护理差错及事故的发生，保证护理工作的安全及护理质量的提高。因此，护理立法使护理实践纳入规范化、标准化、现代化管理，对于提高护理质量有着重要的意义。

（2）促进护理教育质量提升：护理法律法规集中体现了在现有护理实践中，调节各种医疗关系，保障患者生命健康的，最先进的法律思想及护理观念。这些观念和思想，为护理活动的展开和护理人才的培养制定了一系列标准。护理立法从法律、制度上要求护理人员必须不断地接受继续护理学教育，使护理人员的知识和技能得到不断提高，这对于保证护理质量和促进护理专业的发展具有深远的意义。

（3）维护护理对象的正当权益：通过护理立法，强制规定护理人员在护理实践中必须遵守的行为规范，对于违反护理法律法规的行为，要依法追究相关人员的法律责任；能够最大限度地保护患者及所有服务对象的合法权益。

（4）维护护理人员的合法权益：通过护理立法，护理人员在医疗服务活动中的地位、作用和职责范围将有法可依，护理人员在护理工作中所行使的权利，履行的义务和职责将受到法律的保护、国家的支持、人民的尊重，任何人都不可随意侵犯和剥夺。

知识链接

护理伦理与护理法律法规

护理伦理与护理法律法规是研究护理实践活动中的伦理规范与法律规范的学科，其目的在于通过伦理与法律法规的方式来规范和调整各种护理人际关系，规范护理人员的护理行为，使患者利益、社会利益及护理人员自身利益得到协调发展，保证医疗护理实践活动顺利进行。因此，两者在目的和作用上具有一致性，在内容上相互渗透，相互补充。

护理伦理与护理法律法规又有区别，护理法律法规为护理伦理的实施提供了法律保证，护理伦理是护理法律法规的重要补充和扩展。护理法律法规是运用法学理论和原则，研究解决护理实践中的法律问题，使护理事故和纠纷等按照相应的法律得到解决，具有权威性和不可抗拒性。护理伦理是通过社会舆论、传统习惯和人们的内心信念发挥作用的，它要求人们自觉遵守，不具有强制性和不可抗拒性。在发挥作用的范围上，护理伦理比护理法律法规的范围要广泛得多。

从某种意义上说，护理伦理规范是人们的理想行为。其实现，一方面需要通过教育使之“内化”成护理人员自觉的行为，另一方面护理伦理规范可通过行政立法“外化”为法规、条例，这些规范具有强制性，是护理人员必须遵守的规范。但不是所有的护理伦理规范都能成为法规和条例。因此，需要对护理人员进行护理伦理知识和护理法律法规知识的宣教，提高护理人员的职业素质，使护理人员在护理伦理和护理法

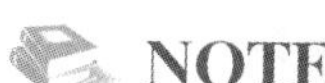

律法规的指导下做好护理工作，维护好患者的权益和护理人员自身的权益，以实现护理活动的最终目的。

五、护理伦理与卫生法律法规的发展

（一）护理伦理的发展

护理伦理是在伦理观念的产生、发展前提下，在护理实践中逐渐形成并发展起来的。我国的护理伦理继承了我国优良的医护道德传统，吸收了国外护理伦理的精华。

1. 我国护理伦理的形成和发展 我国护理伦理起源于远古时期，在各个时期的医护实践过程中，不断得到补充和完善，形成了我国特有的护理伦理体系。

（1）护理伦理的起源：原始社会生产力水平极其低下，人们在生产劳动中不可避免地会出现受伤、感染疾病、食物中毒等状况，所以人们在与疾病做斗争的过程中，尝试积累了一些简单的治疗疾病的方法和药物知识。《纲鉴易知录》记载：民有疾，未知药石，炎帝始草木之滋……尝一日而遇七十毒，神而化之，遂作方书上以疗民疾而医道自此始矣。这些内容，反映了人们在治疗疾病过程中，表现出的自我牺牲和自救互助的精神，护理道德从此开始萌芽。

（2）护理伦理的形成：《黄帝内经》是我国现存成书最早的一部医学典籍，其中就有强调医务人员应以品德为重，需博学多闻，医术精专，诊治认真，重视医护道德的相关记载。这标志着护理伦理的初步形成。

（3）护理伦理的发展和完善：到了汉代，我国医学有了较大的发展，护理伦理也随之得到了发展。东汉著名医学家张仲景，辞官专医，著《伤寒杂病论》，后世称“医圣”。他不但具备精湛的医术，还有高尚的医德医风，他提倡仁术济世，“上以疗君亲之疾，下以救贫贱之厄”，他的主张对后世医德的发展有着积极的影响。

知识链接

杏林春暖

东汉末年，有一位当时和华佗、张仲景齐名，史称“建安三神医”的名医董奉，他隐居庐山山林，给人治病从不收取报酬，轻病愈者便在他房子周围山坡上栽一棵杏树，重病愈者就栽五棵。前来看病的人很多，如此数年，有杏树十万余棵，郁然成林。董奉又将杏子变卖成粮食用来接济庐山的贫苦百姓和南来北往的饥民，这就是历史上有名的杏林佳话。从此，人们就用“杏林春暖”来赞扬医德高尚的医生。

隋唐时期，名医辈出，其中就有被历代名医推崇的“大医精诚”孙思邈，他所著的《千金要方》中，《大医精诚》《大医习业》全面论述了医护道德。他提出，医家必须具备“精”和“诚”的精神，“精”是指精湛的医术，“诚”是指高尚的医德，只有具备了“精”和“诚”的医生才是大医。

宋元明清时期，护理伦理随着当时生产力的发展和医学科学的进步，得到了进一步的发展。在此时期，关于医德的论述丰富多彩，如明代李梴所著的《习医规格》，清代喻昌所著的《医门法律》等都对我国护理伦理的发展做出了重要贡献。

我国近代护理工作是随着西医传入而开始的。鸦片战争以后，西方医学进入我国，近代护理事业随之兴起，但这一时期的医护道德思想并没有脱离古代医德的影响。1933 年，宋国宾所著的《医业伦理学》，是我国第一部较系统的医学伦理学著作，为我国护理伦理的发展做出了积极的贡献。

(4) 社会主义护理伦理的发展:社会主义护理伦理是对历史上传统护理道德的扬弃,在新民主主义革命时期初步形成,这个时期的护理道德与政治密切结合,体现了社会主义的护理伦理原则和对护理道德的指导。1939 年,毛泽东撰写《纪念白求恩》一文,高度评价了白求恩"毫不利己、专门利人"的精神,这个评价激励着广大医护人员在医疗实践中刻苦学习、勇于奉献。1941 年,毛泽东在延安为中国医科大学毕业生题词:"救死扶伤,实行革命的人道主义"。这是对新民主主义革命时期护理道德的概括,发扬革命的人道主义精神是社会主义护理伦理形成的基础。

1949 年以后,社会主义护理伦理逐步发展和完善。我国的医疗卫生政策主要是为人民服务、预防为主和中西医结合。这体现了发展社会主义医疗卫生事业是为绝大多数人谋利益的特点。改革开放以来,随着医疗卫生事业的蓬勃发展,党和政府制定了一系列的卫生政策,对我国的护理伦理提出了更高的要求,对护理伦理的研究更加重视,各医学院校相继开设了护理伦理课程,从整体上提高了护理人员的素质,进一步促进了我国医疗卫生事业的发展。

2. 国外护理伦理的发展历史

(1) 国外古代护理伦理的形成:国外古代护理伦理较具影响力的主要有古希腊护理伦理、古罗马护理伦理、古印度护理伦理和古阿拉伯护理伦理。

古希腊的杰出医学家希波克拉底被誉为"西方医学之父",既是西方传统医学的创始人,也是西方医德的奠基人。希波克拉底在《希波克拉底誓言》中全面而生动地论述了医生与患者、医生与患者家属、医生与社会之间的关系,他非常重视医生的个人品行和行为道德水平。《希波克拉底誓言》是西方最早的医德文献,它把为患者谋福利作为医疗行为的最高标准。

古罗马护理伦理是在继承古希腊医学和护理伦理的基础上发展起来的。这一时期最著名的医学家是盖伦。在护理伦理方面,他提出了"轻利"的道德要求。他认为:作为医务工作者,不可能一边赚钱,一边从事伟大的艺术——医学。

古印度护理伦理是古代东方护理伦理的代表。古印度关于医德的论述最早可见于名医妙闻的医学著作《妙闻集》,其提出:医务工作者要有一切必要的知识,要洁身自好,要使患者信任自己,并尽一切力量为患者服务。还指出:正确的知识、广博的经验、聪明的知觉和对患者的同情,是为医者四德。

古阿拉伯护理伦理形成于公元 6—13 世纪。古阿拉伯名医迈蒙尼提斯是倡导护理伦理的杰出代表。他所著的《迈蒙尼提斯祷文》是护理伦理史上堪与《希波克拉底誓言》媲美的重要护理伦理文献。文中提出"启我爱医术,复爱世间人""愿绝名利心,尽力医患者""无分爱与憎,不问富与贫""凡诸疾病者,一视如同仁"等一系列的护理伦理规范,对护理伦理的发展产生了积极的作用。

(2) 国外近现代护理伦理的发展:国外古代护理伦理有着许多优秀的内容,如尊重患者、重视医术、对患者一视同仁、为患者服务、为患者保守秘密等,但有明显的局限性,渗透着浓厚的宗教神学色彩。

近现代,随着医学科学的发展,护理学逐渐成为一门相对独立的学科,也使护理伦理日益社会化、规范化和系统化。南丁格尔的《护理札记》中,对护士提出了具体的要求:护士不可以说别人闲话,不可与患者争吵。除非在特殊情况下或有医生允许,不与患者谈论关于病情的问题……护士应有敏锐的观察力和充分的同情心,需要绝对尊重自己的职业。南丁格尔认为:"护理工作是一门艺术,护士要有一颗同情的心和一双愿意工作的手。"这为护理伦理的形成打下了坚实的基础。《南丁格尔誓言》是护理史上第一个国际性的护理伦理准则。1953 年国际护士协会制定了《国际护士伦理规范》,1965 年公布了《护士守则》,1973 年公布了新的《国际护士守则》,使护理伦理逐步规范化。

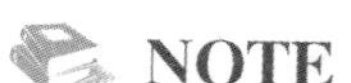

随着医学模式的转变，护理伦理观念也发生着转变，逐渐形成以患者为中心的服务理念，表现为护理人员在护理实践中，更加关爱患者，更加重视对患者实施人性化服务。护理伦理教育越来越受到重视，提高护理人员的伦理修养，有利于更好地为人民的健康服务。

（二）卫生法律法规的发展

护理法律法规是护理人员执业的法律依据，可以使护理人员明确护理工作中自身的法律责任，知道自己应该做什么、不应该做什么，能够运用法律武器处理护理工作中遇到的法律纠纷，保护患者和自己的合法权益。

1. 国外护理立法概况 护理立法源于 20 世纪初。1903 年美国北卡罗来纳、新泽西等州首先颁布了《护士执业法》，作为护士执业的法律规范。

1919 年英国率先颁布了《英国护理法》，这是世界上第一部护理法。

荷兰于 1921 年颁布了本国的护理法，随后芬兰、意大利、美国、加拿大、波兰等国也相继颁布了本国的护理法。在亚洲，日本于 1948 年正式颁布了护理法。

1953 年国际护士协会制定了《国际护士伦理规范》，并分别于 1965 年和 1973 年进行了修订，并一直沿用至今。《国际护士伦理规范》明确了护士的基本任务，包括增进健康、预防疾病、恢复健康和减轻痛苦四个方面。护理从本质上说就是尊重人的生命、尊严和权利。护理工作不受国籍、种族、信仰、年龄、政治或社会地位的影响。

1968 年国际护士协会成立了护理立法委员会，并专门制定了世界护理法上跨时代的纲领性文件《系统制定护理法规的参考性指导大纲》，为各国的护理立法提供了系统而又具权威性的指导。

为了促进护理事业的发展，提高医疗护理质量，保证护理向专业化的方向发展，许多国家纷纷颁布了适合本国政治、经济、文化及护理特点的护理法律法规。

2. 国内护理立法概况 1949 年后，我国政府和有关部门十分重视护理队伍的稳定、护理人才的培养和护理质量的提高。1979 年卫生部颁布了《卫生技术人员职称及晋升条例（试行）》。1981 年卫生部颁布了关于在《卫生技术人员职称及晋升条例（试行）》中增设“主管护师”职称等几个问题的通知。1982 年卫生部颁布了《全国医院工作条例》《医院工作制度》《医院工作人员职责》，详细地规定了护理工作制度和各级各类护士的职责。1987 年 6 月 29 日国务院发布了《医疗事故处理办法》。1988 年卫生部制定了《医务人员医德规范及实施办法》。为加强护士管理，提高护理质量，保障医疗和护理安全，保护护士的合法权益，1993 年 3 月 26 日，卫生部颁布了《中华人民共和国护士管理办法》（简称《护士管理办法》）。《护士管理办法》是关于护士的资格、权利、责任和行为规范的法规，该法规明确了护理的概念、独立性、教育制度，规定了护理活动的教学内容、教师的资格、考试和注册制度、护士的执业及行政处分原则等，对护理工作有约束、监督和指导的作用。

2002 年 4 月 4 日国务院颁布了《医疗事故处理条例》。为了维护护士的合法权益，规范护理行为，促进护理事业发展，保障医疗安全和人体健康，2008 年 1 月 31 日，国务院颁布了《护士条例》，并于同年 5 月 12 日起正式施行。《护士条例》首次以行政法规的形式规范护理活动，标志着我国护理管理工作逐步走上规范化、法制化轨道。

随着我国法律制度的不断完善和人们法律意识的增强，越来越多的人开始在就医过程中运用法律武器来保护自己的合法权益，从而对护理人员的职业道德、技术水平和服务质量等提出了更高的要求。

护理立法的不断完善不仅保障了护理行为的合法性和提高了护理质量，更有利于护理管理科学化和护理人员道德素质的提高。

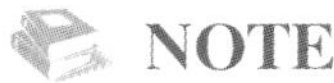

第二节 护理伦理与法律法规的基本理论

一、生命论

生命论是有关人的生命的本质和意义的理论，是阐释人生老病死的伦理理论。随着社会的发展和医学科学的进步，人们对生命有着不同的认识和看法，故而产生了生命神圣论、生命质量论和生命价值论三种不同的伦理观点。

（一）生命神圣论

生命神圣论强调人的生命是神圣的、至高无上的和不可侵犯的，它是一种无条件保护和延长生命的伦理观，其伦理观点是医护人员在任何情况下都要维护患者的生命。

生命神圣论是一种古老的思想观点，它在人类的发展史上起着重要的推动作用，它强化了医学和护理学的意识，时刻提醒医护人员应竭尽所能维护生命，遵守职业道德；它鼓舞了医护人员的工作，促进了医学和护理学的发展。它也反映了医学人道主义精神，即热爱、尊重生命，以及尊重人的人格。

（二）生命质量论

生命质量论是以人的自然素质的高低、优劣等为依据，衡量生命对自身、他人和社会存在价值的一种伦理观。它不以延长生命时间和增加生命数量为目的，它更强调人的生命质量。

生命质量主要表现为主要质量、根本质量和操作质量。主要质量指人基本的体力或智力状态，是判断生命质量的基本标准之一。根据这一标准，严重的先天心脏畸形患儿和无脑儿，其生命的主要质量非常低，已经没有必要进行生命的维持。根本质量是指个体在与他人、社会相互作用的关系中，体现出的生命的目的、意义等生命活动的质量。例如，不可逆的昏迷患者，其生命的根本质量完全丧失，已无法与他人在社会上产生联系，也就失去了生命的意义和目的。操作质量是指根据量表、诊断学标准等客观手段来衡量人的智力情况和生理状况的标准，根据这一标准，人可分为不同的“等级”。

生命质量论有利于帮助医护人员做出理性的选择，深度认识生命质量的重要性。同时，也可以为一些政策的制定提供理论依据，对生命的存留制定辨别标准。此外，其还能够促进医护人员追求更高的生命价值，在护理活动中，不仅只关注于患者的生命状况，还注重患者的康复情况及后期生命质量。

（三）生命价值论

生命价值论是以人的内在价值和外在价值的统一来衡量生命意义的一种伦理观。此观点认为，一个人的生命价值的大小取决于两个方面：一是生命本身的质量，即生命所具有的生物价值；二是生命对他人、社会的价值，是生命所具有的社会价值。前者决定了人的内在价值，后者决定了人的外在价值。

生命价值论有利于全方位认识人的生命价值，在认识生命质量的基础上，更加全面辩证地衡量生命的意义；有利于在医疗过程中做出更加科学的决策，为社会的发展继续做出贡献；有利于社会的进步与医学技术的提高，从单一地重视生命提升到对生命质量、生命价值的重视，更加注重对人价值的关注。

上述三种对生命认识的观点并非相互取代、绝对独立的关系，而是在吸取合理、有价值的观念的基础上的统一。生命论的形成和发展更深层次地促进了医学事业的发展。

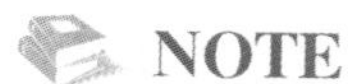

二、人道论与权利论

（一）人道论

人道论又称人道主义，是关于人的本质、使命、地位、价值和个性发展等的思想体系和伦理理论。医学领域中的人道主义是指在医疗护理活动中，特别是在护患关系中表现出来的同情和关心患者，尊重患者的人格，维护患者利益，尊重患者平等的医疗权利，珍惜患者的生命价值和质量的伦理思想。

人道论包括：①尊重患者的生命：患者具有生命健康权，医护人员应为患者解除痛苦，全力施救，尊重其生命。②尊重患者的人格：患者作为独立的个体，有着强烈的人格尊严意识，应对所有患者一视同仁，平等救助。③尊重患者的权利：患者有权自主选择治疗方案，有权选择医疗环境和医疗地点，维护患者的自主权是人道主义精神最充分的展现。

人道论在医疗行为中具有非常重要的指导意义。它规定了医学界的道德要求，人道论是护理伦理的重要理论之一，它在医护人员的行为及思想上做出了无形的规范，让医学界不但有超高的医疗水准，还有极其重要的道德水准。它体现了医学界的道德价值：医护人员最不可或缺的便是医德，为医者不可无德，道德水准可以说是衡量医护人员的重要标杆，成才先有德的道理便是如此。它代表了人类崇高的道德追求：人类对道德的追求从古至今从未停止，医学的人道主义精神是其重要的组成部分。

（二）权利论

权利论是指患者在接受医疗护理服务过程中享有的权利，以及护理人员在护理工作中应有的权利。

权利论主要包括患者的权利和护理人员的权利两部分内容，在护理实践中，更加强调患者的权利。患者的权利主要有：个人隐私和个人尊严被保护的权利；知情权；平等享受医疗的权利；参与决定有关个人健康的权利；服务的选择权、监督权；有免除一定社会责任和义务的权利；请求回避权等。

权利论更好地明确了患者与护理人员的权利范围，有利于建立良好的护患关系，避免在护理工作中产生不必要的麻烦和损失，有利于提高医疗工作效率，真正服务于患者。同时，只有明确了权利才可更好地履行义务，从长远看，只有权利与义务相协调，才有利于促进社会安定，国家繁荣昌盛，从而更好地发展医疗卫生事业。

三、美德论与义务论

（一）美德论

美德，顾名思义就是指人高尚的道德行为和优良的道德品质。在人类历史发展进程中，美德一直是人类不断追求的东西。美德论又称德性论或品德论，是重点研究人应该具备的品格、道德的理论。也就是说，美德论与人直接相关，是对人行为的一种规范。

美德论历史发展悠久，医学美德便是美德论的基本理论之一。美德论的内容十分丰富，但又不是一成不变的，在不同的年代和不同的社会背景下有不同的内容。古希腊的主要美德是智慧、勇敢、节制和正义；中世纪基督教的基本美德是信仰、希望、仁爱；古代中国的基本美德是孝、悌、忠、信，在此基础上还有勤劳、勇敢、善良等传统美德。美德论是道德伦理的重要内容，护理伦理学中的美德论是关于护理人员道德品质的学说，主要内容是护理人员应具备的道德品质。

优良的道德品质是一名合格的护理人员所必备的素质。美德可以促使护理人员激发出更多的工作热情。之所以要求护理人员拥有美德，是因为只有具有仁爱之心的护理人员才能真正站在患者的角度考虑问题，并为了患者的健康而努力，将解除患者的痛苦作为自己的追求。护理人员的美德便是对其职业精神最好的阐释。

（二）义务论

义务论是指人需要在遵循道德和法律的基础上做出一系列行动的道德理论。人与社会之间的联系需要人承担一些社会义务，包括法律义务、政治义务、道德义务等，在具体的护理工作中，义务论便是限定护理人员行为的准则和规范。

西方义务论主要是把道德作为人的最高追求。人的幸福生活是建立在道德之上的，只有对他人、对社会、对国家做出贡献才是有道德的体现。总体来说义务是理性的、自觉的行为。中国古代义务论内容丰富，文献充足，在医学方面主要表现为要感同身受，解救患者于水火之中；不论美丑、贫富、老幼等，都应一视同仁，平等对待；在考虑患者的利益后才能考虑自身的得失等。

近现代义务论主要指护理人员必须恪尽的职责，它直接体现在医疗护理实践活动的各个环节中，在很大程度上规范了护理人员的行为。1948 年，世界医学会制定发表的《日内瓦宣言》明确规定："在我的职责和我的病人之间，不允许把对宗教、国籍、种族、政党和社会党派的考虑掺杂进去。"首先，护理人员必须尽自己最大努力去医治患者，不受任何外物的干扰，不以任何理由拒绝患者的求助。其次，护理人员有对患者进行解释说明的义务。护理人员有义务向患者说明诊断、治疗、后期恢复等医疗情况。在解释说明时不但要阐述病情，还要注意患者的精神状态，尽可能让患者积极配合护理人员的工作。再次，护理人员还有保密的义务。在医疗过程中，护理人员应保护患者的隐私，守口如瓶，不得外泄。最后，护理人员还要履行相应的社会义务。总体而言，护理人员对患者尽义务和对社会尽义务是基本一致的。为患者服务是履行社会责任的一个方面，但当两者产生冲突时，应首先考虑社会利益，协调个人利益和社会利益，使两者尽可能地统一起来。同时，护理人员还有向社会进行宣传、科普医学科学知识的义务，认真遵守和执行卫生法律法规的义务等。

义务论认定评价人的行为善恶的尺度是行为动机，只要行为动机是善的，符合道德准则，那么该行为就是善的，反之就是恶的。至于行为结果的好坏，并不影响动机，不能作为根据。义务论通常反对以行为结果作为评价善恶的尺度，它认为行为结果与人的感性经验和现实利益等主观任意的东西相关联，在道德评价中不足为据。义务，即无论何种情况下，都应无条件遵守并实施的道义，不受外物干扰，不以任何借口进行推辞。

在护理实践中，义务论弥补了美德论所存在的缺陷，在美德论的基础上，明确并加深了对护理人员的职业素养要求与社会责任感，同时也在一定程度上提高了护理人员对自己工作的认同感和自豪感。

四、功利论、公益论与公正论

（一）功利论

功利论又称功利主义或效用主义，是侧重于以行为利弊来评判道德水平的理论学说，强调行为的道德与动机无关，而与产生的后果有关。

功利论的内容包括：①实现多方面道德的功利：首先医疗服务要服务于人，维护和保障患者的健康，而护理人员最大的功利就是患者的利益；其次就是要维护医院秩序，减少纠纷及其他混乱现象的发生，提高医疗效率才能获得最大的功利。②使大部分人获得健康：患者的健康利益与社会上大部分人的健康利益是一致的，但在医疗资源发生冲突时，要在满足患者医疗需求的基础上，尽可能地考虑对社会大多数人产生的后果。

功利论要求护理人员在进行护理活动时要以多数人的利益为主，进行正确判断，兼顾个人

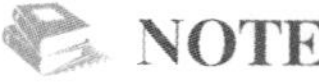

利益与社会利益，合理分配资源，但不可过分重视功利效果，要在看重利益的同时真正关怀患者的身心健康与长远利益的发展。

（二）公益论

公益来自公正。公正要求公平、合理地对待每一个社会成员，使社会事业中的利益分配更合理，更符合大多数人的利益。医疗卫生事业是一种公益性事业，作为一种社会事业，就存在着收益和分配是否公正的问题。医学伦理中的公益论强调以保护社会公众利益为原则，使社会公益与个人健康利益相统一，让医疗卫生资源分配、制度等公平公正。

公益论在一定意义上说是义务论的一方面。公益论维护大多数人的利益，让护理人员的责任范围从患者拓展到社会甚至整个国家；同时着眼于后代的长远利益，有利于护理伦理学的持续性发展，真正为人类生存谋福利。

随着人们生活水平的提高，人们对护理的需求量也逐渐增加，护理工作的范围也逐渐扩大，从医院延伸到社区和家庭等众多领域。在公益论的引导下，护理人员可以规范自己的行为，维护人民生命健康，治疗疾病，合理运用护理医疗资源。

（三）公正论

护理伦理学中的公正论是指在医疗工作中公平、公正地对待每一位患者的伦理守则，公正的一般含义是公平正直，没有偏私。

公正论的内容主要包括护患双方的平等和资源分配公平公正。在现代社会中，患者与医护人员在社会地位、人格尊严上是平等的，患者的情况各不相同，但人人享有平等的生命健康权，患者处于医患双方中的弱势地位，理应得到医学所给予的公平、正义的关怀。同时，在护理实践中针对需要相同的患者，相同对待，需要不同的患者，不同对待。即在患者有相同病症的情况下应一视同仁，合理地、公平公正地分配医疗资源，不得有偏差。对于有不同需求的患者，则按需对待。

公正论是现代医疗卫生高度发展的集中反映，主要在合理协调日趋复杂的医患关系，合理解决日趋矛盾的利益分配上起重要作用。公正论决定了医疗公正的正确性与合理性，护理人员遵循公正论进行护理工作，可以有效地促进医疗事业的发展。

第三节　学习护理伦理与卫生法律法规的意义和方法

一、学习护理伦理和卫生法律法规的意义

（一）有利于提高护理人员的道德水平，培养出更多更优质的高素质护理人员

护理人员不但要努力地学习专业的护理知识，掌握护理技能，最重要的是要具有高尚的道德修养和品质。护理人员应把患者的身心健康放在首位，全心全意为患者服务。护理人员是医学事业的中流砥柱，学习护理伦理和卫生法律法规有利于让护理人员全方位地了解护理伦理和护理法律法规的基本内容，在护理工作中，自觉地培养道德素质与技能水平，进而整体性地推动医疗卫生事业的发展。

（二）有利于建立良好的护患关系，提高医疗卫生的工作效率

学习护理伦理和卫生法律法规，可以使护理人员有意识地形成治学严谨、办事认真的学习态度与工作风气。在拥有专业知识技能的情况下，护理人员可为患者提供更加优质的服务，更有利于取得患者及其家属的信任，获得他们在医疗方面的积极配合，建立良好的护患关系；在

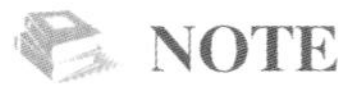

环境良好的护理条件下，良好的护患关系能够让患者有乐观的治疗心态，有利于疾病的治疗与恢复，医疗卫生效率也会得到提高。反之，如果患者处在一个糟糕的环境下，且又遇到道德败坏、素质低下的护理人员，则会产生消极、悲观、焦虑、紧张的心理，影响治疗效果，也可能产生不必要的医患纠纷。

（三）有利于维护医疗卫生单位的秩序，推动医疗卫生事业的整体发展

护理人员在护理伦理和卫生法律法规的规范下，会更加理性地实施自己的护理行为，自觉提高自身对护理事业的责任感与使命感，在保证护理服务质量的同时，不断地提升业务水平，规范医疗护理行为，真正为患者服务，让患者受益，从而推动医疗卫生事业的整体发展和进步。

（四）有利于树立现代卫生新理念，促进德治和法治国家的建设

护理人员应牢固树立大卫生、大健康的理念，深入贯彻新时代卫生健康工作方针，提高认识，加强学习。通过学习护理伦理和卫生法律法规知识，将卫生德治和卫生法治两者相结合，把法律和道德的力量、法治和德治的功能结合起来，既重视发挥法律的规范作用，又重视发挥道德的教化作用；既发挥法治对道德的保障作用，又发挥道德对法治的支撑作用；既有利于推动护理人员道德素质和法治素养的提升，推动卫生健康事业的发展，也有利于促进德治和法治国家的建设。

二、学习护理伦理和卫生法律法规的方法

（一）辩证分析、批判继承

马克思主义哲学是学习护理伦理与卫生法律法规的总方法，护理伦理离不开护理实践，它们在内容上有一定的稳定性和连续性。因此，不管是对中国传统护理道德还是对外国护理道德都要辩证分析、批判继承。医护人员应把救死扶伤、维护患者的生命看作是崇高的医德，对患者一视同仁，不论身份高低，不论富贵贫穷，不论关系亲疏，应该继承和发扬崇高的人道主义精神。随着医疗科学技术的发展，国外护理伦理在人工授精、试管婴儿等伦理问题上的探索取得了一些新的阶段性成果，值得我们借鉴，但由于社会背景、宗教环境的不同，绝不能完全照搬。

（二）理实结合、知行合一

学习护理理论与卫生法律法规的基本方法是理论联系实际。护理人员在学习本课程时，首先要重视对护理伦理与护理法律法规基本理论的学习，切实做到内化于心、外化于行，在护理工作中自觉提高自身伦理修养，不断培养个人道德情感、意志和信念，遵法守法，做到知行合一，全心全意为人民提供相应的健康服务，使自己具有较高的职业素养。其次，要遵循实践第一的原则，坚持一切从实际出发，实事求是，注意观察日常工作中存在的各类伦理和法律问题，把理论和实际相结合，进行科学的、理性的分析，从而完善护理伦理和法律之间的联系，以应对当代护患关系的观念转变带来的新挑战，促进当代护理事业进一步发展完善。

本章小结

护理伦理及护理法律法规的学习有助于培养护理学生的道德品质，对学生树立法律意识，规范护理实践操作有重要意义。本章内容是对护理伦理与护理法律法规的整体概括，主要内容有护理伦理学的研究对象、研究内容，护理伦理与卫生法律法规的发展，护理伦理与法律法规的基本理论，以及国内外的护理法规。

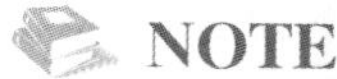

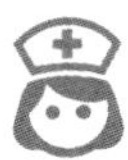

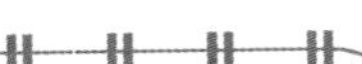

提升职业道德仅仅依靠外部的教育、树立人本教育理念是远远不够的，在护理实践中学生还需要充分调动自身的主动性、积极性、创造性，自觉学习知识理论，自我总结评价，相互督促帮助，提高自身的道德水平。

案例讨论提示

能力检测

案例讨论

一名女性在一次车祸中受重伤，送到医院后被判定为脑死亡，后来的全面检查表明：该患者腹中4个月的胎儿完全正常，如果患者凭借现代医术以植物人状态长期维持下去，就可以保证胎儿发育成熟，直至出生；如果让患者体面地死去，就必须撤掉生命维持系统。

请思考：

你认为应该停止医疗救助让她有尊严地死去，还是让她“活”下去直至胎儿发育成熟呢？

（乔　瑜）

NOTE

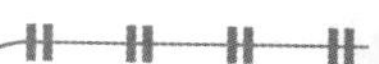

第二章　护理伦理与法律修养的养成

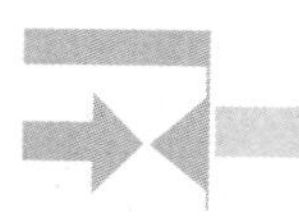

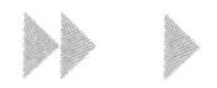

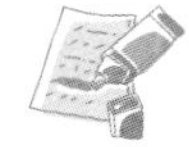

学习目标

1. 知识目标：描述护理伦理与法律教育的内容；掌握培养护理伦理与法律修养的方法；说出护理伦理与法律素养的目标与境界；解释护理伦理评价的依据。

2. 能力目标：能正确运用护理伦理与法律相关内容分析护理伦理问题，提高护理道德品质。

3. 素质目标：能够从伦理学角度正确地认识护理伦理与法律教育在护理实践活动中的意义，以及提高护理伦理与法律修养的必要性。

本章 PPT

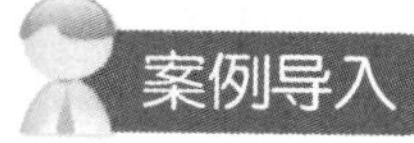

某天午后，大学生 A 在回家途中，突然听到有人大声喊叫"不好，有名男子晕倒了"。A 作为护理专业的学生，第一反应就是冲上去救人。他轻拍男子的肩膀，并探测其颈部动脉和呼吸，发现男子心搏骤停，情况非常危急，A 利用自己所学的专业知识对男子进行了一系列的急救措施，直到救护车赶来。最后，男子被送往医院转危为安。

请思考：

A 的做法是否符合护理道德修养？

案例导入提示

第一节　护理道德行为的选择

道德是社会调整人与人之间及人与社会之间关系的行为规范的总和。它以善和恶、正义和非正义、公正和偏私、诚实和虚伪等道德概念来评价人们的各种行为和调整人与人之间关系；它通过各种形式的教育和社会舆论的力量，使人们逐渐形成一定的信念、习惯而发挥作用。道德由一定的社会经济基础所决定，并为一定的社会经济基础服务。

法律是由国家制定或认可的，依靠国家强制力保证实施的，具有普遍约束力的行为规范的总和。

知识链接

在人类有目的的活动中，道德和法是不可分的。——美国法哲学家富勒

一、客观制约与主观选择

道德选择是人们依据一定的标准在多种道德可能性中进行的抉择，是在不同的道德价值

NOTE

准则之间，甚至是在对立的道德价值准则之间做出的取舍，是经过人的一系列心理意识活动而表现出的价值取向，也就是人的自由自觉活动。在这种活动中，人的本质、特性得到了充分的发挥，道德的功能和作用得到了充分的体现。道德选择的事实立场符合道德价值的客观本性。道德价值以道德真理为基础，道德领域的真理是道德实践基础上主体认识与客体的本质和规律的符合。真理的客观性决定了正确的价值选择需要从客观真理出发，相应地，道德价值的选择也是从事实基础出发的。另外，道德选择不是凭空而生的，而是在人与社会相互作用中产生的。道德行为的选择是道德行为的一种，其选择的主体是人，必然受选择主体所处的特定环境的制约。

首先，一方面，人作为一种自然存在，不可能摆脱自然条件和自然规律的制约。马克思主义认为，人的活动和行为总是受到客观必然性的支配和社会历史条件的制约，“不管个人在主观上怎样超脱各种关系，他在社会意义上总是这些关系的产物”。所以说行为选择的自由，建立在对客观必然性的认识和遵从的基础上。道德行为的选择必须尊重法律科学。

另一方面，人作为一种社会存在，人的行为必然受到社会规律的制约。虽然在具体的选择情景中，人看上去似乎可以超越各种条件的限制，做出自己所认为的正确选择，但从整体上看，个人的选择要受社会提供的各种条件的制约。第一，个人选择的对象是由社会产生的，个人只能在条件允许的范围内进行选择。第二，个人选择的方式要受到社会的政治、法律和道德的限制。第三，个人选择的能力是在社会中发展起来的。由于个人的生活环境，受教育程度，个人自身条件等方面的差异，人与人之间的选择能力会有所不同。

其次，人的行为虽然受到客观条件的制约，但也能按自己的意志行事。意志的自由表现为人的能动性、主动性。人们在选择的时候，会根据自己的需要、信念和理解做出一定的判断。意志自由使人们获得了独立的地位和人格，使人不是屈服于外界的压力和别人的意愿，而是按照自己的意愿，来做出一定的选择。因此，道德行为的选择既有一定的主观能动性，也受到一定客观条件的制约。

二、自由度与道德责任

道德责任是伦理学中一个非常重要的范畴，它涉及道德领域中的许多根本性的理论问题。培养和增强人们的道德责任感，使人们自觉地承担对他人、对社会的道德责任，是推进中国特色社会主义建设的内在精神动力。道德责任具有三个显著的特点：①自觉性，道德责任是主体自觉意识到的，也是道德主体自觉自愿承担和履行的。②广泛性，与其他责任相比，道德责任的范围更为广泛，是由道德本身的特点所决定的。道德责任并不限于某个特定领域，而是渗透和贯穿于社会各个领域之中。凡是有人生活和工作的地方，就会有道德责任的存在。③前瞻性，一般来说，政治、法律、经济等责任往往只讨论行为发生以后的责任，而道德责任作为自觉意识到的义务，具有“自律”的性质，能形成特定的动机、意图、目的，促使人们去遵守社会规范。人作为社会成员，应当承担一定的道德责任。为什么说自由选择与道德责任息息相关？因为道德选择是以意志自由为前提，又以道德责任为结果的。主体在自由选择对象的同时也自由选择了责任。因此，自由度与道德责任息息相关。

从人本身来讲，尽管人的存在和活动受到客观必然性的限制，具有制约性。但是，人具有主观能动性，有理性和意识，并且能够认识道德必然性，具有一定的辨别是非善恶的能力，能够在必然性所规定的范围内，自主地选择自己的行为。这也就是说，人可以在认识道德必然性的基础上，获得相对的意志自由。选择和责任是不可分的，责任是道德行为选择的属性，否定了责任，也就否定了选择。

一般来说，人在行为选择中的自由度同责任量成正比。也就是说，道德选择最终是依靠个人的决定才实现的，行为责任的确定与个人选择时客观环境和主观能力所提供的自由度有关。

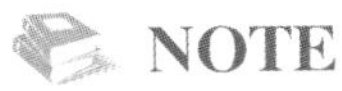

那些在客观条件都受到严格限制，个人做出努力却无济于事的选择所应承担的责任，同那些虽然受到一定程度的限制，个人完全可以通过各种途径改变事态发展的进程，但并没有这样做而是采取随意或听之任之的态度相比，两者所负的责任前者显然远远小于后者。但是值得注意的是，人的自由度和道德责任的界限并不是固定不变的，它随着社会历史以及人类认识的发展而变化。一方面它将随着人们行为选择自由领域的扩大而扩大，另一方面又随着生产实践和科学技术的发展而被赋予新的内容。

三、道德与法律冲突与道德建设

法律和道德都属于调整社会关系和人的行为的社会规范，两者是有密切联系的。法律是国家在正式场合通过一定程序颁布实施的，有国家强制力作为保障；道德主要是以传统习俗、社会舆论和人的内心信念来约束人们的行为。一方面，法律具有一定的稳定性，与此同时，也会带来一定延迟性，有时候跟不上道德的发展水平。所以，法律与道德会发生正面冲突。道德与法律冲突主要有两种情况：一种是合道德而不合法，另一种是合法而不合道德。前者是指主体的行为选择会对服务对象造成一定的损害，不符合法律规范，但是符合道德规范；后者是指主体的行为选择符合法律规范，但是不符合社会主义道德规范。另一方面，法律通过立法的形式将优秀的道德规范确立下来，作为社会公众的行为准则，从而促进道德建设。

第二节 护理伦理与法律教育

一、护理伦理与法律教育的含义与特点

（一）护理伦理教育的含义

护理伦理教育是根据护理伦理理论、原则、规范和要求，有组织、有目的、有计划地对护理专业学生及护理人员进行系统的伦理教育，培养其道德情感、道德意志、道德信念和道德行为习惯，使其逐步形成护理道德品质的过程。护理伦理教育的基本任务：通过教育，护理人员较系统地掌握护理伦理理论体系，并将护理伦理理论、原则、规范和要求转化为内心信念，在之后的护理实践过程中，履行护理道德义务，达到知行合一的目的。

（二）护理法律教育的含义

护理法律教育是通过对卫生法律法规的讲授，提高护理专业学生及护理人员在护理实践中应用卫生法律法规知识的能力，使之逐步形成职业道德品质的过程。

（三）护理伦理与法律教育的特点

在进行护理伦理与法律教育的时候，必须认识到护理伦理与法律教育的特点并据此开展教育活动。护理伦理与法律教育具有以下特点。

1. 理论性和实践性 在进行护理伦理与法律教育的过程中，既要强调护理伦理的基本理论知识、原则和规范等，又要把知识、理论与实践相结合，达到知行合一的目的。如果只重视理论的教育，就会导致受教育者无法将理论知识运用到实践活动；反之，如果受教育者没有理论基础，在护理实践活动中缺乏基础知识支撑，护理实践活动也就没有目标导向。

2. 循序性和长期性 护理伦理与法律教育是一个长期的教育过程。随着社会的进步和医学的发展，新的医学技术、道德问题和法律问题将会不断涌现，道德教育的内容和方式也会不断地发生变化。这就需要护理道德与法律教育工作者持续关注新的道德问题和法律问题，确立新的教育方法。另外，护理伦理与法律教育不是一蹴而就的，需要护理道德与法律教育工

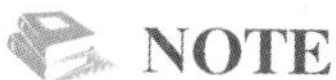

作者长期、反复地对护理人员进行由浅入深、循序渐进的教育，才能达到良好的成效。

二、护理伦理与法律教育的内容与作用

（一）护理伦理与法律教育的内容

护理伦理与法律教育能够调节和指导护理人员的行为，培养和塑造护理人员的道德品质，提高护理人员的法律素质和职业素养，培养高尚的护理道德品质，树立护理人员坚定的护理道德信念，更好地去履行护理工作义务。护理伦理与法律教育的内容十分广泛且复杂，可以从以下几个方面进行概括。

1. 世界观、人生观和价值观的教育　世界观是人们对整个世界的总的看法和根本观点。由于社会地位不同，观察问题的角度不同，人们会形成不同的世界观。人生观是指对人生的看法，也就是对于人类生存的目的、价值和意义的看法。人生观是由世界观决定的。价值观是指人们在认识各种具体事物的价值的基础上，形成的对事物价值的总的看法和根本观点。世界观、人生观、价值观是人们重要的精神支柱，三者相辅相成，相互渗透，是护理伦理与法律教育的重要内容。护理人员只有树立了正确的世界观、人生观和价值观才能坚决抵制拜金主义、极端个人主义和其他腐朽意识的侵蚀，才能切实做到爱岗敬业、无私奉献、全心全意为人民群众的健康服务。

2. 护理伦理原则、规范、范畴的教育　护理伦理原则是指在护理实践活动中调节护理人际关系以及护理人员、医疗卫生保健机构与社会之间的利益关系，衡量护理人员道德行为的最高标准。护理伦理规范是在护理实践活动中调节人与人之间利益关系，判断护理人员行为是非善恶的具体标准。护理道德范畴是道德规范在护理活动中的具体应用。护理伦理原则、规范和范畴是社会主义护理道德的精华。因此，护理人员通过系统学习护理伦理原则、规范和范畴能够树立正确的行为准则以及更好地调整护理实践中的各种人际关系。

3. 职业素养教育　在进行护理伦理与法律教育的过程中，护理道德与法律教育工作者要注意对护理人员进行职业素养的教育。护理是一门以为人类健康提供服务为目的，有其专业自主性，不断满足社会需要的专业。这就要求护理人员要建立规则的理念，形成良好的行为规范。职业素养的教育是培养护理人员遵纪守法、爱岗敬业、慎独、严谨等高尚品质的有效途径。

课堂互动：社会主义核心价值观是什么？

4. 卫生法律法规的教育　随着时代的发展、社会的进步，卫生法律法规的教育在护理伦理与法律教育中显得尤为重要。护理人员在护理实践过程中，经常要面对患者、医生以及患者家属等。卫生法律法规的教育一方面可为护理人员提供在各种护理实践活动中的执业依据和法律保障；另一方面可保障各类人员的权益。卫生法律法规对护理工作以及医疗卫生工作有着约束和指导作用，也最大限度地维护了服务对象和护理人员的合法权益。

（二）护理伦理与法律教育的作用

护理伦理与法律教育是有计划、有目的地对护理人员进行护理道德以及卫生法律法规教育的活动过程。护理伦理与法律教育的作用，主要包括以下几个方面。

1. 规范作用　护理伦理与法律教育属于伦理学范畴，既可以作为护理人员的行为规范，也可以作为社会评价护理行为的标准。护理道德水平与法律意识的增强，可以规范服务对象及护理人员的行为。道德高尚、具有法律意识的护理人员，善于把所掌握的护理技术科学、有效地运用到护理实践中去，全心全意为人民健康服务。

2. 促进作用　护理道德是社会道德的重要组成部分。护理工作的范围比较广，服务范围大，服务对象来自社会的各个行业、各个领域。从某个方面来说，护理人员的护理道德与法律意识的提高对于整个社会道德水平和法律意识的提高起着促进作用。

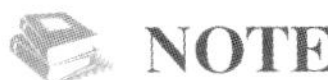
NOTE

3. 推动作用　现代护理科学的发展已经进入新的阶段。随着新理论、新技术的运用，新

的矛盾也随之产生，护理人员通过护理道德与法律教育，培养与提升护理道德与法律修养，可以推动护理科学的发展。

三、护理伦理与法律教育的过程与方法

（一）护理伦理与法律教育的过程

护理伦理与法律教育实际上就是灌输护理道德与法律知识，培养具有高尚道德品质和法律意识的护理人员的过程，其大致过程如下。

1. 提高护理道德与法律认识 护理道德与法律认识是指护理人员对护理伦理理论、原则、规范、范畴，护理道德价值和卫生法律法规的框架的认知、理解和接受。认识是行为的先导，没有对护理道德与法律的认识，就难以养成良好的行为习惯。在护理道德与法律教育过程中，有意识地培养和提高护理人员的护理道德认识和法律意识是护理伦理与法律教育的基础和前提。护理道德和法律修养的形成是建立在对护理道德和法律意识的认知基础之上的，缺乏护理道德和法律意识的认知会影响护理人员是非、善恶、美丑、荣辱的判断能力。

2. 培养护理道德情感与法律意识 护理道德情感是指护理人员在护理实践活动中对客观事物的态度。护理人员在护理实践活动中遇到问题时，能联系到相应的法律法规，这就是法律意识的养成。无论是护理道德情感还是法律意识，都是产生行为的内在动力，培养护理人员的护理道德情感和法律意识是护理伦理与法律教育的重要环节。良好的护理道德情感和法律意识不是与生俱来的，而是在护理伦理与法律教育中产生的。

3. 锻炼护理道德意志 护理道德意志是指护理人员恪守护理道德原则和规范，履行道德义务，进行判断与决策时突破障碍，迎接挑战的坚强毅力和能力。评价护理人员道德水平和法律修养的重要标志之一就是其是否具有坚定的道德意志。坚定的道德意志是一种巨大的精神力量，护理人员在护理实践活动中会遇到许多意想不到的困难，如果没有坚定的意志，就很容易退缩；反之，有了坚定的意志，就可以迎难而上。因此，护理人员在护理伦理与法律教育中锻炼坚定的护理道德意志，提高接受挫折的能力是非常有必要的。

4. 坚定护理道德与法律信念 护理道德信念是护理人员对道德理想目标坚定不移的信仰和追求。护理道德信念的树立是护理伦理与法律教育的核心环节，它是推动护理人员产生护理道德行为的动力，也是能够左右行为取向的重要因素。护理道德和法律信念的形成，具有持久性和稳定性等特点，可以指导护理人员在护理实践活动中迅速定位和实施护理。

5. 养成护理道德行为和习惯 良好的护理道德行为是指护理人员在一定的理论知识的指导下，通过意志、情感、信念的支配和调节所采取的行为，也是衡量护理人员护理道德和法律修养水平高低的重要标志之一。护理道德习惯是将护理道德行为在护理实践中不断反复练习，以达到不用依靠任何意志去约束和监督，能够自然而然地运用的程度。在护理实践活动中，遵守道德行为到养成道德习惯也是将护理道德修养和法律修养不断深化的过程，是护理伦理与法律教育的终极目标。

（二）护理伦理与法律教育的方法

1. 与思想政治教育、专业教育相结合 护理伦理与法律教育和思想政治教育既有相同点，也有不同点。相同点是都是为了培养人的高尚情操和全心全意为人民服务的精神。不同点是，护理伦理与法律教育具有专业特点。只有将护理伦理与法律教育和思想政治教育相结合，才能得到良好的教育效果。护理伦理与法律教育要以思想政治教育为指导，而思想政治教育应不脱离护理实践，如此才能更好地将护理伦理与法律知识融入护理实践活动中。

2. 言传身教 护理伦理与法律相关知识可以通过“言传”的方式传达给护理人员。“身教”是通过护理道德行为向护理人员传授护理伦理行为规范和法律意识的主要方式。对于护

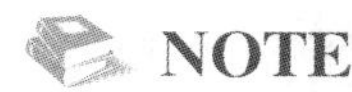

理专业学生而言，最好的学习方式就是“身教”。

3. 典型示范与案例教育法 典型示范是引导护理人员向自己仰慕的心中道德楷模学习的一种教育方法。榜样的形象具有说服力、感染力和号召力，有很强的示范、激励和引导作用。榜样人物越是贴近受教育者的生活，就越能调动受教育者的积极性。因此，护理伦理与法律教育中要积极运用典型示范的方法。

案例教育主要是运用发生在社会中的真人真事，用所学的护理伦理和法律法规相关知识去进行评价的方法。需要注意的是，选择案例的时候要注重案例的典型性和教育性。典型性是指案例的正反两面都能给受教育者留下深刻印象。选择正面案例时，应尽量选择受教育者可以通过努力去模仿和实践的案例。选择反面案例时，应以能够给受教育者起到警示作用的案例为主。

知识链接

南丁格尔誓言

余谨以至诚，于上帝及会众面前宣誓：终身纯洁，忠贞职守。勿为有损之事，勿取服或故用有害之药。尽力提高护理之标准，慎守病人家务及秘密。竭诚协助医生之诊治，务谋病者之福利。谨誓！

第三节　护理伦理与法律修养

一、护理伦理与法律修养的含义与意义

（一）护理伦理与法律修养的含义

护理伦理与法律修养是护理人员在护理道德和卫生法律法规方面进行的自我教育、自我锻炼和自我陶冶的过程，在护理实践活动中，不断提高护理道德水平和卫生法律意识，以此形成良好的护理道德品质和道德情操。护理伦理与法律修养的过程就是外在的护理伦理原则、规范和卫生法律法规的要求内化于护理人员的护理道德认识、观念和行为习惯的过程。

（二）护理伦理与法律修养的意义

护理伦理与法律修养是将他律转化为自律的关键环节。加强护理伦理与法律修养，有着十分重要的意义。

良好的护理道德品质和法律修养的形成是一个长期的过程，在此过程中，离不开护理伦理与法律教育（外在因素）。护理伦理与法律修养是以发挥护理人员的自觉性和主观能动性为前提的，是护理伦理与法律教育发挥作用的内在动力。护理伦理与法律教育只有通过护理人员的自觉性和主观能动性才能发挥效果。处于同一条件和环境下的护理人员，接受同样的护理伦理与法律教育，效果可能相差甚远，如有的接受教育后，能够很快将之运用到实践中去；有的接受教育后，把教育内容当作口号，并没有融入护理实践活动中。出现这些情况的原因很复杂，但主要取决于护理人员的护理伦理与法律修养的自觉程度。因此，努力加强护理人员的护理伦理与法律修养是培养护理人员高尚护理品质的重要手段。

加强护理伦理与法律修养有利于提高护理质量。护理工作的每一个环节都和患者的健康

息息相关。护理质量的好坏，取决于护理人员素质的高低，护理人员除了需要掌握专业的理论知识和拥有精湛的技术水平之外，还应有良好的护理道德品质与法律修养。护理人员的护理道德品质与法律修养的高低关系到患者的利益。一个道德高尚的护理人员，在护理患者的时候会体现高度的责任心，能做到认真观察患者病情，全心全意为患者的健康服务。而一个护理道德品质和法律修养较差的护理人员，在护理过程中可能会出现不为患者着想、粗心大意、对工作不负责任，甚至耽误患者的救治时机的情况。因此，护理伦理与法律修养会影响护理质量，加强护理伦理与法律修养是十分必要的。

加强护理伦理与法律修养有利于优良护理道德作风的形成。护理人员是护理专业的主体，也是与患者联系最密切的人群。如果每一个护理人员都能够将护理伦理与法律教育的内容内化为护理道德品质和法律修养，那么，护理领域会形成良好的风气。

二、护理伦理与法律修养的目标与境界

护理伦理与法律修养的境界是指护理人员的护理道德水平和法律意识的高低程度。护理人员受主观条件的影响，其护理伦理与法律修养的境界可以大致分为以下四类。

第一类是自私自利的道德境界。处于这一境界的护理人员，往往把护理职业作为谋取私利的手段和工具。此种境界的护理人员往往会损害患者的利益，败坏护理行业的风气。尽管这类人群占极少数，但给护理行业和社会带来的危害和影响是广泛的，必须坚决抵制。

第二类是先私后公的道德境界。处于这一境界的护理人员奉行“先私后公，先己后人”的观念，先为自己打算，后为患者打算。在护理实践活动中，此种境界的护理人员能够在自己的利益不受到损害的时候考虑患者、集体和社会利益。但一旦发生冲突，他们会变得犹豫不决，最终可能会牺牲患者和集体的利益来保护个人利益。处于这一境界的护理人员很容易滑向低层次的道德境界。因此，必须加强教育。

第三类是先公后私的道德境界。处于这一境界的护理人员，在个人、集体和社会利益不冲突的情况下，会优先考虑患者的利益，把集体和社会利益放在个人利益之上。当个人、集体和社会利益发生冲突的时候，此种境界的护理人员会不惜牺牲个人利益去满足患者和集体的利益。

第四类就是大公无私的道德境界。这一境界是护理伦理与法律修养的最终境界，也是护理人员前进的目标。达到这一境界的护理人员将无私奉献作为人生最大的快乐和幸福。他们往往能够将人民的健康利益摆在首要位置，做到毫不利己、专门为人，达到“慎独”的境界。

课堂互动：学习林巧稚的先进事迹。

护理伦理与法律修养的目标就是促使护理人员的护理道德水平和法律意识从低层次向高层次的方向提高。

三、护理伦理与法律修养的途径与方法

（一）加强理论学习，坚持护理实践

护理伦理与法律修养是一种自觉的、理性的活动。学习是护理人员获得专业理论知识、护理道德和法律知识的方法和途径之一。护理道德和法律知识有理性和感性之分。理性的护理道德和法律知识可以通过阅读书籍和课堂学习等途径获得；感性的护理道德主要通过护理实践活动而获得，即通过护理实践活动进行反思。对于护理人员而言，提高护理伦理与法律修养，不仅需要掌握一定的理论知识，也需要在护理实践活动中不断反思自己的护理道德行为是否合乎道德规范，从而不断提高自身的护理伦理与法律修养。

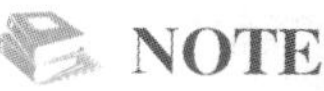
NOTE

（二）自律和自我反省

护理伦理与法律修养能否取得成效，主要取决于护理人员的主观自觉和自我反省能力。自律主要指的是护理人员在护理实践活动中严格要求自己；自我反省主要是指护理人员以护理道德规范为标准，自觉地进行思想约束，实事求是地对自己的言行进行自我评价、自我反思以及自我要求的过程。护理伦理与法律修养的过程就是不断地改正错误的道德观念和道德行为，逐步树立全心全意为人民的健康服务的道德观念。这就要求护理人员勇于自我分析、自我反思，不断地提升护理道德水平和法律意识。

（三）力求"慎独"

"慎独"是一种高尚的道德境界。它是指护理人员在独自工作、无人监督时，仍然能坚持护理理念和道德信念，自觉履行护理伦理原则和规范，遵守卫生法律法规。护理工作常常与患者的健康利益紧密联系，在大多数情况下，护理人员需要独立进行各种护理操作，这在很大程度上依靠于护理人员的自觉性和责任感。护理人员要想达到"慎独"的境界就需要从细微之处着手，为患者服务，不做任何不利于患者的事情。

知识链接

大医精诚（唐·孙思邈）

夫为医之法，不得多语调笑，谈谑喧哗，道说是非，议论人物，衔耀声名，訾毁诸医，自矜己德，偶然治瘥一病，则昂头戴面，而有自许之貌，谓天下无双，此医人之膏肓也。

第四节　护理伦理评价

一、护理伦理评价的含义与作用

（一）护理伦理评价的含义

护理伦理评价是指人们根据护理道德原则和规范，对护理人员的言行所做出的道德评判，主要包括两种：一种是社会评价，即除护理行为当事人外的组织和个人通过社会舆论和传统伦理道德对护理人员的伦理道德行为进行评判；另一种是自我评价，护理人员通过内心信念、良心等对自己的护理行为进行道德评价。

（二）护理伦理评价的作用

1. 评判作用　护理伦理评价的首要任务就是对护理人员的行为进行道德意义上善与恶的评判，以确认该行为是否符合护理道德原则和规范。在护理实践活动中进行护理道德评价活动，有利于提高护理人员的道德水准，增强其道德观念。

2. 教育作用　护理伦理评价本身就是护理道德教育的过程。首先，在护理伦理评价的过程中，对于正面的护理行为进行表扬、鼓励；对于不正当的护理行为予以批评，能够帮助护理人员形成正确的护理职业道德规范。其次，护理伦理评价也可通过护理人员自省和自我道德评价来完成，促使护理人员及时纠正自己的护理行为，使之符合道德规范。

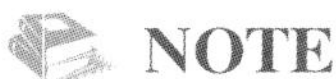

3. 导向作用 护理伦理评价决定护理道德行为的选择。它约束着护理人员在护理道德行为上的选择，使护理人员明确道德价值的取向，增强遵守护理伦理的意识，对于培养护理人员的护理道德起着重要的导向作用。

4. 调节作用 道德与法律相比不具有强制性。通过对护理伦理的评价活动，可以制约护理人员的道德行为，调节护理道德关系。

考点提示：护理伦理评价的含义与作用。

二、护理伦理评价的标准与依据

（一）护理伦理评价的标准

护理伦理评价是对护理人员在护理实践活动中的护理行为是否符合护理道德规范的评价。凡是遵守护理伦理原则的行为即是道德的行为；反之则是不道德的行为。根据护理伦理的原则和要求，护理伦理评价的标准如下。

1. 护理行为是否有利于患者身心疾病的治疗和康复 这是评价护理道德行为的根本标准。护理的目的就是解除患者病痛，满足患者的需求，主要通过“促进健康、预防疾病、协助康复、缓解痛苦”来实现。这要求护理人员从患者的利益出发，尽量做对患者有益的事情，避免对患者的伤害。

2. 护理行为是否有利于促进护理科学的发展 1980 年美国护士协会(ANA)将护理定义为：“护理是诊断和处理人类对现在的或潜在的健康问题的反应”。这个定义将护理视为一门学科。作为一门独立的学科，护理学将维护人的生命，促进人类的健康作为主要任务。这也要求护理人员积极开展护理科学研究，促进护理科学的发展。

3. 护理行为是否有利于人类生存环境的保护与改善，是否有利于人类的健康和社会的发展 新的生物-心理-社会医学模式的建立，对护理人员提出了更高的要求，在此基础上提出了“整体护理”的概念。在整体护理思想指导下的护理工作，强调以患者为中心，以人为本，把人看作一个整体，把疾病、患者和社会环境看作一个整体。因此，作为医生的合作者的护理人员不仅要从生理、心理、社会三方面向患者提供全方位的护理服务，而且承担着预防疾病、提高生命质量的重任，防止疾病的恶化和蔓延，促进人类生存环境的改善。

（二）护理伦理评价的依据

护理行为只有在一定动机、目的、手段的条件下才会产生相应的效果。因此护理伦理评价的依据包括动机与效果的辩证统一以及目的与手段的一致性。

1. 动机与效果 护理伦理行为动机是指护理人员在实施护理伦理行为之前的主观意志和意愿。护理伦理行为效果是指护理伦理行为实施之后的结果。在道德评价上应该坚持动机与效果的辩证统一。一般来说，良好的护理伦理行为动机会产生良好的护理伦理行为效果，坏的动机则产生坏的效果，这就是动机与效果的统一性。但由于受多方面因素的影响和制约，在有些情况下，动机与效果会出现不一致，甚至产生矛盾，好的动机引出坏的效果，又或者坏的动机引出好的效果。因此，在评价护理人员的护理伦理行为的时候要将动机和效果联系起来分析，既不能脱离效果去看动机，也不能脱离动机去看效果，要坚持动机与效果的辩证统一。

2. 目的与手段 目的是指护理人员在护理行为实施后期望达到的目标。手段是指护理人员为达到目的所采取的途径和方法。目的和手段是相互联系、相互制约的，二者的统一是护理伦理评价的另一主要依据。在护理实践活动中，护理人员应坚持一致原则、有效原则、知情同意原则、最佳原则、社会原则和伦理原则。

一般来说，在护理实践活动中，护理人员大多是从患者的健康利益出发，选择的手段也是合乎道德的，即目的与手段一致，但是也存在目的与手段相背离的情况。比如有的护理人员为了做护理科学研究，在研究的过程中采取的方法不合乎道德，可能损害了患者的利益。因此，

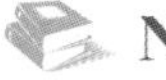 NOTE

即使有了正确的目的，还需要评价手段是否合乎道德标准，如果发现手段不符合道德规范，应该及时调整和改进。

三、护理伦理评价的方式

护理伦理评价的主要方式有社会舆论、传统习俗和内心信念。

（一）社会舆论

社会舆论是社会大众依据一定的道德观念对某种社会现象、社会事件和某个人的行为发表的看法、意见和评论。社会舆论分为两大类，一类是正式的社会舆论，一类是非正式的社会舆论。正式的社会舆论是有组织、有目的、有意图的社会舆论，比如各级政府、组织通过广播、报纸、网络等媒体所做的社会舆论。正式的社会舆论是社会舆论的主流，代表舆论的方向。它借助社会力量去制约、护理行为，对护理行为的影响最大。非正式的社会舆论是社会人群自觉或者不自觉地对周围的人或事发表的评价，是人们凭借过往的经验和传统的道德观念发表的社会舆论。非正式的社会舆论可能是正确的，也可能是不正确的；有些能够起到积极作用，有些则带来消极作用。因此，护理人员在护理道德实践活动中应该认真分析，要敢于坚持真理，修正错误。

（二）传统习俗

传统习俗是人们在漫长的历史发展过程中逐渐积累形成和沿袭下来的习以为常的行为倾向、行为规范和道德风尚，具有约定俗成和潜移默化的作用。传统习俗不仅包括传统美德，也存在陈规陋习。因此，对传统习俗在护理道德评价中的作用要客观分析，正确对待，取其精华，去其糟粕。

（三）内心信念

内心信念是指护理道德信念，即护理人员发自内心的对护理道德观念、道德理想的真挚信仰和强烈的责任感，是对自己行为进行善恶评价的精神力量，俗称“良心”。护理人员在一定的内心信念的影响下，会为履行自己的道德义务而感到精神愉悦和问心无愧，而当自己做了不合乎道德的行为时，会自我谴责，感到羞愧不安。内心信念是发自内心的自我评价的动力，具有稳定性和深刻性。稳定性是指护理人员的内心信念一旦形成，就难以被外界所改变和影响。在护理道德教育中，加强护理人员的内心信念的培养是极为关键的。

课堂互动：护理伦理评价的方式有哪些？

社会舆论、传统习俗和内心信念这三种评价方式不是独立存在的，而是相互联系、相辅相成的。社会舆论和传统习俗促进内心信念的形成。因此，在护理伦理评价中，要发挥三者的作用，促进护理人员良好道德品质的形成和完善，促进护理人员的职业道德和职业素养的形成，推动护理科学向前发展。

第五节　护理伦理监督

一、护理伦理监督的含义与作用

（一）护理伦理监督的含义

护理人员高尚的护理道德品质的形成，离不开一定的约束和监督。护理伦理监督是指通过各种有效途径和方法，去检查、评估护理人员的护理行为是否符合护理伦理原则和行为规范，从而督促其树立良好的护理道德风尚的活动。

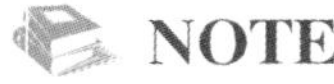

（二）护理伦理监督的作用

1. 护理伦理监督是形成良好的护士作风建设的重要保证 开展护理伦理监督是纠正护理行业的不良之风、提高护理伦理教育效果的一种有效途径。通过各种手段和方法对护理人员的护理行为进行检查和监督，有利于在护理人员中形成遵纪守法，以遵守护理道德为荣、违反护理道德为耻的风尚，营造一种良好的氛围和集体舆论环境，有利于促进良好的护士作风的形成。

2. 护理伦理监督是培养护理人员良好的护理道德品质的重要条件 护理人员的护理道德品质的形成是一个由外化向内化演进的过程。护理人员的良好护理道德品质，必然是在一定的约束和监督之下，通过不断的学习、体会，用护理伦理规范时时对照自己的护理道德行为，不断地督促自己，才内化而成的。

二、护理伦理监督的方式与原则

（一）护理伦理监督的方式

护理伦理监督的方式主要有四种：舆论监督、制度监督、社会监督以及自我监督。

1. 舆论监督 舆论监督是一种直接、快捷、影响面广的监督方式。在我国，有组织、有目的、有领导的舆论监督是护理伦理监督的主要形式。正式的舆论监督对护理人员行为起着积极的导向作用，对护理人员的护理道德品质的形成和发展起约束和导向作用。

2. 制度监督 依据护理伦理原则和规范，建立健全有关护理道德品质建设的规章制度，使护理人员的行为有章可循，违章可纠，奖惩制度分明，这是强化约束机制，规范职业行为，加强护理道德品质建设的一项重要措施。这在一定程度上约束了护理人员的道德行为，为护理人员的护理工作水平的提升指明了方向。

3. 社会监督 社会监督又称群众监督，主要是指患者对护理人员的服务态度、道德行为以及职业素养进行的监督。建立完善的社会监督机制以强化社会监督，也是提高护理道德水平的重要措施。医疗机构可以通过设立意见箱，公开监督举报电话，开展满意度调查等途径，广泛接受社会的监督。

4. 自我监督 自我监督主要是指护理人员以护理伦理原则和规范为标准，进行自我检查、自我约束、自我纠错的过程。在护理实践活动中，护理人员的许多护理工作是在没有他人监督的条件下进行的，以上的三种监督手段很难直接发挥作用。此时，护理人员主要是依靠自我监督去完成护理工作，这也是护理人员发挥主观能动性，加强自我修养的主要方式。

（二）护理伦理监督的原则

护理伦理监督不同于一般活动监督，涉及护理实践活动，往往是复杂的，需要遵循以下原则。

1. 综合监督原则 即舆论监督、制度监督、社会监督和自我监督相结合的原则。自我监督属于内部监督，其他三项属于外部监督。护理伦理监督不同于一般监督活动，需要坚持内部监督和外部监督相结合的原则，才能取得满意的监督效果。

2. 民主监督原则 护理伦理监督的民主监督主要体现在必须充分听取服务对象的意见，把知情权、参与权和建议权完完全全交给服务对象，做到全心全意为人民服务。

3. 经常监督原则 护理伦理教育是一种长期、持久的教育活动。相应地，护理伦理监督也是一项长期、持久的工作。伴随着社会的进步、医学的发展，新的技术和新的伦理问题不断地涌现，难免会出现护理行为不符合道德规范的现象。因此，护理人员要经常对护理行为进行监督及纠正，要及时发现、解决问题，避免发生重大损失。

4. 依法监督原则 通过制度监督达到护理伦理监督的目的。在此基础上，护理人员也能

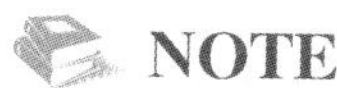

明确哪些是可为行为，哪些是不可为行为，为养成良好的护理道德行为打下基础。

本章小结

本章涉及护理伦理与法律修养的养成，主要从护理伦理与法律教育、护理伦理与法律修养、护理伦理评价和护理伦理监督四个方面进行阐述。护理伦理与法律修养在临床实践中能够发挥重要作用。护理人员在护理行业中应当接受长期、反复的护理伦理与法律教育，并将接受教育的内容由外化到内化再转化为行动。最后，养成高尚的护理道德品质和良好的法律修养。

案例讨论提示

能力检测

案例讨论

一位肾衰竭的患者，经住院检查，确定处于多尿期，医生每日例行查房后口头医嘱："10%氯化钾 10 mL，推入管中"。之后，护士在执行护理操作的时候，没有及时核对医嘱，将 10%氯化钾 10 mL 直接推入患者输液管中，导致患者心搏骤停，最终抢救无效死亡。

请思考：

怎么对该护士的行为进行道德评价？

（刘广亚）

NOTE

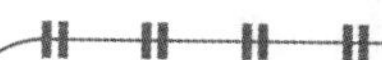

第三章　护理伦理的规范体系

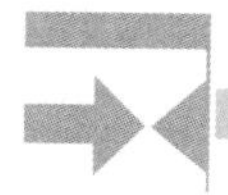

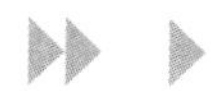

本章 PPT

学习目标

1. 知识目标：识记护患双方的权利和义务；描述情感与理智、良心与荣誉、胆识与审慎的含义；熟悉护理伦理原则。

2. 能力目标：能正确运用护理伦理原则、基本规范和基本范畴来规范自己的护理行为；并能够辩证地分析实际案例，做出最优选择。

3. 素质目标：培养学生道德责任意识，增强护理工作的幸福感和价值感，提高道德修养。

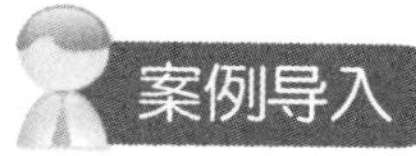

案例导入提示

患者，刘某，女，35 岁，未婚。孕 39 周，因胎膜破裂而住院。医务人员对患者进行检查后发现，羊水中已有胎粪，胎心率为 200 次/分，表明胎儿已处于窒息状态。经判断，医务人员建议行剖宫产术，但是患者的母亲担心剖宫产会在患者的腹部留下伤疤，于是要求自然分娩，以免对女儿未来的婚姻产生不利的影响。此时护士小张主动与患者母亲沟通，"阿姨，您的担心我们很理解，天下每个母亲都希望自己的孩子获得幸福，您也是为您女儿的未来做打算，所以才一直坚持顺产，不过现在的情况非常危险，胎儿已经处于缺氧状态，如果再拖延下去，不但会危及胎儿的生命，更会对患者本人带来不利的影响"。患者母亲看到小张态度非常诚恳，于是便在手术知情同意书上签字了。

请思考：

1. 你如何看待护士小张的做法？

2. 小张的做法是否符合护理伦理的要求？

护理伦理主要由护理伦理原则、基本规范和基本范畴三方面内容构成。正确地理解和运用护理伦理原则、基本规范和基本范畴有利于护理理念的进步，有利于护理道德修养的提升，对指导护理工作有十分重要的意义。

第一节　护理伦理原则

护理伦理原则是护理伦理基本规范和基本范畴的总纲，是指导护理人员行为的最高道德标准。领悟和践行护理伦理原则有助于建立良好的护患关系，更好地为人民的身心健康服务。

一、基本原则

护理伦理的基本原则是调节护理工作中面临的人际关系以及护理人员与社会关系的根本指导原则，是衡量护理人员道德水平的基本尺度。内容包括以下三点：救死扶伤，防病治病；实

NOTE

行社会主义的医学人道主义;全心全意为人民身心健康服务。

（一）救死扶伤，防病治病

社会主义医疗卫生事业的根本任务是“救死扶伤，防病治病”。全心全意为人民身心健康服务并不是一句空口号，护理人员必须牢记和遵守“救死扶伤，防病治病”这一护理伦理基本原则。当人民的身心健康受到威胁时，护理人员要勇于担当，一心救赴，不辞辛苦，充分运用各种护理方法，维护人民的身心健康。随着传统医学模式向生物-社会-心理医学模式的转变，护理人员要更加注重“防病治病”原则，将临床护理工作扩大到预防的范围内，实现防治结合。

“救死扶伤，防病治病”原则对护理人员提出了以下要求：加强专业知识学习，提高实践操作能力，在人民群众需要的时候能担得起、扛得住；为了患者的健康，不惜牺牲自己的个人利益，履行救死扶伤的义务；树立预防疾病的意识，主动将护理工作及疾病预防结合在一起，实现防治结合，为患者的健康保驾护航等。

（二）实行社会主义的医学人道主义

社会主义的医学人道主义是对传统优秀医德和新时代思想的统一。人道主义是医德发展史上的一种先进的思想，但是在我国古代及近代时期，受政治、经济、文化等因素的影响，未能彻底实现。社会主义消灭了阶级压迫，为医学人道主义的发展铺平了道路。社会主义新时代的护理人员要不断发扬医学人道主义精神，树立全心全意为人民身心健康服务的理念，关心、爱护、尊重患者，时时刻刻把人民的身体健康放在第一位。

（三）全心全意为人民身心健康服务

全心全意为人民身心健康服务是社会主义道德在医疗行业中的体现。如“生命至上，在新冠肺炎救治中不放弃每一个生命”，这是共和国勋章获得者、中国工程院院士钟南山所说的话，他也是这样做的，他在新冠肺炎的救治中冲在第一线，他的行动感动了无数人，让人们看到了医者的责任和担当，他以实际行动践行了全心全意为人民身心健康服务的根本宗旨。

“全心全意为人民身心健康服务”要求护理人员应做到将国家的利益和人民的利益放在首位；在护理实践中，不仅要关心患者的身体健康，更要积极关注和维护患者的心理健康。

二、具体原则

在实践运用护理伦理基本原则时还需借助于一些具体原则以保障其实施。护理伦理的具体原则包括尊重原则、有利原则、不伤害原则和公正原则。

（一）尊重原则

尊重是在人际交往过程中相互尊敬的一种交往态度。在护理工作中，需要护患双方相互尊重，建立良好的沟通方式。在护理伦理中，尊重原则主要是尊重患者的人格和自主权。尊重原则可以帮助护理人员与患者进行平等、有效的沟通，促进良好护患关系的形成，同时也有效地保障了患者的知情同意权，切实保障了患者的利益。

尊重患者的人格主要表现在对患者的生命权、肖像权、隐私权、健康权等人格权的尊重和维护。在诊疗中护理人员应注意：①患者在接受诊疗的过程中享受与健康人同等的人格尊严，不得歧视、讥讽患者。②尊重患者的身体，不得嫌弃患者的生理缺陷。

尊重患者的自主权主要为尊重患者自主选择、自主决策的权利。有自主能力的患者，在与医护人员沟通交流后，可对自己的疾病治疗方案做出理性决策。在临床中，患者的自主权主要是指患者对自己的疾病治疗措施及护理措施的知情同意权。尊重原则对护理人员有以下要求。

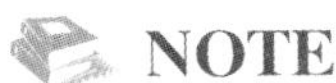

1. 尊重患者的人格　患者应享有与健康人同等的权利，但由于患者身体羸弱，以及患者

对医疗信息的缺乏，在护患关系中，患者常处于较为弱势的地位。因此，护理人员要对患者及患者家属给予关怀和照顾，积极维护患者及患者家属的人格尊严。

2. 尊重患者的自主权 护理人员在工作过程中，要自觉养成尊重患者自主权的意识，尊重患者做出的理性决定。主动调整与患者意愿相违背的言语与行为，鼓励患者主动参与治疗过程，协助患者行使自主权。为协助患者有效行使自主权，在诊疗的过程中需注意以下几点。

(1) 护理人员为患者提供适量、正确且患者能够理解的信息。信息告知是护理人员工作的一项重要内容。护理人员要及时向患者提供病情、预后、护理方案等重要信息。对于重症患者，在告知的过程中，还要考虑患者的心理承受能力，要及时给予患者心理支持。对于涉及患者隐私或特殊的情况，要注意不在公开场合讨论。

(2) 患者必须具有一定的自主能力，对于丧失自主能力或缺乏自主能力的患者，其自主权由法定代理人(如监护人)代替行使。例如患者在有精神疾病、昏迷等情况时无法做出自主选择，则由监护人代替行使自主权。

知识链接

知情同意能力判断

根据我国相关法律的规定，不满八周岁的未成年人为无民事行为能力人，其知情同意权由其法定代理人代为行使；八周岁以上的未成年人为限制民事行为能力人，可根据患者年龄、病情等做出与之相适应的知情同意权的使用；而十八周岁以上的自然人及十六周岁以上的未成年人且以自己的劳动收入为主要生活来源的，视为完全民事行为能力人，可行使知情同意权。

(3) 患者做决定时的情绪必须处于稳定状态。对于情绪波动较大的患者，护理人员要多加安慰，帮助其在冷静思考、理性分析的情况下做出医疗决策。而对于患者在情绪冲动的情况下做出的冲动决策，护理人员应及时与患者及患者家属进行沟通，以免造成不良的后果。

知识链接

中国文化对自主权的影响

在西方社会，医疗决策主要是由患者本人决定。在我国，由于受传统文化的影响，个体对家庭往往较为依赖，所以在进行医疗决策时，不仅要考虑患者本人的意见，很多情况下还要考虑患者家属的意见。

(二) 有利原则

有利原则是指护理人员在医疗护理过程中要把患者的利益放在第一位，护理人员行为的动机与效果均应对患者有利。有利原则也称为行善原则。

有利原则是一种优秀的医德思想。我国儒家思想提倡的“仁者爱人”，《黄帝内经》中的“天覆地载，万物悉备，莫贵于人”等指出世间万物没有比人更贵重的，心怀仁爱的人热爱和珍重他人，这反映了护理人员要坚持对生命的热爱和珍惜。在有利原则的指导下，护理人员应时刻把患者的利益放在首位，帮助患者选择最佳护理方案，一切决定以患者的利益为出发点。有利原

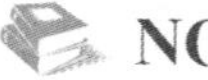
NOTE

则对护理人员提出了以下要求。

1. 树立以患者利益为中心的价值观念 在护理工作中，护理人员要积极维护患者的利益，帮助患者尽快恢复健康，给患者提供必要的心理支持和安慰，减少患者疼痛等。

2. 提供最佳的护理服务 在护理过程中，护理人员要时刻为患者考虑，减轻患者疼痛，关心患者起居等。在利弊共存的时候，能够全面权衡利弊，选择最佳的护理方案。

（三）不伤害原则

不伤害原则是指在护理实践中，护理人员的动机和结果都应最大限度地避免对患者造成不应有的生理、心理等方面的伤害。必须指出，避免伤害并不等于不造成损害。其主要意义在于，护理人员应保持高度的责任感，对患者的病情及心理状态保持关心和爱护，努力避免不必要的身体伤害、心理伤害和经济损失。例如，2014 年在美国加利福尼亚州弗雷斯诺市，一位膀胱癌的患者在手术后，身体出现严重不适，体重急剧下降，呼吸困难，全身乏力。最后经检查发现患者腹腔内竟有一条医用手术巾，这条手术巾是在三个月前手术时被遗忘在患者腹腔内的。后来患者提出上诉，最终这家进行手术的医疗机构被罚款 8.6 万美元。

从伤害带来的后果的角度，医疗伤害可以分为技术性伤害、道德性伤害和经济性伤害三种。其中，技术性伤害是指由于护理操作方式不当而对患者造成的生理和心理上的伤害。道德性伤害是指由于医护人员的态度、言语不当等对患者的心理和精神造成的伤害。如言语尖酸刻薄、态度冷漠等。经济性伤害是指护理人员为了个人利益，对患者进行过度医疗，导致患者蒙受经济损失。不伤害原则对护理人员有以下要求。

1. 杜绝经济性伤害，加强责任意识 在护理实践中，护理人员要加强责任意识，珍惜患者生命，选择最佳的护理方案。坚决杜绝为了一己私利而滥用护理手段的情况。

2. 权衡利弊，努力降低患者受伤害的程度 护理人员要加强自己专业能力，认真负责，避免因自身粗心大意给患者造成不必要的伤害。在面对可能会造成伤害的护理措施时，要慎重小心，选择利大于弊的护理措施。

知识链接

双重效应

双重效应指医疗行为会带来两种后果，一种是有利于患者的正面效果，另一种是由正面效果所带来的可预见的负面效果。如肿瘤化疗，虽然可以杀死癌细胞，但是化疗的过程会伤害人体的正常细胞。因此，当医疗行为面临双重效应时，一般会秉承“善大于恶，利大于弊”的理念进行诊疗。

从这个角度出发，必要的截肢、隔离治疗等都符合不伤害原则。

（四）公正原则

公正原则是指在医疗护理实践中公平、正直地对待每一位患者的伦理原则。

公正原则包括形式公正和内容公正。形式公正是指相同的人给予相同的待遇，不同的人给予不同的待遇，即相同或类似的患者以相同的准则处理，不同的患者以不同的准则处理，形式公正在我国仅限于基本的医疗和护理。内容公正是指不同个体的地位、能力、贡献、需要等决定其承担的社会义务和权利，如在基本医疗保健需求方面要求做到绝对公正，即人人同样享有；在特殊医疗保健需求方面要求做到相对公正，即为具有同样条件的患者提供同样的服务。

公正原则主要体现在两个方面：人际交往公正和医疗资源分配公正。在人际交往方面，护理人员要对患者一视同仁，不能歧视、嘲笑患者。在医疗资源分配方面，护理人员要把握公正优先、兼顾效率的原则。公正原则对护理人员有以下要求。

1. 平等地对待患者 护患双方在人格上是平等的，应该平等交往。护理人员在护理实践中要尊重每一位患者，不因患者的年龄、性别、民族、文化程度、宗教信仰等因素而区别对待。

2. 公正地分配医疗卫生资源 目前，我国护理人员参与分配的医疗卫生资源主要包括稀缺的医疗卫生资源、手术机会、住院病床等。护理人员在服务中要主动将形式公正和内容公正有机地结合在一起，基本的医疗卫生资源在分配的过程中应把握人人均等原则；稀缺的医疗卫生资源按照医学标准、社会价值标准、家庭角色标准、预期寿命标准等综合比较确定。

考点提示：基本的医疗卫生资源在分配的过程中应把握人人均等原则。

三、护理伦理原则在执业实践中的应用

护理人员要以救死扶伤为己任，自觉践行人道主义精神，保持时刻为人民服务的工作态度。针对具体原则，在一般护理实践中，可以兼顾多个护理伦理原则，但在一些特殊情况，如原则与原则之间可能会产生冲突时，一般首先考虑有利原则，其次考虑尊重原则，再次为不伤害原则，最后为公正原则。比如，面对自杀而拒绝救治的患者，本着对患者生命健康负责的态度，应以有利原则为先，对患者先行救治。但此顺序并非一成不变，假如面对有自主能力和民事行为能力的癌症晚期患者理智做出的拒绝治疗的决定时，护理人员就应该以尊重患者意愿为先，可以根据患者知情同意情况进行适当治疗。

第二节 护理伦理基本规范

护理伦理规范是在护理伦理原则指导下的规范护理行为的具体要求，是将护理伦理理论转化为护理实践的中间环节。

一、护理伦理基本规范的含义及内容

（一）护理伦理基本规范的含义

伦理规范是指个人在社会关系中需要遵循的行为准则。护理伦理基本规范是指依据一定的护理伦理理论和原则制定的，用以调节护理工作中面临的各种人际关系以及护理人员与社会关系的行为准则，对护理人员起到思想引导的作用，有助于提升护理人员的职业素养。

（二）护理伦理基本规范的内容

护理伦理基本规范明确地指出护理人员应该做什么，不应该做什么，在护理伦理规范体系中发挥着不可替代的作用。护理伦理基本规范是评价护理人员行为的标准，是社会群体或自身对护理工作评价的准绳，符合规范要求的行为就是正确的行为，应给予褒奖；不符合或违反规范要求的行为就是错误的行为，应给予批评或惩罚。同时，护理伦理基本规范是调节护理工作中人际关系的行为准则，可以有效地帮助护理人员处理好与医生以及患者之间的矛盾，有利于维护良好的医护关系、护患关系，营造良好的医疗环境。护理伦理基本规范的内容如下。

1. 爱岗敬业，恪尽职守 这是对护理事业和人民健康发展的根本要求，是护理人员应有的最主要的伦理道德品质，因为只有热爱护理工作，才有可能真正地意识到护理工作的价值和意义。因此，护理人员要树立为护理事业献身的崇高理想，增强自身责任感，自觉做好本职工作，树立职业荣誉感；对于护理工作中的各种道德现象，应确立明确的是非界限，自觉遵守护理道德行为规范，把患者的身心健康放在首位；在工作中应做到一丝不苟，踏踏实实，尽职尽责，竭诚以待，让患者接受最佳的护理。

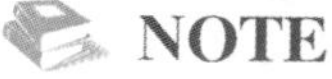
NOTE

2. 刻苦钻研，精益求精 这是对护理人员在学风方面的要求准则，“刻苦钻研，精益求精”对于促进护理学科的发展有着不可或缺的作用。随着医疗技术的更新，以及护理观念的转型，它要求护理人员不仅要热爱医学科学和医疗卫生事业，而且要对护理知识以及各种社会性学科知识有深度的了解，并能及时关注医学发展的动态，掌握新技术，并巧妙地运用于医疗护理实践中；奋发进取，严谨治学，尽可能适应护理事业快速发展的需要，提高业务能力，为患者提供更好更优的服务。

3. 尊重患者，平等相待 护理人员首先要秉持“患者第一”和“尊重患者”的原则，要尊重患者的权利和人格。因为每个患者都有其独立的人格，护理人员与患者在人格和尊严上是平等的，不应受外物的干扰。它要求护理人员应时刻考虑到患者的需求，不论患者的地位高低，容貌美丑，关系亲疏，经济状况好坏，都应一视同仁，平等相待；要求护理人员设身处地地为患者着想，在条件允许的情况下尽量尊重并满足患者的合理需求，给患者足够的安全感。

4. 举止大方，文明有礼 护理活动中与患者接触最多的无疑是护理人员，护理人员的言谈举止无疑会影响患者的状态，以及患者对护理人员的信任和对治疗的信心。所以护理人员要规范着装，举止端庄，态度和蔼，遇事沉着；对患者应该体贴入微，言语文明健康，避免刺激性、消极性言语暗示，建立良好的护患关系；给予患者生理上和心理上的双重鼓励，尽可能地做到“不是亲人胜似亲人”，这样不仅能保证医疗过程的完整性，适应医疗过程的多样性，还能及时纠正医护角色偏差。反之，不仅有损护理人员的良好形象，还会对患者的身心健康产生不良的影响，甚至对治疗造成不利后果。

5. 互帮互助，协同并进 随着医学的快速发展和高度分化，部门之间的联系越来越多，仅仅依靠护理人员是无法衔接整个医疗过程的，为保证医疗工作的正常开展，对护理人员提出了互帮互助、协同并进的要求。这就要求护理人员之间要互相尊重、互学互助、团结协作，不论年龄大小、职位高低、资历深浅，都应以诚相待，共同推进护理事业的发展。只有在良性竞争中护理人员才能共同发展进步，恶性竞争只会违背初心，在高尚的护理事业中越走越远。

6. 廉洁自律，遵纪守法 护理事业是一份神圣的事业，救死扶伤、防病治病是护理人员的天职。护理人员应廉洁奉公，不图私利，不谋私情，遵纪守法，任何时候都应以患者利益为首，不以职务之便谋利益，不拿“回扣”，不接受患者及患者家属的财物，更不可向其索要财物；要以身作则，时刻牢记自身的使命，真正维护护理人员的社会形象与社会信誉。

二、护理伦理基本规范在执业实践中的应用

在护理工作中，护理人员要做到热爱自己的工作，对事业持有热情的态度，自觉为患者服务，对不同的患者要做到一视同仁。在言行举止方面，做到端庄大方，有礼有节。在专业造诣方面，刻苦钻研，精益求精。在物质丰富的社会，保持清醒的头脑和崇高的思想境界，自觉维护“白衣天使”的形象。自觉将护理伦理基本规范作为评价自己护理行为的标准，严格按照基本规范的要求反思自身行为，以提升自己的道德修养。

第三节　护理伦理基本范畴

护理伦理基本范畴是对护理伦理原则和基本规范的必要补充。护理伦理基本范畴从哲学角度揭示了护理的内在道德意义，反映出护理人员的价值，有助于对一些基本但又深奥的问题的探讨与研究，有利于护理伦理学的发展。

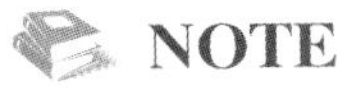
NOTE

一、护理伦理基本范畴的含义

（一）护理伦理基本范畴的概念

护理伦理基本范畴是对护理伦理基本原则和基本规范的补充，是反映护理过程中人与人相互关系中最本质、最普遍、最重要的伦理关系的概念。其中主要包括权利与义务，情感与理智，良心与荣誉，胆识与审慎。

（二）护理伦理基本范畴的意义

1. 有利于加强护理人员的责任感和道德感　护理伦理基本范畴是对护理工作中的行为道德规范的抽象性概括与总结，护理人员在领悟了护理伦理基本范畴的基础上，可以有效地将其运用于护理实践中，既有利于护理工作的实施，也有利于加强自己的责任感与道德感。

2. 对提升护理人员的道德品质有着积极作用　护理伦理基本范畴与护理伦理基本规范联系紧密。护理人员在遵循护理伦理基本规范的基础上，结合护理伦理基本范畴中的权利、义务、情感、理智、良心、荣誉、胆识、审慎等进行深度理解，提升自己的道德品质。

二、护理伦理基本范畴的内容

（一）权利与义务

权利与义务是护理伦理范畴中最基本的一对范畴，护理人员与患者在享有一定权利的同时也应履行相对应的义务。只有二者并存，才能保证护理工作的正常进行。

1. 权利　权利是指公民或法人依法拥有的权力和享受的利益。从护理伦理角度看，权利是指患者在接受护理活动中依法享有的权力和利益，以及护理人员在进行护理工作时依法享有的权力和利益。

（1）患者的权利：

①生命健康权：生命健康权是患者最基本、最重要的权利，是指患者在患病期间所享有的生存权、恢复健康和增进健康的权利。任何情况下医护人员都无权拒绝患者接受治疗的合理要求。

②平等享受医疗护理权：患者享有生命健康权，也应公正平等地享有医疗资源与护理资源。医护人员应平等地对待每个患者。

③知情同意权：患者作为独立的个体，有了解自己病情的权利，有要求进行治疗的权利，同时也有拒绝治疗的权利。而医护人员进行医疗救助时也应向患者仔细阐释救助的利弊条件，好坏状况，让患者对治疗方案有全面的认识与了解，从而做出正确的选择。

④隐私保护权：在护理工作中，护理人员对患者的个人情况、家庭状况、身体状况会有一定的了解，患者有权要求其进行保密。医护人员除不可透露患者的情况外，更不能私下谈论，将患者的隐私当成笑料，这是有违医德的行为。

⑤监督医疗护理权：患者有权对护理工作进行监督，对于护理人员在护理工作中的错误行为以及不满意的方面，患者可以进行指正和批评，也有权向相关部门上报。

⑥医疗费用知情权：患者依法享有医疗费用使用情况的权利。医院应该对各种常规费用明码标价，不得乱开药乱收费，患者有权向相关部门举报医院的不当行为。

（2）护理人员的权利：

①被尊重的权利：护理人员和患者一样，都是独立存在的个体，他们有着专业的学识素养，尽心尽力地工作，值得他人的尊重。

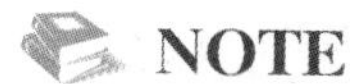

②对患者的护理权：护理人员在护理诊治工作中有权选择诊治的方法和计划，不应受外物的干涉，是完全独立自主的。任何扰乱医疗秩序，阻碍护理人员开展护理活动的行为都会依法受到处罚。

③对特殊患者的干涉权：在特定条件下，护理人员有权对患者的身心自由进行限制，例如在患者拒绝治疗或扰乱正常秩序的时候，护理人员可以使用干涉权以保护患者的安全，维护患者的切身利益。护理人员在遇到特殊情况患者，如传染病和精神病患者时，为了避免对他人和社会的传染和伤害，护理人员有权对其实行隔离以维护正常社会秩序。

④参与工作决策权：护理人员与医生一样是医护人员的一部分，他们作为一个群体也有权参加病例讨论和学术交流，参加各种行业协会和专业学术团体，其自觉拥有的工作积极性是对护理事业最大的尊重。

⑤享受合理待遇权：护理人员对患者无微不至的关怀，理应按照国家有关规定获取工资报酬、享受福利待遇等。任何情况下都不应克扣护理人员工资，不可降低或取消护理人员的福利。合理的待遇也能进一步调动护理人员全心全意为患者服务的积极性。

2. 义务 义务是指人在法律和道德的影响下，个人对社会、集体和他人应尽的道德责任。其实质是一种自觉履行的责任，不受任何经济关系、阶级关系和社会关系的制约。义务本身只有成为个人的内心要求时，才能变成自觉的行动。义务的基本形式有法律义务和道德义务两种。护理法律义务是指护理人员必须依法承担的法律责任，具有强制性的特点；护理道德义务是指护理人员自觉履行的防病治病、救死扶伤，维护人们健康及提供临终关怀服务的责任。

（1）护理人员的义务：

①尊重患者自主权：自主权指患者做自我决策的权利，尊重患者的自主权是实施护理工作的基础。

②尊重患者的人格权和隐私权：人格权是指每个人应该得到尊重和保护的权利，护理人员理应尊重每一位患者的人格权，同时应保护患者的隐私，不得在公共场合谈论患者的病情，这是护理人员应遵守的基本医德。

③实事求是地保证护理工作记录真实、完整的义务：在护理工作中会留下大量的护理记录，护理人员应该时刻保持护理记录的真实性、完整性，以确保在有突发情况时找到真实的记录进行准确救助。

④努力提高专业知识素养以及对事务应急处理能力的义务：护理人员在工作中经常会遇到突发情况，这要求护理人员要有高层次的知识储备、丰富的经验和对事件的应急处理能力。

⑤参与公共卫生和疾病预防控制工作的义务：当发生自然灾害、公共卫生事件等严重威胁公众生命健康的突发事件时，护理人员应当服从县级以上人民政府卫生主管部门或所在医疗卫生机构的安排，积极主动地参加医疗救护，为人民的生命健康助一份力。

知识链接

《护士守则》

2008年中华护理学会组织专家，在借鉴国内外经验和广泛征求意见的基础上，制定了《护士守则》。中华护理学会号召全国护理人员自觉履行《护士条例》提出的义务，以《护士守则》为准则，恪尽职守，诚信服务，为人民群众的健康努力工作。

第一条：护士应当奉行救死扶伤的人道主义精神，履行保护生命、减轻痛苦、增进健康的专业职责。

第二条：护士应当对患者一视同仁，尊重患者，维护患者的健康权益。

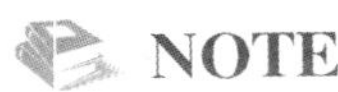

第三条：护士应当为患者提供医学照顾，协助完成诊疗计划，开展健康教育，提供心理支持。

第四条：护士应当履行岗位职责，工作严谨、慎独，对个人的护理判断及执业行为负责。

第五条：护士应当关心、爱护患者，保护患者的隐私。

第六条：护士发现患者的生命安全受到威胁时，应当积极采取保护措施。

第七条：护士应当积极参与公共卫生和健康促进活动，参与突发事件时的医疗救护。

第八条：护士应当加强学习，提高执业能力，适应医学科学和护理专业的发展。

第九条：护士应当积极加入护理专业团体，参与促进护理专业发展的活动。

第十条：护士应当与其他医务工作者建立良好关系，密切配合、团结协作。

(2) 患者的义务：

①积极配合医疗护理的义务：患者要积极配合医护人员的工作，如实提供个人的相关资料及病情等有关信息，如实准确详细地回答医护人员的询问，听从医嘱，配合治疗。

②严格遵守医院各项规章制度的义务：医院的各项规章制度是医院正常运转的基础，是维护医疗护理良好环境和秩序的有力措施，这需要医护人员与就医人员共同遵守，自觉听从医院工作人员的指挥，有秩序地进行就诊、缴费、离院等活动。

③尊重医护人员的劳动的义务：医护人员工作的复杂性是众所周知的，在享受医护人员提供的服务的同时应该尊重医护人员的人格尊严与劳动成果，自觉维护良好的护患关系。

④支持医疗科学发展的义务：医疗卫生事业的进步对全体人民的生命健康有着巨大的帮助，医疗科学发展的最终目的是维护和促进人类健康。因此患者有义务在自己不受伤害的情况下，经知情同意，对医护人员开展的科研教学活动等提供力所能及的帮助。

(二) 情感与理智

1. 情感 情感是人们内心世界的自然流露，是人们对客观事物及周围环境的感受及态度体验，如开心、愉悦、痛苦、难过等。道德情感是依据社会道德行为准则和规范评价自己以及他人的言行所产生的情感，是人们道德意识的外在情感流露。护理道德情感是护理人员以一定的护理道德准则，在处理护患关系或评判护理行为时所产生的态度体验。护理人员道德情感的形成和发展，不仅受物质条件的限制，还受其认知能力、知识水平、世界观以及思想道德的影响。无论护理人员在现实中的处境、情绪如何，只要面对患者，就应该保持护理人员独有的对患者的同情、关心、真诚相助等情感。

(1) 同情感：同情感是自觉履行救死扶伤责任的一种人道主义同情心，是促使护理人员为患者提供服务的原动力，是对患者的处境、病痛和不幸在自我的情感基础上产生的共鸣，即同情心。护理人员只有具备同情心，才能设身处地地为患者着想，为患者做好各种护理工作，尽自己所能缓解患者的疼痛，帮助患者恢复健康。同情感是作为一个护理人员最基本的道德情感。

(2) 责任感：责任感是在护理道德情感中具有主导作用的情感，是在同情感的基础上产生的一种情感。其要求护理人员将救死扶伤作为第一要务，将帮助患者康复作为自己的职责，在日常工作中做到恪尽职守，一丝不苟。

(3) 事业感：事业感是最高层次的护理道德情感。护理人员有了强烈的事业感，就可以在护理工作中，锐意进取，不断创新，促进自己人生目标的实现。

2. 理智 理智是道德情感的深层次体现，主要指人们对是非、善恶、荣辱、美丑的正确认

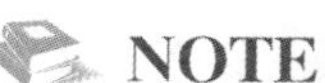

识和感悟，是护理人员对工作中应负道德责任的内心感受和行为的自我评价和自我认识。理智在护理学中是指护理人员在日常工作中自觉履行对患者、集体以及社会的义务时，对自身行为所负责任的自我评判能力。理智是护理人员以护理职业原则和规范为工作评判的出发点。理智在护理人员的工作素养要求中具有举足轻重的地位，情感与理智密切相关。

（三）良心与荣誉

1. 良心 良心是道德情感的升华，是人们道德认知、情感以及意志的总和，具有稳定性和深刻性。在护理伦理学中，良心是指护理人员在履行对患者、集体和社会义务的过程中，对自我行为应负道德责任的自觉认识和自我评价能力。评价护理人员的职业良心必须以护理伦理原则和规范为依据和出发点，护理人员的行为应符合职业良心与职业要求，不符合要求的护理人员应感到惭愧和内疚。

良心有助于护理人员选择符合伦理要求的行为，能够合理有效地监督护理行为，并对护理人员的工作起到评价作用。护理人员的职业良心是一种对其所负道德责任的自觉认知。无论在何种情况下，护理人员都应以满腔的热忱和高度负责的精神投入护理实践中，急患者所急，想患者所想，竭尽全力为患者提供无微不至的服务，从而感受到良心上的满足与喜悦。

2. 荣誉 荣誉是对道德行为的社会价值所做出的客观评价和主观意向。其包含两层含义：一是指个人对自己行为的社会价值的自我意识；二是指人们履行了社会责任，并对社会做出一定贡献之后，得到社会的认可和褒奖。护理人员的荣誉，是指护理人员在履行自己对社会和患者的责任之后，得到社会的尊重和褒奖，也是个人对自己护理行为的社会后果及社会评价所产生的满足感。

护理人员应爱惜自己的名誉，不做违法乱纪之事，通过正当的方法和途径获得自己应有的荣誉。将个人荣誉与集体荣誉紧密相连。一方面，离开了社会的发展、集体的支持，就不可能有个人荣誉；另一方面，社会的进步、集体荣誉的获得也是通过众多个人的努力和奋斗而实现的。

（四）胆识与审慎

1. 胆识 胆识是指护理人员在患者面临风险时勇于担当并善于化解风险的能力。它是建立在关心患者和尊重科学的基础上的。在临床实践中，特别是面对某些特殊患者时，胆识的重要性会更加突出。在抢救危重患者时，胆识可以使护理人员把握住有效的时机，快速做出判断，提高诊疗的效率；在患者的损伤不可避免时，胆识可以帮助护理人员做出争取最大利益、降低最小危害的合理选择。

2. 审慎 审慎即周密谨慎，是指人们在行为之前的思考以及行为过程中的小心谨慎。审慎是护理人员对患者和社会履行义务的高度责任心的具体体现，是每一位护理人员不可缺少的道德修养。

护理人员审慎的本质是对患者高度的责任心和严谨的科学态度。审慎主要表现在言语审慎和行为审慎两方面。

(1) 言语审慎：言语不仅能治病，还能致病。患者身体的不适会造成心理的敏感，其经常会将注意力集中在自身所患的疾病上。护理人员真诚、温暖、体贴的话语会使患者身心愉悦，更愿意配合护理治疗，利于尽早康复。护理人员敷衍、刻薄、刺激的话语则会使患者产生不良心理，从而导致病情加重，甚至恶化。因此，护理人员在和患者沟通交流时，切记尊重患者，使用通俗易懂、安慰、鼓励的言语，帮助患者消除焦虑、恐惧的心理，增强战胜疾病的信心。

(2) 行为审慎：护理人员在日常工作中必须保持认真谨慎的态度，严格遵守各项规章制度和操作规程。审慎是一种工作美德，护理人员在日常实践中应注意培养，提高自己的审慎意识。

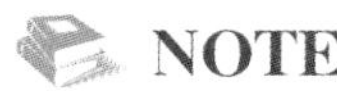

审慎对护理人员的行为具有重要的促进作用，有利于防止因疏忽大意而造成的工作失误，提高护理质量，保证患者的生命健康；有利于护理人员更好地钻研专业知识和提高护理技能；有利于护理人员以高度负责的精神对待患者。

三、护理伦理基本范畴在执业实践中的应用

（一）坚持患者利益优先原则

患者利益优先原则即患者的利益位于首位，不受任何其他因素的影响。无论遭遇任何情况，护理人员首先要尊重并维护患者的利益。

（二）合理处理患者的权利与护理人员的义务之间的关系

护理人员在日常实践中履行自己应尽的职业道德义务，就是对患者权利的尊重。患者的权利与护理人员的义务之间存在观点不统一或者争执的情况下，例如患者拒绝治疗以及相应的护理服务，且这一决定可能会影响患者的康复与健康时，便与护理人员维护患者健康的义务产生了一定的冲突，这时护理人员应以患者健康为中心考虑和处理问题。患者的权利同护理人员对他人和社会的义务存在矛盾的情况下，例如传染病患者想要护理人员为其病情保密时，这便会妨碍护理人员履行维护社会及人民健康的义务，可能会危及社会公众的利益。护理人员应该处理好各方的利益关系，尽量做到最大限度地维护患者权利，履行自己应尽的义务。

（三）具体问题具体分析

护理工作中要用一分为二的观点、全面的观点看问题，做到具体问题具体分析。护理人员既要注重情感在日常护理工作中的重要作用，想患者所想，忧患者所忧，尽心竭力，不忘初心，切实满足患者的一切合理请求，具备同情感、责任感、事业感，使患者无论在身体上还是心理上都得到无微不至的照顾，使其早日恢复健康与拥有幸福美满的生活。此外，护理人员更要具备理智的头脑，仔细认真地投入日常的工作之中，理智地思考问题，运用科学、安全、高效的护理工作方法帮助患者恢复健康。

（四）辩证看待胆识和审慎的关系

护理工作中，既要强调审慎的重要性，又不可忽视或否定胆识；恰恰相反，心细还需胆识的加持，特别是抢救急危重患者时，时间就是生命，这就要求护理人员不怕担风险，要把患者的利益放在首位，果断地采取抢救措施，竭尽全力达到风险最小、损伤最轻、安全有效的结果。只有把胆识和审慎统一起来，才可发挥最佳效应。胆识和审慎统一的基础，是护理人员对护理学执着的科学精神和对患者高度的责任感。

本章小结

护理伦理的规范体系主要由护理伦理原则、基本规范和基本范畴三方面内容构成。正确地理解和运用护理伦理原则、基本规范和基本范畴有利于护理理念的进步，有利于护理道德修养的提升，对指导护理工作有十分重要的意义。

护理伦理原则是基本规范和基本范畴的总纲，是指导护理人员的最高道德标准。护理伦理规范是在护理伦理原则指导下的规范护理行为的具体要求，是将护理伦理理论转化为护理实践的中间环节。护理伦理基本范畴是对护理伦理基本原则和基本规范的补充，主要包括权利与义务，情感与理智，良心与荣誉，胆识与审慎。护理人员在执业实践中应自觉遵守护理伦理规范。

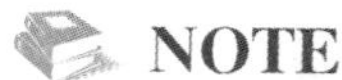

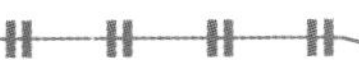

案例讨论

案例讨论提示

能力检测

一名大二男生，19 岁，前往医院要求做结扎手术，并坚称此决定是经过自己深思熟虑的，并告诉分诊台的护士说，“自己愿意为自己今天的行为负责，为了避免自己日后再后悔，希望在手术前冷冻自己的精子”。分诊台护士感觉该男生太年轻，思想还不成熟，于是对该男生说：“你的年纪还小，未来人生还有很长的路要走，现在你还没结婚，以后结婚了说不定会后悔今天的幼稚行为，你还是回去吧。”于是该男生灰头土脸地走了。

请思考：

1. 该护士的做法对吗？

2. 护士在工作中，应该遵循哪些原则？

（郭霓眸）

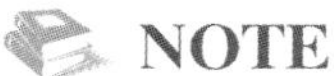

第四章　护理人际关系伦理与沟通素养

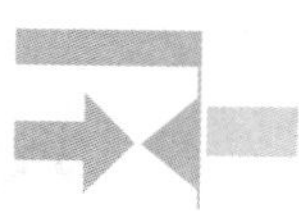

本章 PPT

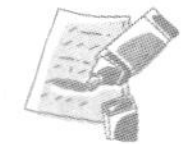

学习目标

1. 知识目标：解释护患关系伦理规范；描述护患关系的模式与影响因素；说出护患关系的含义、性质与特点。

2. 能力目标：能正确运用护患关系伦理规范分析并解决护理执业活动中的人际关系问题，培养并提高与患者沟通的能力。

3. 素质目标：学生能够从伦理视角正确审视护理人际关系，重视护患沟通，培养医者仁心精神和人文沟通素质，提升综合素养，建立和谐的护理人际关系。

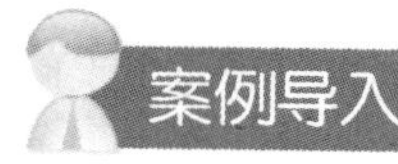

案例导入

案例导入提示

患者，李某，女，40 岁，因"类风湿关节炎"住院治疗。入院时李某情绪低落、心情焦虑，甚至怀疑自己的病根本就治不好，拒绝接受治疗，言语中也充满对医护人员的排斥和怀疑。值班护士小吴意识到必须先了解和关注患者心理，她多次主动与李某进行沟通，耐心地询问，平视李某的双眼，温和地说："您的情况我已认真了解，您康复的机会比较大，目前医学界对类风湿关节炎治疗的研究取得了很大的进展，康复的案例越来越多，现在医学这么发达，您只要坚持配合治疗就能收到效果的。请放松心态，您家人一直在您身边支持着您，您自己不能没有信心啊。"听了护士小吴体贴的话语，李某泪光闪烁，看看背后的家人，感动地说："我会配合治疗，我也只想好起来。"护士小吴经常鼓励和关心李某，经过 3 周的积极配合治疗，李某身心症状都明显好转可以出院了。

请思考：

1. 在此案例中，你对护士小吴与患者之间的沟通有何评价？

2. 护理人员应如何与患者建立良好的护患关系？

护理人际关系是指护理人员在执业活动中建立的一种特殊的社会关系。和谐的护理人际关系依赖于道德的规范与制约，改善护理活动中的人际关系越来越受到人们的重视。坚持以人文本的护理理念，有助于营造良好的健康服务氛围，提高护理工作质量与效率，对促进护理学科发展、促进医院精神文明建设和提升医院社会效益具有重要作用。而良好的沟通则是提高护理质量、保障护理安全、减少护理纠纷、构建和谐护理人际关系的基本要素和重要举措。护理人际关系主要包括护患关系、护际关系等。

第一节　护患关系伦理

护患关系以患者为中心，是护理人际关系中最核心、最重要和最关键的关系。护患关系伦理问题是护理伦理学中的核心问题。学习并灵活运用护患关系伦理，有助于建立和谐的护患

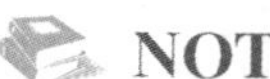

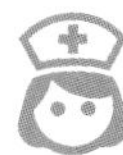

关系，更好地为患者健康服务，提高护理质量，减少护患纠纷，具有重要的临床意义和现实意义。

考点提示：护患关系是护理人际关系中最核心、最重要和最关键的关系。

一、护患关系的含义、性质与特点

（一）护患关系的含义

护患关系是指护方与患方在特定的护理实践活动中基于患者健康利益所构成的一种护理人际关系。“护方”即护理人员方，包括护理人员等医护人员、护理卫生机构、护理卫生行政管理部门等；“患方”即患者方，包括患者、患者家属及亲友等。其主要目的是在护理人员方与患者方之间建立和谐的护患关系，以患者为中心，为患者提供良好的健康服务，以满足患者的护理卫生健康需求。护患关系有狭义和广义之分。

狭义的护患关系是指护理人员与患者之间建立的护理人际关系，属传统护理道德的研究内容。

广义的护患关系是指护理人员方与患者方之间建立的护理人际关系，属现代护理伦理学的研究内容。

（二）护患关系的性质

护患关系是基于特定的护理实践活动而建立的人际关系，以患者为中心，以护理活动为前提，在护理实践活动中双方的目的是一致的，都是为了促进患者恢复健康。护患关系的性质如下。

1. 信托关系 护患关系的本质是一种信托关系、伦理平等关系。信任在先，托付在后。护患信托关系是护理人员和医疗机构受患者的信任与委托，保障患者在诊治、护理过程中的健康利益不受损害并有促进作用的一种关系。患者看病求医，本身就隐含着对护理人员的信任，相信护理人员会把患者的利益放在优先地位，运用其掌握的医学护理知识和技术努力维护患者的生命健康，完成患者的委托，在此前提下，患方才敢放心地把生命托付给护方。护患信托关系建立的基础是双方的信任，护理人员应注意培养护理道德修养，提升护理技术水平，不辜负患者的信任。

2. 契约关系 护患关系是建立在平等基础上的法律契约关系，强调的是护患之间平等的道德和法律地位。护患关系是服务与被服务的契约关系，护患双方拥有独立的人格，以尊重彼此的权利和履行各自的义务为前提，在法律的框架下以契约的方式忠实于彼此的承诺。护理人员应恪守职责，钻研技术，以高尚的护德、精湛的技术为患者健康服务。

（三）护患关系的特点

护患关系是一种特定的、双向的、工作的群体关系，具有以下特点。

1. 特定的工作服务性 护患关系是一种护理服务行业的工作关系，其实质是以患者为中心，以道德为原则，是一种服务与被服务的关系。建立良好的护患关系是护理人员职业的基本需求和责任义务。护患人际交往是一种职业行为，具有一定的工作强制性，以不影响护理工作的效益与质量为前提。

2. 双向的目标一致性 护患关系是一种信任关系，是完成护理工作的基础。护患双方在相互尊重、相互信任的基础上，以共同实现患者健康为总目标。在护患关系中双方的总目标是一致的，且相互依赖、缺一不可。但是，因双方的信念、价值观或利益的不同，有时可能会出现具体目标的不一致。

3. 互动的治疗帮助性 护患关系是一种治疗性与帮助性关系，护理人员以患者的健康为中心，为患者提供治疗与护理服务。良好的护患关系能有效地帮助患者消除或减轻身心压力，有助于治疗和促进康复。而不良的护患关系可能会增加患者的心理负担，甚至可能导致护患

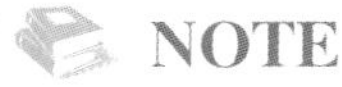

NOTE

关系恶化，严重影响治疗和康复。因此，护理人员的行为对于护患关系的和谐与否起着重要的作用。护理人员应主动为建立良好的护患关系而努力。

4. 群体的多方复杂性 护患关系是群群关系，即群体与群体之间的关系，是多方位的人际关系，涉及面广，护理人员既要满足患者本人的需求，还要为患者方相关人员提供护理信息、病情信息、心理支持、健康指导等。任何一名护理人员的工作情况都可能会影响患者方对护理质量的整体评价与感受。因此，护理人员方对待患者应一视同仁，真诚地给予相应的健康帮助。

5. 专业的不对称性 护患关系事实上存在双方权利的平等与医学护理专业知识的不对称性。在护患关系中，护患双方的人格尊严与权利是平等的，且都受到法律的保护与护理道德的维护。护理人员拥有医学护理专业知识和能力，而患者却对此不懂或一知半解；尽管护患双方目标一致，价值、利益相统一，但因多方面因素，特别是护患双方的价值观、文化、法律意识等方面存在个体差异，以及对护理专业活动及其行为方式、效果的理解不同等，护患双方之间实际存在着事实上的不对等，可能发生护患间的冲突或矛盾。因此，要求护理人员应具有高尚的护理道德，注重护患沟通，建立和谐的护患关系。

知识链接

护患关系的发展趋势

1. 法制化趋势 护患关系是以法律为依据的法律关系，以道德为原则的道德关系。

2. 民主化趋势 护患关系是以患者为中心，以信任为基础的平等工作关系。体现在护理人员尊重和关爱患者，社会上更加重视患者的地位和自主权的维护。

3. 多元化趋势 护患关系是以工作为实质的特殊人际关系，体现在交往的“社会化”“经济化”“技术化”“人机化”“群体化”等多元化趋势。

4. 物化趋势 主要表现在对应用医学护理高新技术的仪器设备或物理化学诊疗护理手段的依赖性增强，可能会带来的负面影响是客观上使护患之间的沟通与交流减少，要克服“高技术、低情感”现象。

二、护患关系的基本模式

护患关系包括技术关系与非技术关系两个方面。护患技术关系是指护理人员以其专业知识和技术为前提，在护理执业实践活动中与患者建立的一种特定帮助性的工作关系。护患技术关系是良好护患关系建立的前提和基础。护理人员是服务主体，患者是接受服务的客体。护患非技术关系是指在实施护理服务过程中，护理人员与患者由于社会、心理、经济等多种因素影响而形成的包含道德、价值、法律、文化、利益等多种内容的关系，道德关系是护患非技术关系中最重要的关系。这些关系相互作用、相互联系，共同影响护理质量。

（一）护患技术关系模式

1976 年，美国学者萨斯和荷伦德发表了《护患关系的基本模式》一文，文中根据患者症状的严重程度、诊疗过程中护患双方主动性的大小，将护患关系模式分为主动-被动型、指导-合作型、共同参与型三种，这三种模式同样适用于护患关系的现代技术模式。

1. 主动-被动型 主动-被动型是最古老的护患关系模式。其特点是“护理人员为患者做

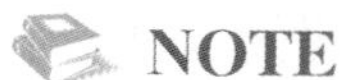

治疗”，其原型是母亲与婴儿的关系。护理人员的主要形象是“保护者”，处于专业知识的优势地位与治疗护理的主动地位；而患者处于服从、被动地位。该模式的优点是能充分发挥护理人员的积极性与主动性，不足之处在于忽略了患者的主动性。

在临床护理工作中，此模式多适用于不能表达主观意愿、不能与护理人员进行沟通交流的患者，如急性创伤、昏迷、休克、痴呆患者以及婴幼儿患者。

2. 指导-合作型 指导-合作型是目前护患关系的主要模式。其特点是“护理人员告诉患者应该做什么和怎么做”，其原型为母亲与儿童的关系。护理人员的主要形象是“指导者”，根据患者的病情拟定护理方案与措施，对患者进行健康教育与指导；患者接受护理人员的指导、密切配合且可以根据其信任程度有选择地接受护理人员的指导并与其合作。该模式的优点是能较好地发挥护患双方的积极性，减少差错、提高疗效，有利于建立合作信任的护患关系，不足之处在于护患双方的权利仍存在一定的不平等性。

在临床护理工作中，此模式多适用于急诊患者和外科手术后恢复期的患者。

3. 共同参与型 从理论上讲，共同参与型是最理想的护患关系模式，是一种新型的、双向平等的护患关系模式，强调以护患间平等合作为基础，护患双方具有平等权利，可以共同参与决策和治疗护理过程。其特点是“护理人员积极协助患者进行自我护理”，其原型为成人与成人的关系。护理人员的主要形象是“同盟者”，为患者提供合理的建议与方案，患者主动配合治疗护理，积极参与护理活动，双方共担风险，共享护理成果。该模式的优点是有利于护患双方的相互理解与沟通，既有助于提高护理水平，也有助于建立和谐的护患关系，但并不是所有患者都具有参与的能力。

在临床护理工作中，此模式多适用于具有一定文化知识的慢性病患者。

以上三种护患技术关系模式，在其特定的范围内都是有效、正确的，但并不是固定不变的，护理人员要根据患者的具体情况和疾病的不同阶段灵活选择适宜的护患技术关系模式，以达到满足患者合理需要、确保护理服务质量和提高护理水平的目的。在通常情况下，原则上可提倡按照指导-合作型和共同参与型来完成护理工作。护患技术关系三种模式临床适用情况比较见表 4-1。

考点提示：护患技术关系的基本模式及临床应用。

表 4-1 护患技术关系三种模式临床适用情况比较

模　　式	护理人员特点	患者特点	临床应用	生活原型
主动-被动型	为患者做治疗	被动接受服从安排	急性创伤、昏迷、休克、痴呆患者以及婴幼儿患者	母亲-婴儿
指导-合作型	告诉患者应该做什么和怎么做	选择性接受指导与合作	急诊患者和外科术后恢复期的患者	母亲-儿童
共同参与型	协助患者进行自我护理	主动参与	有一定文化知识的慢性病患者	成人-成人

（二）护患非技术关系模式

1. 道德关系 道德关系是指护患之间一种固有的基本关系，是护患非技术关系中最重要的内容。护患双方都必须按照一定的道德原则与规范约束自己的行为，自觉履行义务，自觉尊重和维护双方的权力与利益。护理人员应主动承担更多的道德责任。

2. 价值关系 价值关系是指以护理实践活动为中介，体现护患双方各自社会价值的关系。护理人员能运用护理知识与技能主动为患者提供优质服务，履行对他人的道德责任与社会义务，实现了个人的社会价值；患者能恢复健康并重返工作岗位，为他人和社会做出贡献，同样实现了个人的社会价值，这体现了“我为人人，人人为我”的价值理念。

NOTE

3. 法律关系 法律关系是指护患双方在法律范围内履行各自的义务，行使各自的权利，同时各自的行为和权益都受到法律的约束与保护。患者享有的医疗护理权利受到法律的保护；护理人员的执业资格必须得到法律的认可且依法执业。因此，护患双方都应认真学法、知法、守法，学会运用法律武器维护自己的正当权益。

4. 文化关系 文化关系是指护理活动以护患双方文化背景为基础，在一定的文化氛围中进行。护患双方可能存在着文化背景与道德行为表现的个体差异，护患之间应相互尊重。护理人员在工作中更应尊重患者，尊重患者的文化修养、宗教信仰及风俗习俗，这有助于建立和谐的护患关系。

5. 利益关系 利益关系是指护患双方在相互作用的过程中发生的精神与物质方面的利益关系。一方面，患者在支付医疗护理费的同时得到相应的医疗护理服务，从而满足自身解除病痛、身心康复的需要；另一方面，护理人员通过自己的辛勤劳动和护理服务使患者康复，既得到精神上的满足与欣慰，同时也得到相应的工资、奖金等经济报酬。

在实际护理工作中，护患技术关系与非技术关系是相互作用、相互结合的。护患技术关系是非技术关系的基础和前提，是联系护患关系的桥梁与纽带；非技术关系直接影响护患技术关系，是技术关系的保障，是护患关系中最本质、最重要的关系，直接影响良好护患关系的建立。因此，护理人员在建立护患技术关系的基础上，更要关注护患非技术关系的改善。

考点提示：道德关系是护患非技术关系中最重要的内容。

知识链接

护士的工作对象不是冰冷的石块、木头和纸片，而是有热血和生命的人类。护理工作是精细艺术中之最精细者。其中一个原因就是护士必须有一颗同情的心和一双勤劳的手。

——弗洛伦斯·南丁格尔

三、护患关系的影响因素

护患关系的影响因素主要有护方因素、院方因素、患方因素等。

（一）护方因素

1. 护理人员的技术因素 护理是护理道德与护理技术的有机统一，护理道德是灵魂，护理技术是基础。在护理过程中，护理人员如出现专业知识不扎实、临床护理经验不足、操作技能不娴熟、技术水平不高等情况，都会给患者造成不必要的痛苦与负担，会导致护患关系紧张和恶化。

2. 护理人员的非技术因素 也是容易引发护患纠纷的重要因素。

（1）伦理素养：主要是护理人员的工作责任心、护患沟通意识、维护患者权益、护德情感等方面，个别护理人员不注意道德修养，如工作责任心不强或工作不认真、缺乏同情心、不注重沟通或沟通不畅等，都会引发护患冲突，直接影响护理质量。

（2）服务态度：护患关系紧张的最普遍原因是护理人员的服务态度不佳，个别护理人员态度生硬、语气冷漠、解答问题不耐心，不尊重患者，甚至恶语伤人，使患者精神上受到伤害，这些都可能影响患者对护理人员的信心，直接导致护患关系的紧张或引发护患冲突。

（3）心理状态：护理人员由于道德品质与文化修养不同，会形成不同的心理状态。具有积极心理状态的护理人员，会主动尽职尽责、尽最大努力帮助患者恢复健康；具有消极心理状态的护理人员，缺乏事业心与责任感，不求上进，对患者冷漠，会造成护患关系的紧张。除自身的

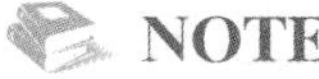

原因外，超负荷的工作压力也可能影响护理人员的心理状态，也会造成护患关系的紧张。

（二）院方因素

1. 医院管理 如医院护理设备和生活配套设施不完善或配备不足，医院布局不合理或环境不好，医院护理管理制度不完善或不科学，医院过多强调经济效益而忽视社会效益等，都可能导致患者不满，造成护患关系紧张或引发护患冲突。

2. 社会方面 社会市场经济、法律保障、护理保障体制等社会性因素也可能会影响和谐护患关系的建立。

（三）患方因素

1. 期望值过高 患方对医疗护理技术及效果、对健康的期望值过高，期望得到及时高效的诊治和护理，期望尽快恢复健康。医疗护理服务具有不可预测性和不可控制性，但有的患者缺乏医学护理知识，一旦没有达到预期容易产生不满，导致护患关系的紧张。

考点提示：影响护患关系的主要因素。

2. 道德修养 少数患方缺乏道德修养，就医行为不文明。只强调护理人员的义务，不能很好地履行自己的义务，不配合诊疗、护理工作，不尊重护理人员，轻则指责、刁难，重则辱骂、殴打，严重影响护患之间的正常关系，也是容易引发护患纠纷的重要因素。

3. 心理因素 疾病容易使患方产生紧张情绪，其急躁情绪容易发泄到护理人员身上，容易造成护患矛盾；有些患方对护理人员不信任或有反感心理，从而影响护患关系。

知识链接

护患关系的发展过程（分期）

护患关系的发展是一个动态的过程，一般分为初始观察期、工作信任期和结束评价期三个阶段。各阶段相互重叠，各有重点。掌握不同时期的特点和任务，护理人员可以提供更好的护理服务，提高护理质量与效率，提升患者信任与满意度。

1. 初始观察期 即护理人员与患者的初步了解阶段，也是护患之间开始建立信任关系的时期。第一印象是这一时期影响护患关系的最重要因素，这一时期的工作重点是确认患者的需要，建立护患信任关系。

2. 工作信任期 即护理人员为患者实施治疗和护理的阶段，也是护理人员完成各项护理任务、患者接受治疗护理的主要时期。护理人员的专业素养与技能是此期影响护患关系的主要因素。这一时期的工作重点是通过护理人员高尚的医德、熟练的护理技术和良好的服务态度，赢得患者的信任、取得患者的合作，最终满足患者的需要。

3. 结束评价期 即经过治疗和护理，患者健康问题基本解决可以离院。患者满意度、护理人员健康教育的方法等是这一时期影响护患关系的因素。这一时期的工作重点是护理人员与患者共同评价护理目标任务的完成情况（如患者满意度调查、整改意见等）、出院指导（健康教育、随访等），提出护理意见及整改措施，不断提升护理服务质量。

四、护患关系的伦理规范

良好的护患关系是有效开展护理工作的重要前提，能有效减少护患关系矛盾或纠纷。护患双方都应认真履行道德义务，自觉遵守伦理规范，约束调整自身行为。处理好护患关系，首先要求护方必须遵守护患关系伦理规范。

（一）护方伦理规范要求

1. 爱岗敬业，精益求精 护理人员要热爱护理职业，以护理专业为荣，以岗位胜任力为要，坚持“德为先、术为本、学为基、技为重”的护理服务理念，以饱满的工作热情，保持积极上进的心态，不断提升护理服务水平，获得患者的信任，满足患者的合理需求，维护职业声誉和“白衣天使”的美好形象，努力成为一名仁心仁术、护德高尚、护术精湛的人民健康守护者。

2. 尊重患者，一视同仁 尊重患者是建立良好护患关系的基础与前提。在护理工作中，护理人员要尊重患者的人格权，以患者利益为工作的出发点与落脚点，平等对待患者，一视同仁，不得歧视、不得带有偏见。从而调动患者的主观能动性、提高患者对护理人员的信任度，为构建和谐的护患关系打下良好的基础。

3. 态度真诚，仪态文明 护理人员的态度与仪态，可直接影响患者的情绪和对护理人员的信任感，从而影响良好护患关系的建立。在护理工作中，护理人员要态度真诚，仪态端庄，举止文明，服装整洁，言行得体，这样可使患者产生好感，也可获得患者的尊重与信任，有利于建立良好的护患关系。

4. 以人为本，人性服务 在护理工作中，护理人员要以患者为中心，以人为本，以心换心，换位思考，急患者所急，想患者所想，提供整体护理服务和人文关怀，尊重患者隐私，注重人性化的关怀与照顾，营造一个舒适的、有温度的就医环境，使护理工作更贴近患者，为建立和谐护患关系奠定人文基础。

5. 认真负责，用心沟通 责任心是护理人员获得患者信任的最基本条件，有效沟通是护患关系和谐的基石。在护理工作中，护理人员要有高度的责任心，与患者沟通时要态度和蔼，表述得体，用心倾听；解释信息时要耐心细致，使用通俗易懂的语言；要有爱心，要细心地观察与了解患者的需要，有效减少护患沟通中可能发生的冲突与隐患，构建新型护患关系。

6. 廉洁奉公，勇于奉献 护理人员要以人民和国家的利益为先，发扬任劳任怨、甘于奉献的精神，廉洁奉公，不徇私情，不接受患方财物，不计较个人得失，不懈怠工作，全心全意为人民的生命健康服务。

（二）患方伦理规范要求

1. 尊重护理人员，理性期望医疗护理效果 由于人体的复杂性和医学的有限性，在护理活动过程中，护理人员尽心尽责尽力为患者提供诊治、护理服务，患方应尊重科学，尊重护理人员，理智科学地看待护理结果，不能以此妨碍正常的工作秩序，更不能侮辱和殴打护理人员。

2. 信任护理人员，主动参与治疗护理 患方应该尊重护理人员的人格，理解其工作的重要性及辛勤的付出，应主动参与和积极配合医护人员的工作，积极主动与医护人员沟通，相互理解和配合，并遵从护理人员的指导，按照要求用药、休息、活动与饮食等。

3. 履行自身义务，个人利益服从社会利益 患方在享受社会给予的权利的同时，也必须履行对他人、社会应尽的道德义务和法律义务，要以法律与道德规范为依据，规范就医行为，注意自身道德修养，尊重医护人员的人格、尊严与权利。如遇到护患纠纷，患方应冷静理智地通过法律途径加以解决。

（三）防范护患纠纷的伦理规范要求

护患纠纷已成为我国社会的一个热点问题。护患纠纷与医院护理管理不善、护理人员违背护理道德规范和护理技术水平低等因素有一定的关联。良好的护理道德是提高护理质量和预防护患纠纷的关键。为了提高护理服务质量，化解和避免护患纠纷，还必须遵循一定的伦理规范要求。

1. 重视护理职业道德的培养 救死扶伤，全心全意为患者健康服务，是医护人员的神圣

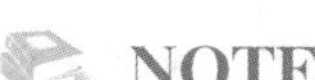

职责。护理人员尽职尽责为患者健康服务，这是护理职业道德的要求。护理人员要不断提高自己的道德修养，刻苦钻研护理技术。良好的职业道德和技术水平是避免护患纠纷的关键。

2. 尊重患者，加强护患沟通 护理人员要尊重患者的人格，平等地对待患者。护患之间要加强沟通与交流，这是建立和谐护患关系的基础。在进行护患沟通与交流时，护理人员要掌握护患沟通艺术，了解患者的心理需求，善于化解护患矛盾。

考点提示：护患关系的伦理规范。

3. 强化护理职业伦理精神 强调爱岗敬业，培育护患共情，重铸职业诚信，坚持共同提高。护理人员要有共情能力，理解、尊重、关心患者；要强化诚信与互信纽带；要坚持共同提高，护理人员须树立整体观念，发扬团队与协作精神，宽厚包容，积极创新，齐心协力，守护健康，共同提高护理质量，建立和谐的护患关系。

4. 强化卫生健康法律意识 护理人员要不断强化卫生健康法律意识，加强护理相关法律知识的学习，维护护患双方的合法权益，防止护患纠纷的发生。

第二节　护际关系伦理

护际关系是在护理实践活动中形成的护理人员人际关系的总称，主要包括护理人员之间、护理人员与医生之间、护理人员与医技科室人员之间的关系。护际关系是护理人际关系的重要组成部分，影响护际关系的主要因素有医护人员自身素质、医学护理科学发展水平、医院管理与社会环境因素等。良好的护际关系是为患者提供优质服务、提高社会效益与护理质量的重要条件，也是护理道德对护理人员职业素质的必然要求。

一、护医关系伦理

护医关系是指在护理实践中护理人员与医生之间形成的工作关系，其实质是一种群体与另一种群体之间的平等合作关系。建立和谐的护医关系，能够更好地为患者的健康服务。

（一）平等尊重，相互学习

护理人员与医生共同的目标是促进与维护患者的健康，彼此间的地位与人格是平等的，应相互尊重与信任、相互学习与进步。同行之间相互学习、取长补短，既是高尚医德的体现，也是相互间友善关系的表现。护理人员应尊重医生，积极支持医疗工作，严格执行医嘱，对护理工作提出合理的建议；医生应尊重护理人员，重视护理人员提出的建议，积极支持护理工作。

（二）密切配合，团结协作

护理人员与医生的工作岗位不同、分工不同、职责权限不同，各有其特点与要求，彼此应团结协作、相互理解、相互关心，建立真诚的同事关系。彼此紧密合作，及时沟通信息，最大限度地提高治疗护理效果，更好地为患者健康服务。

（三）各负其责，监督制约

患者健康的促进与维护离不开护理人员与医生之间的各负其责、分工合作与相互监督，医护双方都有义务与责任按规定进行相互约束和监督。医护人员之间相互监督与制约，有利于促进与维护患者的健康和利益，有利于减少差错事故的发生。如护理人员发现医嘱有误，有责任提出疑问；医生发现护理人员违反了护理要求，也应及时制止。

二、护理人员与医技科室人员之间的关系伦理

（一）相互尊重，以诚相待

护理人员与医技科室人员是平等协作的关系，彼此应相互尊重、以诚相待，互相理解对方

的工作特点、相互体谅，不在工作之中相互指责与埋怨，有冲突时各自先找自己工作中的不足，及时分析原因，积极找出协调解决冲突的方法。

（二）团结协作，相互支持

护理人员与医技科室人员的工作密不可分，彼此应了解各自工作的特点与规律。护理人员应主动与医技科室人员密切协作，医技科室人员应及时为诊疗护理提供准确的依据，双方应团结一致，相互协作，相互支持，共同为患者恢复健康服务。

三、护护关系伦理

护护关系是指在护理实践中形成的护理人员与护理人员之间的工作关系，包括同级护理人员（同事）之间的关系、上下级护理人员（护理副院长、护理部主任、护士长与护理人员）之间的关系、教与学护理人员（护士长、护理人员和实习护理人员）之间的关系。护理人员之间的协调合作关系是有效提高护理质量与完成护理任务的重要条件。和谐的护护关系有助于团队高效合作，能提升工作满意度与增加团队凝聚力。

（一）相互学习，彼此尊重

护理工作具有目的同一性，为了患者的健康与利益，护理人员应彼此尊重，互学互助，取长补短，共同进步，更好地为患者服务。年轻的护理人员应虚心向资历深、职称高、经验丰富的护理人员学习与请教；高年资的护理人员应尊重、理解与指导年轻的护理人员，发挥好“传、帮、带”作用。上级应以身作则，关心下级；下级应服从安排，尊重上级。护理人员与实习护生之间应教学相长，共同提高。护理团队成员之间应相互学习，共同努力解决工作中的问题，建立和谐的工作关系。

（二）分工明确，尽职尽责

护理工作是一项精细的技术工作，需要明确岗位职责与分工。护理人员只有立足本职，各司其职，尽职尽责，才能为患者提供优质的护理服务。护理人员应认真履行岗位职责，恪尽职守，做好本职工作，这是护理工作规范化、制度化、科学化的重要保证。

（三）团队合作，密切配合

护理工作是一项需要团队通力合作的服务工作，具有及时性、衔接性与协作性的特点。护理人员之间应相互理解，相互支持，齐心协力，团结协作，有效发挥团队的凝聚力与整体综合力，从而提高护理质量与服务水平，共同维护护理职业的信誉，促进患者的健康。

综上所述，护际关系的伦理要求可概括为：医护人员应共同维护患者利益与社会利益；彼此平等，相互尊重；彼此独立，求同存异；彼此协作，相互监督；相互学习，共同提高。建立良好的护际关系既是发展和谐护患关系的客观需要，也是现代医学护理的发展、医院整体效应的发挥、和谐护患关系的建立、护理人员的培养与成才的必然要求，具有重要的社会价值与现实意义。

第三节　临床护理实习伦理

临床护理实习伦理是指在临床实习的过程中，实习生认识与处理临床护理实习伦理问题的活动现象、关系现象和意识现象的总和。临床护理实习伦理主要包括实习生与患者之间的伦理、实习生与实习指导教师或带教护理人员之间的伦理、实习生之间的伦理等。其核心问题是依据一定的护理伦理原则，在带教护理人员的指导下，处理好实习生与患者之间的权利与义

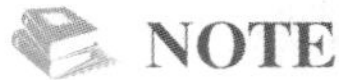

务关系，既不伤害患者的权益，又保护了实习生的合法权益，指导实习生学好临床护理技术技能，做到德技并修。

一、临床护理实习的意义与特点

（一）临床护理实习的意义

1. 护理学生培养职业技术技能的重要环节 护理学是理论与实践相结合的科学，护理学生实习的本质是一种教学活动，是实践教学的重要环节。护理实习按照专业培养目标要求和人才培养方案安排学生到相应的岗位进行实习，是在护理专业人员指导下进行职业道德和技术技能培养的实践性教育教学活动。在学习基础专业理论知识的同时，也需要将知识运用于实践当中，将理论知识与临床实践相结合。在临床护理实习中，护理学生应多向带教老师学习，在点滴中积累实践经验，不断提高护理职业技术技能水平。

2. 护理学生养成护理伦理素质的关键环节 护理的特殊性在于其所接触的服务对象是人，要求护理人员德技并修。在临床护理实习的过程中，实习生不仅应学习带教老师扎实的操作技术技能，还应该学习其高尚的护理品德与严谨的工作作风，在带教老师的言传身教中学习一名护理人员应该具有的护理品德。

（二）临床护理实习的特点

1. 实践教学任务的多样性与复杂性 医学职业院校的教学水平与临床实践程度存在一定的差距。实习教学医院既要承担临床护理工作，又要承担多个年级层次、不同教学层面实习生的实践教学任务，这给教学医院的实习教学也带来了一定的困难与挑战；不同层次的实习生所掌握的基础知识与实际水平存在一定的差异性，因此各层次实习生的培养要求应具有针对性。因此，实习生一定要明确自己的实习要求与任务，自觉遵守实习纪律，认真服从实习安排，努力完成实习考核。

2. 案例选择的实际性与机会性 临床护理实习属于实际性与机会性教学。在实习的过程中，护理学生只能通过教学医院有限的现有患者案例来进行学习，在拥有实际案例的情况下，应把握机会，充分向带教老师学习临床护理经验，然而对没有实际案例的情况，则只能通过带教老师的讲解与有关图谱等资源进行学习。

3. 权利之间的特殊性与矛盾性 患者具有隐私权，也具有选择就医场所和医护人员的权利。当进行临床护理实践时，实习生对患者的观摩、操作行为，在一定程度上可能会与患者的隐私权产生冲突。由于护理教学研究的特殊性，对患者进行观摩、检查、操作又是其不可缺少的重要环节，因此，在临床护理实习中，实习生与带教老师须加强与患者的沟通，争取获得患者的知情同意与支持。

二、临床护理实习中的常见问题

1. 护患沟通欠顺畅 患者的自主维权意识普遍增强，为减少护患关系的紧张情况，临床带教老师在临床护理实践操作教学活动前，应主动与患者进行必要的沟通，了解患者的情况，取得患者的同意后再进行教学，避免患者在不知情的情况下被示教，引起患者的不满。

2. 实习生欠努力 在临床护理实习过程中，实习生遇到困难可能会出现学习情绪低落，缺乏自觉性的情况；也会因为理论知识不扎实、实践经验较少，而出现护理操作不熟练或过度紧张等现象，加之许多患者并不认可由实习生进行的护理与操作，导致实习生进行护理技术操作的机会减少。

3. 法律法规欠完善 随着患者法律意识与维权意识的逐渐增强，目前自愿做教学资源的患者越来越少，这也为教学实习带来了一定的困难与阻碍，现行法律法规在此方面暂时没有进

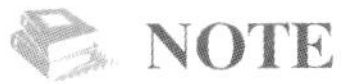

一步的明确规定。因此，实习生在进行操作时，既不能乱作为，也不能不作为；既要重视与尊重患者，也要主动加强沟通并尽可能去获得患者的认可与教学支持。

三、临床护理实习的伦理要求

（一）提高护德认识

护理行业的特殊性在于其对护理人员的道德水平具有严格的要求，实习生既应学习专业知识与技能技术，还应多向护德深厚的带教老师学习，在老师的言传身教中不断提高护德意识。因此，实习生要在实践中不断学习护德知识，将高尚的护德融入日常的护理实践操作与学习中。

（二）强化伦理角色

伦理角色往往决定着其相应的道德责任界定。实习生应明确其伦理角色的转变与定位。在进行临床实践时，将所学的理论知识逐渐转变为实践操作技能；同时，其伦理角色也由“护理学生”“护理实习生”慢慢向“准护理人员”过渡；学习的途径也由书本、模拟变成了实际的患者。“准护理人员”的伦理角色定位，首先是学生角色。实习的过程其实就是进行角色的转换与学习实际知识的过程，其角色还是学生，需要带教老师指导，没有独立承担法律责任的义务，只是学习环境与条件的改变，学习目标与方法也有相应的调整与改变，应将实践操作与理论知识相结合。其次是护理人员助手的角色。护理人员助手是一个特殊的伦理角色，既是带教老师的助手与学生，也是从学生向临床护理人员过渡的一个角色。通过临床实习，实习生须养成良好的伦理素养与职业习惯，为其职业生涯打下坚实的基础。

（三）培养敬业精神

救死扶伤，忠于职守是医护人员最基本的道德修养，实习生必须培养敬业精神与锤炼意志品质。通过临床实习，实习生既要学习实际的临床护理操作，还要学习一名护理人员应该具备的理论知识、专业技能技术与伦理知识，这还应包括了解护理方面的法律知识与医院的护理规章制度等。

（四）提升技能水平

护理学作为一门实践科学，要求护理人员具有高尚的护德、充足的知识储备与熟练的临床操作技能技术。通过临床实习，实习生应将专业理论知识与实践技能有机结合，不断充实自己的临床实践经验，不断提升自己的技能技术水平。

第四节　护患沟通伦理

有效沟通是护患关系和谐的基石。良好的护患沟通是改善护患关系与提高服务质量的重要途径。护患沟通伦理是护理职业道德教育与人文沟通素质培养的实践应用，是直接影响护患关系和护理服务质量的关键因素。护理人员应自觉遵循护患沟通的伦理要求。

一、护患沟通的含义与特点

（一）护患沟通的含义

护患沟通是指在护理实践工作中，护患双方通过各种有效的全方位、多途径交流，形成护患共识并建立信任合作关系，达到维护患者健康、促进社会文明发展目的的过程，其实质是人与人的有效沟通。护患沟通是融合护理与人文实践和应用的艺术，是护理与人文融合的平台，

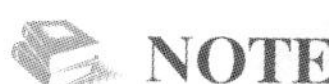

是护理服务中人文精神的全面体现。护患沟通是建立良好护患关系,圆满完成护理工作的重要环节,也是直接影响护理服务质量的关键要素。护患沟通的内涵有狭义和广义之分。

1. 狭义的护患沟通 护理人员与患者之间的沟通,是护患沟通的主要方面和基础环节,在护患关系中起着重要的作用,可以引导护理人员科学服务患者,提高护理服务水平。

2. 广义的护患沟通 护理人员方与患者方之间的沟通,是指各类医护人员、卫生健康管理人员、医学护理科学与教育工作者等,围绕护理卫生健康服务的道德规范、政策规章、医护技术与服务标准、医护科研及医护人才培养等各方面,以非诊疗护理服务的各种方式与社会各界进行的交流,如健康教育、公开处理个案等。其产生的社会效益与长久的现实意义是突出的,不仅有利于护患双方个体的信任合作与关系融洽,更重要的是能促进医学、护理学和社会的发展与进步。

(二)护患沟通的特点

1. 目标性 护患沟通是一种以患者健康为中心的,有意识、有目标的沟通活动。沟通信息涉及患者的健康与生命安危。护患沟通是以患者的健康为中心,护理活动主要是满足患者的健康需求。护理人员无论是向患者询问事情、说明事实,还是沟通信息、提出建议,均要做到有的放矢、目标明确,以达到促使患者健康的目的。

2. 规范性 护患沟通是一种规范性、伦理性的沟通。在与患者的沟通过程中,护理人员要言行规范,尊重患者,将患者的健康利益放在首位。尊重是确保沟通顺利进行的首要原则。

3. 治疗性 护患沟通是一种专业性、工作性的沟通,围绕着患者的健康,有特定的工作沟通内容与形式要求。在护患沟通过程中,护理人员的语言既可起到辅助治疗、促进康复的作用,也可产生扰乱患者情绪、加重病情的后果。因此,护理人员应慎重选择语言,避免使用任何刺激性语言。

4. 广泛性 护患沟通是一种渠道多、范围广的沟通。沟通的内容涉及患者身心康复的各个方面,需要护理人员应用护理学、社会心理学、人文学、医学等知识与患者进行沟通。根据患者的年龄、文化程度、社会角色等特点来组织沟通内容,并采取相应的沟通方式。沟通渠道不仅涉及护患沟通,也涉及护理人员与患者家属、护理人员与医生及其他的卫生健康管理人员的沟通。

5. 情感性 护患沟通是一种情感性、互动性的沟通。护患沟通体现人与人的理解与信任、尊重与合作。在护患沟通时,护理人员应以真诚的态度,从心出发,加强与患者的情感交流,努力做到态度谦和、语言文雅、语音温柔,使患者感到亲切,这既可拉近护患双方的距离,也可化解护患之间的矛盾,形成良性的互动沟通。

二、护患沟通的伦理意义与作用

(一)护患沟通的伦理意义

1. 实践"人是目的"的伦理价值 护患沟通倡导对人的人文关怀,主张以人为中心的护理价值观。患者在就医的过程中享有自主权、知情权、隐私权等权利。在护理过程中,运用"以患者为中心"的沟通模式,最大限度地维护患者应有的权利,可在某一程度上改善护患关系。

2. 推动人道主义精神的发展 医护人员的天职就是救死扶伤,护理人道主义的核心就是尊重患者的权利和维护患者的尊严。沟通对于个体人格的健全、身心的健康与人际关系的融洽等都具有至关重要的作用。护患之间的有效沟通有利于人道主义精神的传播与发展。患者与护理人员具有不同的家庭背景与教育程度,从而形成不同的价值观与世界观,这给护患沟通带来了一定的障碍。护理人员应尽量站在患者的角度去思考,主动与患者进行有效的沟通,发扬人道主义精神,这在一定程度上可以缓解紧张的护患关系。同时,患者不切实际的期望值与

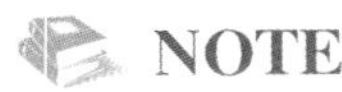

现代护理技术有限性之间的矛盾，也需要护患之间有效的沟通来缓解。

3. 发挥道德情感的传递作用 护理人员在职业活动中的交往越来越频繁，接触面越来越广，交流程度日益加深，其道德情感的感染力也将越来越大。护理人员的道德状况，以相互间的往来与联系为媒介进行传递，可传达出或善或恶的信息。护理人员应以平和的态度来面对护患关系中可能出现的问题，有时也许护理人员一句温暖的问候，一句推己及人的关怀就可以消除护患之间的隔阂，拉近彼此的距离。

4. 促进护患双方道德境界的提升 道德境界的升华需要道德实践提供的不竭动力。护理人员都要有自强不息的精神，努力实现护德境界的升华。目前，护患关系依然处于比较敏感的时期。在护理过程中，护理人员要培养人道主义精神，站在患者的立场上为患者考虑，这个过程既是护德的提升，更是自我精神境界的一种提高。而患者在此过程中也能够感受到道德的召唤力，使得护患之间的紧张关系得以改善。

总之，和谐护患关系的维系需要护患双方的相互信任与共同努力，提高护理服务质量，维护患者的健康利益，传播与发展人道主义精神，对个人乃至整个社会的道德提升都具有重要的伦理价值和现实意义。

（二）护患沟通的伦理作用

1. 奠定护患沟通的思想基础 在护患沟通的过程中，当出现矛盾时，护理人员首先应出于人道主义精神，站在患者的角度设身处地进行全面思考。作为护理人员，在护患问题出现时，应该从全心全意为患者服务的角度出发，通过有效而恰当的沟通解决问题，同时患者也不应该趁机向院方进行敲诈勒索，使问题进一步恶化。个别护患纠纷最后诉诸法律，与先前的沟通缺乏伦理基础不无关系。

2. 提供护患沟通的行为准则 伦理是调整与处理人际关系的行为规范。护患沟通是特殊的人际互动行为，双方之间具有共通性。伦理在一般人际沟通层面，有平等尊重、与人为善、真心诚意、文明礼貌、宽容大度、言而有信等道德要求；在护理职业领域，则要求一视同仁、仁慈博爱、保守秘密、医风廉洁等。这些要求对指导护患双方的思想行为、促进护患沟通的正常顺利进行具有重要意义。

3. 营造护患沟通的良好氛围 护理伦理是调整护患关系、护际关系、护理人员与社会关系的行为规范，涉及护理人员的态度、心理、信念、情感、意志等一系列问题。护患沟通包含护患之间的语言沟通与非语言沟通、认知沟通与情感、行为沟通。在护患沟通中，护理人员应尽量营造一种良好的沟通氛围，了解患者的家庭状况、文化程度与心理需求，应有针对性地为患者提供护理服务。护理人员良好的护理态度与谈吐举止，可以营造积极良好的护患人文氛围，既可增进护患之间的感情交流，减少双方矛盾的产生；也可以促进护患关系的和谐发展，推动护理工作良好有效开展。

三、护患沟通的内容与方式

（一）护患沟通的内容

根据现代护理服务的现状、特点与要求，护患沟通的内容主要包括思想沟通、信息沟通、情感沟通和护理沟通等，以实现建立信任、互通信息、相互理解、和谐合作的护患沟通为基本目标。护患沟通是基本护理活动形式，其实施应注重护理人文关怀，充分体现护理服务的人文元素。

1. 思想沟通 护患沟通的认知核心是护患一体。护患沟通的实质是人与人的沟通，即人与人的理解与信任、尊重与合作。通过护患间的思想、观念与意见沟通，可以增进尊重与理解，共同维护双方的合法权益，奠定护患沟通的思想基础。

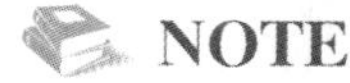

2. 信息沟通 护患双方需要沟通具体的信息。搭建信息服务平台，畅通护患沟通渠道是实现有效护患沟通的重要前提。在护患沟通过程中，应及时告知患者相关护理信息，耐心回答患者提出的有关问题，增强患者对治疗护理的信心。

3. 情感沟通 通过良好的沟通和服务，护理人员可将关爱传递给患者，让患者感受到人格的尊重与人情温暖，感受到护方的诚意与负责的态度。①护理人员应根据患者的情绪变化，分析其原因，通过沟通将关心与仁爱及时传达给患者，让患者得到更多的鼓励与支持，增强战胜疾病的信心与决心，减轻患者的心理压力；②护理人员应以真诚的态度与良好的职业素养对待患者，尊重与关心患者，增强患者的信任感与认同感，增进护患相互理解，以真心换真情，达到情感沟通的目的，这是建立有效沟通的前提；③护理人员应与部分特殊病例或出院患者保持适当的联系，加强健康教育，体现护理人员对患者的关爱之情，架起护患沟通的桥梁，拉近护患之间的距离。

4. 护理沟通 护理沟通是护患沟通的主要工作技术内容。每次沟通都应详细地记录在护理病历中，重要的沟通内容将以书面形式固定下来，主要包括：①护理综合评估：让患者了解病情转归与预后评估情况、潜在的危险或可能的意外，提高患者心理承受能力。②护理方案的沟通：护理人员以认真负责的态度与精湛的护理技术，做出正确诊断，制订合理的护理方案。③护理过程的沟通：应注意患者的病情与心理需求，注意沟通内容的层次性，注意护理前、护理中、护理后的不同的沟通要求，耐心听取患者的意见与建议，及时改进护理服务工作。护理人员应积极主动维护患者的知情同意权与自主参与权，尊重患者的选择。

（二）护患沟通的方式

护患沟通的主要方式包括语言沟通和非语言沟通。最有效的沟通是语言沟通与非语言沟通的有机结合。语言沟通侧重于信息的沟通，是说与听的艺术；而非语言沟通则侧重于人与人之间的思想和情感沟通，是动与静的艺术。

1. 语言沟通 语言沟通是指以语言符号为载体实现的沟通，主要包括口头沟通、书面沟通与电子沟通等，是护患沟通的主要手段和有效途径。护患沟通常用口头沟通与书面沟通。

（1）口头沟通：在护患沟通中应用较为广泛，包括交谈和倾听。交谈分专业性交谈与社交性交谈。专业性交谈是指护患之间互通信息的指导、治疗性护理交谈，其目的是传递信息，针对患者存在的问题，提出解决问题的方法。交谈时，护理人员注意语言要规范，方法要得当；语言要文明，灵活恰当选择见面语、问候语、安慰语、致谢语等；用词要准确，语速适度，语气谦和，内容简明，通俗易懂。倾听时，护理人员要注意神态专注、礼让对方，措辞委婉、适可而止，言语恰当、善于倾听，运用核实、巧妙提问，把握交谈节奏与时间，恰当使用体态语言。

（2）书面沟通：护患之间用书面媒介的形式进行的沟通，可应用于护理工作的各个环节。书面沟通在护患之间主要用于知情同意书、健康宣教资料等；在医护人员之间主要用于各种医疗护理文件的记录、报告，学术论文等。书面沟通时，要做到规范、准确、完整、科学、符合伦理要求。护理文书的书写、记录要做到真实可靠、准确无误，规范用语，资料完整，注意保护患者的隐私。

2. 非语言沟通 非语言沟通是指运用面部表情、目光接触、动作姿势和环境等非语言符号进行的沟通，贯穿于人们生命的全过程，体现真实性、持续性、广泛性、多样性、情境性和心理性等特点，具有传递信息、沟通思想和交流感情等功能。其基本要求是尊重患者、适度得体、敏捷稳重、因人而异；其主要目的是表达感情、调节互动、维持护患关系，是护患沟通的重要补充，也可单独使用。护理人员应注意非语言沟通的态度要求，做到尊重与真诚、自然与适度、灵活与温和；应根据患者的特点采用不同的沟通方式，让沟通更加真实和有效。在沟通实践中，有时非语言沟通比语言沟通起的作用更大。据调研资料，一个信息沟通成功或相互理解的要素中，表情占55%、语调占38%、语言占7%。非语言沟通的主要形式有人体语言沟通、环境语言沟通等。

(1) 人体语言沟通：又称身体语言沟通，是指由人体发出的非语言信息符号，是通过动态无声的表情、目光、手势等身体运动，或是静态无声的仪表、身体姿势等形式实现的沟通。常用的主要有表情(目光、微笑)、仪表(仪容、服饰)、体态(手势、身体姿势与动作)、体触(握手、抚摸)等。在沟通中，身体语言可以表达不同的情绪与信息。表情是沟通的有效形式，能给人以直观的印象，具有感染力；仪表是沟通中一张无形的名片，能直接给人以举止风度的外在印象；体态是人类最早的沟通方式，可起到强调重点、调节与表达内容的作用；体触是沟通中一种特殊形式，可表达礼貌、情绪情感或传递信息。护理人员应学会理解患者的身体语言，并恰当使用自己的身体语言。护理人员的表情、仪表、体态等常常可直接影响患者对护理人员的信任程度与良好护患关系的建立。

(2) 环境语言沟通：通过环境因素，即影响人们传递信息与舒适程度的因素，如光线、噪音、室温等，提供沟通信息与展示文化特征。这种沟通是一种跨文化的非语言沟通形式，主要有时间、空间、颜色、灯光、标志与符号等。护患沟通时，双方的反应时间可反映出对沟通的认真与关注程度；沟通空间与距离可影响双方的舒适感与空间效应；室内环境的设计与风格也会影响沟通效果，患者在舒适、安全的环境氛围中会与护理人员有更好的沟通。

护患沟通还可以分为一般性、陈述性、分享性、情感性、共鸣性沟通五个基本层次。①一般性沟通：沟通的最低层次，仅涉及日常问候之类的浅层次交流，在护患关系建立的初期可使用，能帮助建立信任关系。②陈述性沟通：陈述事实或事务性沟通，是一种不涉及个人意见与判断的客观性信息沟通。通过了解患者的情况以促使其表达更多的信息，可有助于护患沟通的信息沟通。③分享性沟通：护患双方可分享信息、分享个人的观点和判断。患者对护理人员表达自己的想法，表示护患之间已建立起信任感，如患者向护理人员表达其对护理的要求等。此时，护理人员应注意理解患者，不要随意反对患者。分享性沟通的出现反映出护患之间开始有了相互信任与理解。④情感性沟通：在护患沟通双方相互信任的基础上才会分享感受，分享彼此的感觉、情感与愿望，表明护患关系良好。⑤共鸣性沟通：是沟通的最高层次，指沟通双方对语言与非语言行为的理解一致，护患关系和谐，达到分享彼此感受的最高境界。在护患沟通实际中，沟通各种层次均可出现，在不同情景中，与不同服务对象沟通时，应针对具体沟通内容，选择合适的沟通层次与方式。

考点提示：护患沟通的主要方式。

四、护患沟通的伦理目标与准则

(一) 护患沟通的伦理目标

1. 体现人文关怀理念 护患沟通是护理与人文融合的平台，是护理服务中人文精神的全面体现，是直接影响护理服务质量的关键因素之一。护患关系是一种契约性质的法律关系，更是一种情感关系。沟通是加深护患双方情感联系的重要途径，是护理服务人性化的重要体现。

(1) 优化亲情化护理服务方式：在护理服务活动中，护理人员应重视对患者的关心与情感沟通，为患者提供良好的精神、文化与情感服务，传递关爱。与患者进行心与心的交流，也许是一句问候或一声叮咛，可以让患者对护理人员产生亲切感，可减少患者思想上的忧虑，增强其内心的安全感，患者能以高度的信任与坚定的信心积极配合护理人员的工作。

(2) 传递对患者权利的尊重：在护理服务活动中，护理人员应重视对患者权利的尊重与维护，尊重患者的自主选择权，鼓励其主动参与护理方案的制订。有效沟通是尊重患者权利与人格的重要体现。护患双方应在平等的基础上和谐交流与互动。护理人员要以诚相待，一视同仁，发扬济世救人和仁爱精神，让患者感觉到护理人员对自己的重视，感受到自己的价值，让患

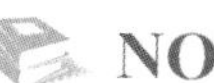
NOTE

者有信心能够积极配合、主动参与治疗和护理活动。

有效沟通是护理人员应具有的职业素养与伦理要求。在护理工作实践中，护理人员应根据不同患者的个体特殊性与情景化的特殊伦理要求，坚守护理伦理原则，体现人文关怀理念，发扬人道主义精神，提升护患沟通能力，灵活地解决实际问题，建立和谐的护患关系，构建护方主动人文关怀—护患有效沟通—护患和谐合作的全方位人性化护理服务模式。

2. 增进护患相互信任 有效沟通是护患关系和谐的基石，而相互信任是有效沟通的基础。实现以患者为中心，以护患沟通为桥梁，以和谐护患关系为工作目标，提升患方对护方的信任度和满意度，努力构建和谐合作、互尊互信的新型护患关系。

(1) 达成双方共识：沟通从心开始。在沟通过程中，护理人员应真诚关心患者，了解患者的想法，及时告知信息，有效表达善意，注意沟通细节，做到语言亲和、态度真诚、安慰合适、动作得体，让患方能够感受到尊重、诚意、温馨与安全，这样既可缩小双方在专业知识上的差距，避免差距所带来的矛盾，也可尽力排除护患双方相互理解与信任出现的障碍，为治疗与护理营造轻松和谐的环境。通过有效沟通，护患双方达成共识，建立互信关系。

(2) 增进相互信任：良好的护患沟通是探索护患关系中不和谐问题的解决途径。临床护理的成功与否在很大程度上取决于护理人员建立信任、和谐护患关系的能力。护患沟通时，护理人员应本着以患者为中心的服务理念与尊重、诚信、仁爱、耐心的原则，热情主动接待患者，尊重关心患者，耐心倾听患者的倾诉，有愿为患者负责、倾注仁心与奉献爱心的态度，用真心服务患者，用爱心温暖患者，用细心感动患者，从而获得患者的信任与支持。良好有效的护患沟通，既可以提高患者的认知与增强其安全感，增加对护方的信任与理解；又可以促进护患关系的和谐，营造良好的护理工作环境。

3. 注重心理护理效果 心理护理已广泛应用于临床护理实践，护患沟通的作用更应该受到广泛的关注。通过心理护理，可帮助患者创造有利于治疗与康复的最佳心理状态，有利于提高临床治疗和护理效果，促进患者早日康复。护患沟通时，护理人员要做好患者的心理护理，提高沟通水平与交流技巧。

(1) 改善患者心态：在护理过程中，护理人员应注意首先为患者进行合理的心理疏导，让患者能够充分了解病情，缓解其不稳定的情绪，使护患之间能有良好的沟通，促使护患关系进入一种良性的循环。患者的心理状况、家庭关系、经济与工作状况等因素都可能会直接影响护患沟通。患者的情绪状态与心理变化可直接影响治疗效果和康复程度，不同的疾病、不同的年龄、不同的病程都会反映到患者的心态上。针对患者的心理活动，护理人员可采用一系列的心理护理措施，尽可能帮助患者创造有益于治疗、护理与康复的最佳心理状态，增强战胜疾病的信心，促进其早日恢复健康，建立良好的护患关系。

(2) 关注身心健康：护理人员应关注患者身心健康。通过有效的沟通方式与途径，积极影响患者的心理活动，帮助患者在其自身条件下获得最适宜的身心状态，从而达到护理目标。护理人员应及时了解患者的心理动态情况，帮助与引导患者正确地认识疾病，积极配合治疗与护理。有效的护患沟通，可帮助患者走出心理困境，树立战胜疾病的信心。护理人员应特别注意言行举止，以免无意中对患者造成心理伤害，加重其心理负担。

（二）护患沟通的伦理准则

护患沟通时，护理人员应自觉遵循尊重、诚信、有利、文明、公正等伦理准则。

1. 尊重 尊重是护理人道主义最基本的要求。以人为本是护患沟通最基本的契合点。理解与信任是协调护患关系的重要基础，也是化解护患矛盾、消除彼此隔阂的基本条件。对于患者来说，得到护理人员的尊重是道德权利；对于护理人员来说，尊重患者是护理人员应尽的基本责任与义务。由于文化背景、年龄特征、性别差异、经济条件、社会环境等因素影响，患者

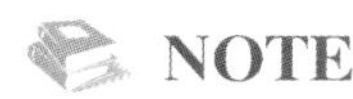

可能会有不同的角色行为，护理人员应做到一视同仁，尊重患者的人格、尊严与自主权，尽力满足患者的知情同意权、自主选择权与正当要求，不能利用自己的护理知识与经验歧视患者，忽视患者的权利。当然，患者也必须尊重护理人员的人格与劳动，自觉地履行自己的健康道德与责任，积极配合护理人员的治疗与护理。

2. 诚信 诚信执业是护理专业服务立足之本。诚信是护患沟通必须遵守的基本原则，也是护患关系的重要内容。诚信是中华民族的传统美德，诚信是一个道德范畴，即诚实、信任，是指为人处事真诚诚实、守信而相互信任，具体指日常行为的诚实与正式交流的信用。诚实是守信的基础与根本，守信是诚实的依据与标准。在临床护理工作实践中，诚信也是患方授权护方进行护理工作的先决条件，更是护患沟通的前提。充实的专业知识与精湛的技术技能是获得患方信任的关键，护理人员认真负责、守时守信等态度能够向患者传递出可以信任的感觉，可加深其对护理人员的诚信印象。护理人员既应言行一致，竭诚为患者健康提供优质服务，也应自觉遵守诺言，取信于患者。当然，患者也应诚实履行其道德义务，严格遵守相关规定与要求，积极配合护理工作。

3. 有利 有利原则是将患者利益放在首位，是护理人员必须遵守的基本伦理准则。护理人员的行为必须有利于患者，最大限度地维护患者的利益、促进患者的身心健康。同时，护理人员的行为还要有利于护理事业与护理科学的发展。护理人员应树立全面的健康利益观，把患者、社会、人类的健康及护理职业的发展都纳入体系中，从整体上选择有利的护理行为，推动护理事业的发展，为增进人类的健康服务。

4. 文明 文明原则是护理人员在护理执业中必须遵循的基本规范。在护患沟通中，主要表现为语言文明与举止文明。语言是护患双方交流信息和沟通情感的主要方式，护患双方均应讲文明、有礼貌。患者由于病痛等因素所致情绪敏感、压力较大时，会更迫切期望得到护理人员的关心与安慰。沟通时，护理人员应多使用礼貌用语，态度热诚，和蔼可亲，尊重患者，尽量满足患者的合理要求；当患者出现烦躁、焦虑、悲伤、绝望等心理时，应多使用鼓励性与安慰性语言，帮助患者树立信心，战胜疾病。同时，护理人员还要注意使用保护性的语言，保护患者的隐私，帮助患者及时调整好心态。

5. 公正 公正原则是指有同样护理需求的患者应得到同样的护理待遇。公正即公平、符合社会正义，主要体现在人际交往公正与资源分配公正两个方面。①人际交往公正：主要体现为护患之间的平等交往，要求护患之间相互尊重，特别是护方应给予患方足够的尊重，公平对待对方的利益。②资源分配公正：要求在护理服务资源分配上，遵循公平优先、兼顾效率的基本原则，优化配置与合理利用护理资源，资源分配力求达到科学、合理和人民收益最大化的目标。在基本的护理照顾上，力求做到患者享有相对平等的生命健康与护理待遇，但在特殊的护理照顾上，力求做到社会成员享有相对平等即合理差等的护理保健服务。

五、护患沟通问题的伦理考量

（一）沟通简单，患者知情同意权得不到实现

知情同意权是患者一项很重要的权利，其实现常常需要护患之间的有效沟通与配合。护患沟通简单或沟通不全，患者对自己的病情、治疗、护理不够了解或了解不全，就可能导致患者在接受治疗、护理时只能被动服从，而不会主动配合；护理人员在制订护理方案时，没能结合患者个体差异、经济状况等实际情况考虑，可能会导致患者对自己所要承担的医药护理费用不完全了解，也可能会让患者怀疑在不知情的情况下承担过一些不必要的医药护理费，因而对护理人员的护理方案产生一定的怀疑，容易激化护患之间的矛盾或发生护患冲突。

（二）沟通不畅，导致患者对健康期望值过高

因为护患沟通不良，患者与护理人员的信息不对称情况客观存在。在现代医学领域中，目

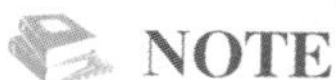

前还存在着许多没有解决的疾病或没有有效的临床治疗方法，而患者的知识程度使其还没有认识到这点，往往对其健康存在着过高甚至是不切实际的要求。因此，患者在没有得到其理想的治疗护理效果时，就会将原因全部归咎于护方，致使护患关系紧张甚至恶化，其背后的重要原因还是护患沟通问题。

（三）沟通缺失，护患间失去彼此信任的沟通纽带

护理人员如果能在执业过程中始终保持人文关怀的精神，有利于护患沟通顺利有效地进行。在护患沟通中，如果护方坚持科学与审慎的原则，可能会提高患者对护方的信任度，对患者产生积极的导向作用；如果护方通过沟通体现出关心与尊重，就能满足患者的心理需求；如果护方不能耐心地对待患者，忽视患者知情的需求与心理的需要，可导致患者出现不满甚至愤怒的情绪，容易引发护患之间的矛盾或纠纷。

良好的护患沟通是建立和谐护患关系的关键，也是改善护患关系的重要途径。护患沟通时，护理人员应主动尊重、关心与理解患者，避免为自我保护、减少纠纷而采用“防御性”护理；患者也应尊重与信任护理人员，积极配合护理工作，共同维护与促进患者身体健康。

六、护患沟通能力的培养

新形势下的护理工作注重以患者为中心，实行人性化服务，要求护理人员对患者进行全方位、多层次护理，护患沟通能力的培养日趋重要。护患沟通是内涵，是素养，也是一门艺术。护患沟通能力主要包括人文关怀能力、表达能力、倾听能力、协作能力、亲和能力、设计能力（形象设计、动作设计、环境设计）等方面，实际上是品德、知识和能力等个人综合素质的重要体现。加强护患沟通能力的培养势在必行。

（一）培养良好的道德品质

1. 树立良好的职业形象 良好的职业形象，在护患沟通中具有重要的作用。护理人员着装整洁大方，面带微笑，语言优雅，态度谦逊会给患者留下良好的印象，患者对护理人员的信任感就会增强，有利于建立和谐的护患关系。

2. 保持良好的服务态度 良好的服务态度，在护患沟通中起着决定性的作用。对患者提出的要求、询问或质疑，护理人员都应显示出诚恳谦和的态度，表达友好，心平气和；合理告知，解释到位；表述明确，坦诚委婉；认真负责，实事求是。护理人员用尊重、真诚、关心、平和的态度对待患者，能赢得患方的信任，才能实施有效护理。

3. 养成良好的个性品质 护理人员良好的个性品质主要有尊重、真诚、温和、良心、责任心、仁心等。护患沟通时，护理人员良好的个性品质可以直接影响患者，用尊重与真诚的态度表示共鸣，用温和与良心热忱感化，用责任心与仁心高尚激励，患者能够从心底受感动，改善态度，减轻心理负担，有利于提高对护理人员的信任度与服务满意度。

4. 注重良好的人文服务 护患沟通是极具个性化的沟通艺术，沟通的方式方法应因人而异、因时而定、因情而论，讲究方法，灵活应对。护理人员应充分了解患者的心理状态与不同需求，鼓励患者表达真实感受，注意把握沟通时机，灵活选择沟通方法，营造温馨的沟通环境，为患者提供良好的人文服务与个性化、专业化护理服务。

护患沟通是护患之间交流信息与增进感情最直接的方式。在沟通中，护理人员注意善用温馨与关心亲近患者，用真诚与理解感动患者，用语言与肢体动作联通患者，为患者提供最好的服务，这样才能拉近护患之间的距离，获得患者的信任与支持，实现护患双赢。

（二）丰富沟通知识

护理职业要求护理人员必须掌握护理专业医疗卫生健康理论与知识，还要掌握必备的思想政治理论、科学文化基础知识、人文社会科学基本理论知识等。在护患沟通过程中，需要护

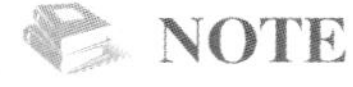

理人员具有丰富的护理专业及职业相关的人文、社会科学等知识，对患者提出的问题能进行耐心讲解，准确回答，通俗易懂，能让患者能及时了解和接受护理常识与卫生知识，主动配合治疗与护理。护理人员应加强自身业务知识与沟通技术技能的学习，学习新知识、新技术，在工作实践中不断总结经验，提高各方面的综合素质，为提供护理专业服务打下良好的基础。

（三）提升沟通技能

1. 重视“第一印象” 护理人员良好的职业形象与优美的工作环境可以给患者留下较好的“第一印象”。护理人员首先应在仪容仪表、精神状态上给患者留下较好的“第一印象”。护理人员应仪表端庄，服饰整洁，举止得体，主动问候，体态优美，工作环境应适宜、安全、舒适，能让患者产生亲近感与安全观，这会给护患沟通带来事半功倍的效果。

2. 学会换位思考 由于护患双方思维方式、心理活动、所处位置等都各不相同，护理人员应学会换位思考，设身处地体会患者的心理，善于安慰鼓励患者；同时，护理人员也应学会角色转换，调节好自己的情绪，理解患者的心理需求，注意沟通方式方法，从而促进双方的有效沟通。

3. 注意有效倾听 护患沟通是双向的，赢在倾听。倾听是沟通不可或缺的第一步与第一要领，是获取患者信息的重要途径，也是尊重患者的最好方式。倾听的能力是一种艺术，也是一种技巧。护理人员应学会倾听，专心了解患者的身心状态，耐心倾听患者的心声，尽量不要打断或者反驳，适时表示鼓励、理解与给予反馈，帮助患者树立战胜疾病的信心，从而达到满意的沟通效果。

4. 善于语言沟通 语言是护患沟通的桥梁，是护患之间进行信息传递与思想情感交流的重要工具。护理人员应注意语言亲切、态度和蔼并富有同情心，让患者感受到亲切和被关心，消除陌生感；与患者沟通时，多用礼貌性、鼓励性、安慰性与保护性语言，尽量鼓励患者，稳定患者的情绪，帮助其树立战胜疾病的信念；与患者家属沟通时，可采取直接沟通方式，如实告知并说明病情，情理交融，诚信相待。交谈时，须使用通俗易懂的语言，避免使用专业性强的术语，从而提高沟通效果。护理人员说话应有“弹性”，谨慎回答预后等相关问题，恰当说明服务风险性与不确定性，重视书面沟通，尊重患方的选择，必需的或重大的护理活动需取得患方签署的书面知情同意书方可进行。

5. 巧用非语言沟通技术 在护理过程中，护理人员应注重非语言沟通技术，恰当运用沟通方式。①目光交流：目光是传递信息的重要方式与途径，可通过目光接触来表达关注与安慰，让患者产生安全感与信任感。②面部表情：友好与善意的微笑能增加护患间的信任感，传递心理支持，缩短彼此间的心理距离，缓解患者心理压力。③语调声调：选择适合的语调与声调，注意语速不宜过快，适时停顿，让患者产生亲近感，从而增强护患沟通效果。④工作节奏：患者常关注护理人员的工作节奏，从中获取治疗信息。护理人员工作时忙而不乱、有条不紊、沉着镇静的态度能向患者传递安全、信任、可靠的信息。

护患关系是护理人际关系的核心内容，其好坏直接影响到护理服务质量与满意度。良好的护患沟通，能够及时有效地避免护患矛盾，有利于护理工作的顺利开展与护患关系的有效改善。在护理实践工作中，加强护患沟通是深化“以患者为中心，以质量为核心”的服务理念，构建和谐护患关系的重要举措。

本章小结

护理人际关系是指护理人员在执业活动中建立的一种特殊的社会关系。护患关系是护理人际关系中最重要的关系。护理人员应正确运用护患关系伦理规范分析并解决护理执业中的

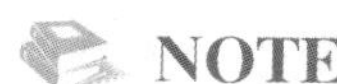

人际关系问题，提高护患沟通的能力，提升建立和谐护理人际关系的综合素养。

和谐的护理人际关系依赖于道德的规范和制约，贯彻以人文本的护理理念，有助于营造良好的健康服务氛围，提高护理工作质量及效率，对促进护理学科发展、促进医院精神文明建设、提升医院社会效益具有重要作用。良好的沟通是提高护理质量、保障护理安全、减少护理纠纷、构建和谐护理人际关系的基本要素与重要举措。

案例讨论提示

能力检测

案例讨论

患者，王某，男，43岁，由于长期失眠住进了某专科医院，入院3天后王某烦躁不安，质问护士："我的病什么时候才能好?"值班护士小李边忙碌边回应王某："您不要急，坚持治疗慢慢就会好的。"王某看到小李仍在忙碌，感觉小李对自己有点漫不经心，顿时生气了，大声呵责她："我昨天又失眠了，现在还感觉头晕，到底怎么回事?"小李赶快放下手头的工作，安慰他说："大叔，您昨天晚上没睡好今天肯定没精神，头晕是正常现象。给您的药您按时吃了吗?"王某猛然想起自己昨天晚上忘记吃药了，露出愧疚的表情，小李察觉到了，耐心地对他说："没事，下次我会提醒您吃药的，病能好得更快。"王某露出了笑容，在后来住院的1周里，王某对小李都非常信赖，有什么生活上、身体上的困扰都会及时与她沟通交流，其病情也在慢慢恢复。

请思考：

护士与患者之间是否做到了有效沟通？护士是否运用了沟通技巧？

（傅学红）

NOTE

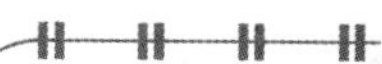

第五章　临床护理伦理

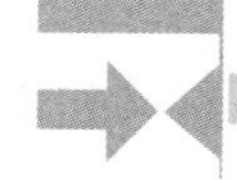

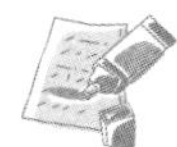

学习目标

1. 知识目标：解释基础护理、整体护理、心理护理、专科护理、康复护理的伦理规范要求；说出基础护理、整体护理、心理护理、专科护理、康复护理的含义及特点；描述自我护理伦理的内容。

2. 能力目标：能正确运用护理伦理规范要求分析并解决护士执业中的护理伦理问题，培养和提高解决护理伦理问题的能力。

3. 素质目标：能够从伦理视角正确审视护理伦理问题，分析伦理问题对护理工作整体实施效果的影响，并及时规避可能由护理伦理问题引发的不良事件，促进综合素质的进一步提升。

本章 PPT

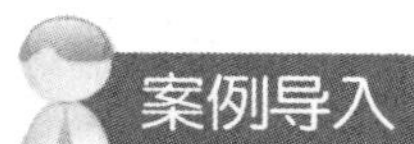

一日，护士郝某值夜班时，遇到一位复合外伤的“三无”（无姓名、无家属、无押金）患者。该患者因脾破裂导致失血性休克，做了脾脏切除术，现在处于昏迷状态。患者心率快，高热不退。郝某遵医嘱给予患者物理降温。给患者动脉处冷敷时，郝某发现患者脖子有些粗。是创伤所致？还是甲状腺肿大？难道患者有甲状腺功能亢进病史？或是手术诱发了甲状腺功能亢进危象？郝某把这些疑问告诉了医师。医师认为郝某的怀疑有道理，立即让郝某抽血急查甲状腺功能。结果显示各项指标都很高，患者甲状腺功能亢进病史明确。抗甲状腺功能亢进药物用后 2 小时，患者的心率开始下降，体温也降了下来。第二天早晨，患者苏醒。医师对郝某说：“多亏你观察病情仔细，要不等不到天亮，患者就可能死于高代谢综合征了。”

请思考：

1. 请从护理伦理的角度解释该护士的行为。

2. 基础护理工作中，护士应该遵循哪些伦理规范？

案例导入提示

临床护理工作是医院工作的重要环节，也是护理伦理原则、护理伦理规范在实际工作中的具体应用领域。临床护理水平的高低直接影响医院的医疗质量，关系到患者的健康利益。作为临床一线的护理人员，明确临床护理的伦理要求，对于更好地协调护患关系，提高护理质量，具有重大的现实意义。

第一节　基础护理伦理

基础护理是临床护理的重要组成部分，是护理人员日常工作的主体，可直接为患者提供各种基础护理服务。基础护理工作的好坏，与护理人员的思想道德境界有密切的关系。因此，护理人员从事基础护理工作时，必须重视伦理道德修养。

NOTE

一、基础护理的含义与特点

（一）基础护理的含义

凡两个或两个以上专科所需的护理理论与护理技术，都被列为基础护理的内容。其主要包括：提供安全、舒适的治疗与康复环境；基本的个人卫生护理；保证足够的睡眠；维护合理的营养和正常的排泄；动态观察病情；监测生命体征及做好各种护理记录；辅助检查和采集标本；执行药物及其他治疗；解除痛苦、不适和避免伤害；给患者进行心理护理和咨询等。

（二）基础护理的特点

考点提示：基础护理的特点。

1. 服务性 基础护理工作的服务范围很广，既庞杂又具体。护理人员既要进行一般性护理操作，又要承担患者的生活护理和心理护理工作，还要对病房的许多具体事务进行科学管理，任务非常繁重、艰巨，服务性强。

2. 连续性 基础护理工作需要 24 小时连续进行，通过口头交班、床边交班以及交班记录做到换班不换岗，岗位时刻不离人，使护理工作处于一个连续的、完整的循环过程。

3. 信息性 护理人员在进行基础护理工作时，熟悉、掌握患者的病情和心理状态，获得病情的动态信息，作为制订治疗和护理措施的重要依据，有的信息是病情发生变化的征兆，对指导治疗、防止病情恶化乃至抢救生命都有着积极作用。

4. 协调性 基础护理在为患者提供医疗休养环境的同时，还承担着为基本的诊疗提供必要的物质条件和技术协作的任务。医护人员必须相互支持，密切配合，协调一致才能顺利地完成医疗任务。

5. 科学性 护理人员要运用基础医学理论和基础护理学知识满足患者生理、心理等各方面的需要。如果对基础护理的科学性重视不够，护理措施不当，可能会给患者带来损失或造成无法挽回的后果。

（三）基础护理伦理意义

1. 体现护理事业的崇高和伟大 在基础护理工作中，科学地、精确地、连贯地完成各项护理内容，可使患者拥有一个良好的生活空间、舒适安全的疗养环境，确保患者身心维持在最佳状态，从而建立战胜病魔的信心，有利于疾病康复。

2. 展示护理人员的天使形象 基础护理工作既具体又烦琐。患者的晨晚间护理、生命体征的测量、药物治疗护理、静脉输液、物品的清洁消毒灭菌、各种检验标本的采集送检等无不体现着护理人员不怕苦不怕累、忠于职守、勇于奉献的职业精神，无不倾注着护理人员对患者的爱心、对生命的热爱、对事业的忠诚。

二、基础护理的伦理规范要求

（一）热爱专业，勇于奉献

虽然基础护理工作平凡、琐碎，但是它可在细微之处对人类的健康做出可贵的贡献。护理人员应担负起其神圣使命，以高度的责任心和敬业精神，通过自己辛勤劳动为推进基础护理技术发展和理论水平提高做出不懈的努力，为实现护理学的任务目标做出贡献。

（二）坚守岗位，任劳任怨

基础护理工作关系到医院各项制度的落实、执行，更关系到患者生命安全和健康。护理人员要坚守岗位，不可擅离职守，应加强病房的巡视，主动观察和询问病情，及时发现和解决问题；当班期间，要严格遵守纪律，按时交接班，工作时要全神贯注，不可闲谈说笑、开小差，要勤奋踏实、尽职尽责，真正起到“临床哨兵”和“生命守护神”的作用。

（三）遵规守纪，杜绝事故

基础护理要把保护患者的生命安全放在第一位，为患者提供舒适的环境，做好安全防护，使患者身心不受到任何不必要的伤害。为此，护理人员必须经常巡视患者，严格按要求执行各项护理制度，操作要规范，行为要严谨，善于思考，密切观察病情变化，以高度的责任心谨慎地对待每一项护理工作，防止和杜绝任何差错事故的发生。

（四）互相尊重，团结协作

在实际工作中，不可强调护理工作的独立性而忽视其他医护人员的意见和建议；护理人员之间，护理人员与医生之间，护理人员与其他科室工作人员之间，都应该以诚恳谦虚的态度，友好合作的精神互相尊重、团结协作，保证工作的连续性和完整性。在患者面前不可议论工作中的分歧，或同事间的私事。

本章的引入案例中，护士郝某在工作中严密观察病情，及时发现病情变化，与医生密切联系，相互配合，杜绝了差错事故的发生则体现了这一伦理规范的重要性。

第二节　整体护理伦理

整体护理是在现代科学综合发展趋势以及由此而形成的大医学观的深刻影响下产生的，对护理人员提出了全方位的素质要求。探讨整体护理的伦理问题，有助于完善整体护理，发展护理科学。

一、整体护理的含义与特点

整体护理是以患者为中心，以现代护理观为指导，以护理程序为框架，并把护理程序系统化地应用于临床和护理管理的各个环节的工作模式。整体护理包含以下内容：①确立护理理念，并把护理理念作为护理职业特有的指导思想和行为方针；②确立为服务对象解决健康问题的护理目标；③护理工作以护理程序为框架和基础，其核心是护理诊断；④制订护理岗位职责，考评护理人员的护理行为；⑤建立护理品质保证系统；⑥建立合理的护理人员组织结构；⑦制订标准的护理计划、教育计划和护理表格，保证护理工作的规范化、科学化、标准化。

整体护理具有整体性、专业性、全面性、系统性、服务对象参与性等特点。

二、整体护理的伦理意义

（一）有利于加强护理职业道德建设

整体护理要求护理人员树立正确的人生观、价值观和专业信念，增强自己的使命感和责任感。要求护理人员不断加强自身的道德修养，做到态度和蔼、语言亲切、服务热情，这都有利于护理人员职业形象的培养和护理职业道德建设。

（二）有利于实现“以患者健康为中心”的护理目标

整体护理要求护理人员坚持“以患者健康为中心”，切实从生理、心理、社会、文化等多层面护理患者，要求护理人员全心全意为患者的健康服务，促进患者康复，并以此为准绳检验和衡量自己的言行、工作质量。

（三）有利于提高护理服务质量

整体护理坚持“以患者健康为中心”，护理与治疗兼备，不仅从根本上完善了护理建设，还为高质量的护理服务提供了良好的保证。

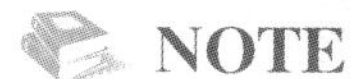

（四）有利于护理管理的规范化、标准化和科学化

实施系统化的整体护理，对护理管理提出了较高的要求。必须建立完善的管理体制，才能使护理达到低成本、高质量、高效率的服务目标，有利于护理管理的规范化、标准化和科学化。

（五）有利于护理人员强化职业使命感

整体护理有利于护理人员强化职业使命感，提高工作主动性，增强工作责任心，激发工作积极性。

知识链接

整体护理的发展

国外整体护理发展于现代护理学形成之初，护理学奠基人南丁格尔就十分重视对患者的“整体护理”。她认为护理人员不仅应重视患者的疾病护理，还应注意患者的饮食、病房环境对恢复健康的影响。1926 年，南非学者 Jan Smuts 在其著作《整体论与进化》中正式使用了“整体”这一新词，并详细阐述了整体的概念，强调了在社会各领域中运用整体理论的重要性，引起了护理界的重视。美国护理专家 Lydia Hall 于 1955 年提出了“护理程序”的概念，并尝试着将其应用于临床护理实践。20 世纪 50 年代末在美国明尼苏达大学医学院率先使用的责任制护理，又为护理程序的应用提供了较好的护理工作模式。护理程序与责任制护理的实施标志着护理实践中护理人员已具备初步的整体护理思想。1980 年，美国护士学会正式提出了护理的定义：护理是诊断和处理人类对现存的或潜在的健康问题或生命过程之反应的临床判断。它反映了整体护理的理念，同时也对为患者提供整体护理的护理人员提出了进一步要求。

1994 年在卫生部医政司和中华护理学会的协助下，美国乔治梅森大学护理专家吴袁剑云博士将整体护理引入中国，并根据中国国情提出“系统化整体护理”概念，随后在北京、山东、上海等十多个省市推广。1995—1996 年，全国各大医院相继开展了整体护理模式病房的试点工作。目前，我国整体护理模式病房的建立已经取得一定成果，并逐步由三级医院扩展到二级医院。

三、整体护理的伦理规范要求

（一）承担责任，高度自觉

自觉履行护理职责是整体护理工作的重要内容，也是整体护理取得成功的关键环节之一。开展整体护理时，护理人员应承担一系列责任，如收集和记录患者目前的健康状况和病史；对病情进行连续的、准确的估计并进行恰当的处理；准确做出护理诊断；根据护理诊断和患者的各方面需要制订系统的、合适的护理计划；根据患者的需要，遵循舒适和安全的原则采取相应护理措施；遵医嘱实施治疗，给予药物并观察和记录患者对药物的反应；认真地进行健康教育；实事求是地进行护理效果的评价，通过评价，发现新的问题，做出新的诊断和计划，或对之前的计划进行修改；清楚、简洁、完整、及时地填写护理记录等。高度自觉承担责任是护理人员做好整体护理工作的首要道德条件。护理人员应自觉地承担责任，积极热情地投入工作，严格要求自己，以良好的道德修养和娴熟的业务技能，圆满地完成护理工作任务。

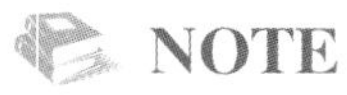

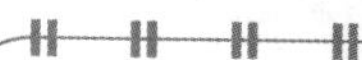

（二）独立思考，积极主动

整体护理进一步明确了护理专业的价值观和专业信仰，规定了护理的业务规范和护理职责，提供了解决护理问题的科学工作方法，促使护理专业走向独立。整体护理是不断进行评估和评价的过程。因此，护理专业要真正独立，还需要护理人员开动脑筋，善于思考，独立主动地面对问题、解决问题。例如，整体护理要求护理人员做出不同于医疗诊断的护理诊断，它是护理程序的关键步骤，直接关系到护理计划的制订和护理措施的实施。护理人员要做出准确恰当的护理诊断，需要对主观资料和客观资料进行综合分析、独立思考。

（三）刻苦钻研，不断进取

整体护理对护理人员的素质提出了新的要求，护理人员除了在职业道德、身心健康等方面应该达到高要求、高标准外，在基本业务方面应具有规范的基础护理和各科护理的基本操作技能；具有对常见病、多发病病情的观察能力，能应用护理程序收集患者资料、分析和诊断一般健康问题，制订护理措施，实施身心整体护理；具有对常用药物疗效和反应的观察监护能力；具有对危重患者的应急处理能力和配合抢救能力；能运用预防保健知识，向个体、家庭、社区提供整体护理和保障服务，并能进行健康教育；具有较好的人际沟通能力和协作能力；具有较扎实的英语基础和专业英语会话、阅读能力；具有较好的管理能力、计算机操作能力和较强的自学能力等。护理人员要具备上述素质和能力就必须刻苦钻研、积极进取，不断充实自己，这不仅是整体护理对护理人员提出的要求，也是每位护理人员追求个人价值提升和自我完善必备的道德品质。

考点提示：整体护理的伦理规范要求。

第三节　心理护理伦理

随着市场经济日新月异的发展，社会竞争日益激烈，人们的生活节奏逐渐加快，心理应激反应也逐渐增多。现代医学研究成果认为，防治身心疾病，仅仅依靠有限的手术和药物治疗是不够的，无法解决实际问题，如果辅以积极有效的行为干预和心理护理，就能提高患者的自我抗病能力，避免不良心理反应和刺激，从而改善病情、提高疗效。在心理护理过程中也必然涉及许多伦理问题。

一、心理护理的含义与特点

（一）心理护理的含义

心理护理是指在护理过程中，护理人员充分运用心理学知识，以诚恳的态度通过多种形式和方法，对患者的精神痛苦、心理顾虑、思想负担、疑难问题进行疏导，从而调整患者的心理状态，最终达到较理想的护理目的的过程。

（二）心理护理的特点

患病之后，患者必然产生各种各样的心理问题以及相应的心理诉求。心理护理就是运用心理学和护理学知识、技能和情感，帮助患者解决心理问题，满足患者的心理需求，促进患者疾病的康复。心理护理的特点具体表现在以下几个方面。

1. 程序性　心理护理是一个综合的治疗过程，只有遵循一定的程序，才能收到预期效果。心理护理的程序包括：了解患者基本需求，观察患者心理反应，收集并分析患者的心理健康信息，制订心理护理措施，进行心理护理效果评价。这个程序的各个环节必须是连续的、循环往复进行的，最终改善患者的心理状态，使患者的心理问题得以解决。心理护理是一门集科学

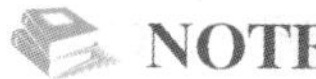
NOTE

性、艺术性、严格性为一体的工作，对护理人员要求非常严格：一是要具有相当高的心理健康水平和技能；二是要具有丰富的综合知识和能力；三是要具有高尚的道德情感。心理护理的实现离不开良好的护患关系，而良好的护患关系建立在一定的道德情感基础之上。

考点提示：心理护理的特点。

2. 复杂性 心理护理的目的就是消除或缓解患者存在的或潜在的心理问题。要想达到心理干预的目的，必须对患者的心理进行综合分析，利用适宜的心理学知识，开展心理护理程序。这个程序本身就是一个复杂的、极具个体差异的过程。

3. 艰巨性 心理护理的艰巨性是由患者所存在的心理问题和心理需求的复杂性所决定的。心理护理的范围非常广泛，在护理人员与患者接触过程中的每一个环节、每一个阶段、每一件事物以及护理人员的任何操作都包含着心理护理的内容。患者患病后，由于心理问题的产生和心理需求的改变，护理人员必须重新认识患者，重新接纳患者并与患者建立友好关系。这就需要护理人员深入了解患者的各种信息，为患者提供舒适的环境，解决患者的心理问题。另外，由于患者在不同的环境、在疾病发生的不同阶段都会产生不同的心理活动，因此，心理护理的内容和方法也必须随之而发生相应的变化。

4. 身心统一性 身心健康是指身体健康和心理健康的统一，人是身心统一的有机整体，身体健康状况必然会影响心理健康状况，而心理健康状况又会反作用于身体健康状况。良好的心理护理与生理护理相结合时，患者疾病的康复进程就会加速。由此可见，心理护理有助于患者在疾病的治疗和康复过程中更好地发挥主观能动性，促进疾病早日康复。及时了解患者心理状况，对患者进行心理疏导，既可以稳定患者的情绪，又能培养患者自信乐观、积极向上的心理情绪，从而能对疾病的治愈起至关重要的作用。

5. 社会性 一个人的生存离不开社会环境，个体的身心状况随着社会环境的变化而发生变化。心理护理在临床护理中起到一种桥梁和纽带的作用，通过心理护理，既可以帮助患者获取家人、朋友、社会的关心和支持，建立一个良好的社会大环境，又可以帮助患者自我调节，找到自我价值，树立生活信心，培养适应社会的能力，主动适应环境的变化，为恢复身体健康搭建平台。

二、心理护理的原则与意义

随着生物-心理-社会医学模式的建立，心理护理作为一门实践性很强的应用学科，已得到医学界的普遍认可。心理护理作为现代护理模式的重要组成部分，已经广泛地应用于临床护理实践。心理护理的作用日益受到重视。

（一）心理护理的原则

心理护理的原则包括：服务性原则、交往性原则、启迪性原则、针对性原则和自我护理的原则。护理人员应为患者做好心理服务，启发、帮助和指导患者尽可能地进行自我护理，促进与维护患者健康。

（二）心理护理的意义

1. 心理护理是整体护理的重要组成部分 医学心理学的研究成果表明，患者心理活动以及护理人员在治疗过程中对患者造成的心理影响直接影响治疗效果，因此，在临床实践中，很多医院在患者入院的同时即对其进行心理护理，并作为整体护理的一个重要环节。整体护理理论认为：人是一个集生理、心理、精神、社会、文化的有机统一体，心理护理是贯穿于整体护理全过程的重要内容，心理护理是开展整体护理的前提和基础，是护理程序必不可少的一项内容和要求。护理人员通过友善的行为、妥帖的语言，为患者创造愉快和舒适的情绪和环境，让患者紧张的心理状态得到松弛，使其机体抗病能力得到增强，达到身心健康。

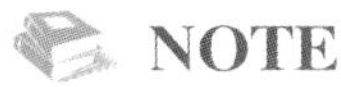
NOTE

2. 心理护理可提升护理人员的道德情感 心理护理是基础护理和专科护理的主要内容

之一，是运用医学和心理学的理论知识，通过如语言、态度、表情、行为等进行一系列良好的心理护理，最大限度地影响患者的感受和认识，促使患者的心理状态和行为正常化，并按照道德规范约束自己行为，进而促进患者疾病的转归和康复。因此，心理护理就是护理道德化的一种具体形式，而护理道德则是通过心理护理体现出来的。心理护理对护理人员提出了更高的道德要求，提升了护理人员的道德情感。

3. 心理护理有助于个体调整心理社会状态 在生物-心理-社会医学模式指导下，通过心理护理，可了解病态感觉的性质和不适症状的具体原因，可帮助个体调整心理社会状态。在心理护理过程中，要引导患者根据自身实际情况，选择合理的运动方案，促进病情的恢复。护理人员要结合患者的实际心理状态，为患者提供针对性的心理指导。如对于抑郁情绪相对严重的患者，护理人员可以积极与患者进行沟通，采用鼓励和安慰性话语，指导患者参与到娱乐项目中，从而转移患者的注意力，逐渐消除其不良心理情绪。对于焦虑情绪相对严重的患者，护理人员可以根据病情恢复的需要，为患者播放相应的音乐，使患者的焦虑情绪得到缓解，从而为患者生活质量的改善奠定基础。

4. 心理护理是健康观转变的必然要求 现代健康指的是整体健康，而不再局限于没有疾病，也涉及人的心理精神方面的健康。现代健康观是以国家健康价值观为核心，强调生物、心理、社会、道德及生态和谐健康。随着社会的进步，人们对健康观、医学发展与疾病防治等逐步有了突破性的认识和研究，促进护理事业从功能护理向整体护理的根本转变。世界卫生组织将健康定义为“生理健康、心理健康、社会适应和道德完善的良好状态”。健康观的转变，要求护理工作必须从单纯的疾病护理向疾病、心理、社会整体护理转变，其中对于患者心理需求和心理健康的高度关注是护理工作的重点之一。

5. 心理护理有助于提高疗效 个体在患病之后会产生各种不同的心理反应，如在外科手术前后，患者对手术存在认知和理解上的错误，有的患者极度紧张，有的患者焦急难耐，有的患者心存疑虑(对手术成功与否持怀疑甚至否定态度，或者不看好疾病的预后)。因此，对于手术患者，必须进行心理护理，消除其心理影响。通过心理护理，让患者对手术形成良好的认知，其情绪、状态就会自然地调整到最佳水平，这是保证手术成功的重要因素之一。

6. 心理护理有利于维护身心健康 一个人的心理特点会随着他的生命周期而发生变化。处于不同生命周期的个体，其心理特点往往具有很大的差异。如人到中年时，他对于社会的认识深入而到位，经验丰富，但其生理功能却开始走下坡路。同时，他们肩负着为社会做贡献、养家糊口的双重责任，长期承受高强度的压力，身心健康时刻受到威胁，而一旦患有疾病，他们很难放弃原有的责任和义务，不想成为一个“名副其实”的患者，心理更是难以接受这种现实。因此在患者角色转变过程中就会出现角色冲突等适应不良状态。在这种情况下，解决他们的心理问题至关重要，可通过心理护理，逐步促进个体角色适应，促进疾病康复。另外，此类患者出院后，通过心理护理，还能帮助他们塑造社会家庭的良好功能状态，达到维护身心健康的目的。

7. 心理护理可满足患者多层次需要 马斯洛需要层次理论认为，人类的需要从低到高依次为生理需要、安全需要、归属和爱的需要、尊重的需要、自我实现的需要。这一理论同样适用于临床护理实践活动，患者更加重视对自我权利和自身价值的实现，其愿望从原来单纯的治病逐步走向预防、康复和保健，其需要层次和消费能力提高。因此，护理人员应该重视患者的心理和社会需要，以提高患者对护理服务的满意度。

8. 心理护理有利于提升护理人员的专业能力 心理护理工作要求护理人员必须具备敏锐的思考能力和观察能力，具备良好的护患沟通技巧，具备丰富完备的心理护理知识，以及积极主动、认真负责的工作态度和科学、灵活的工作方法。这样，护理人员在心理护理工作过程中有利于提升自身的专业能力。

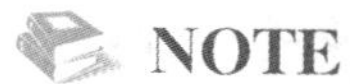

9. 心理护理可促进护患关系的良性发展 开展临床心理护理工作意义重大，一方面，心理护理有助于调动患者的积极性、主动性，提高患者的心理承受能力，帮助患者从心理低谷走向光明，促进患者建立完善的积极的心理防御机制；另一方面，护理人员充满人性化的心理护理服务可使患者感受到温暖，可增强患者对护理人员的信任和支持，从而更加积极地配合护理人员的工作，进而促进护患关系的良性发展。

三、心理护理的伦理规范要求

心理护理是具有高度科学性和艺术性的护理活动，涉及患者的内心世界，因此心理护理对护理人员提出了较高的道德要求。

（一）具有高度的责任心和良好的职业素质

一个人一旦从健康人变成患者，其内心世界就会发生微妙的变化，产生一种不易知晓的需求与渴望。一般情况下，患者不会轻易地开启内心世界。心理护理要求护理人员必须掌握丰富的心理学知识，熟悉心理干预方法，并具备与患者进行语言沟通和心理沟通的技巧。在护理过程中一旦遇到困难，护理人员不应该产生放弃的想法，而是以坚强的意志、高度的责任感和良好的职业素质，锲而不舍地追求和探索帮助患者解决心理问题的方法，直至解决患者的实际问题。

（二）用高度的同情心帮助患者

一个正常的人一旦患有疾病，常常会因为种种心理困扰，而感到痛苦。面对痛苦的患者，护理人员更应该以高度的责任心和同情心来帮助患者解决心理问题，减轻或消除由于疾病引起的痛苦，让患者建立起有利于治疗和康复的最佳心理状态。护理人员的道德情感是通过同情心表现出来的，具有同情心是护理人员做好心理护理工作最基本的要求。面对痛苦的患者，只有从内心深处真正理解患者，同情患者，以患者的心理需要为出发点，才能取得患者的充分信任和理解，才能与患者做到无障碍沟通，心理护理才能有的放矢，减轻或消除患者的痛苦，促进患者角色转变，达到理想的护理效果。

（三）心理护理要具有针对性

疾病产生的原因不同，造成的心理活动也就不一样。护理人员要针对患者不同的心理问题开展不同的心理护理活动。如对于孤独感较强的患者，护理人员要尽量避免将其安排在单人病室，应该让患者多与他人接触、交流，甚至开展患者间的联谊活动，如有必要邀请其家属或朋友探视。对于疑心较重的患者，护理人员在巡诊、查房时，尽量不要当患者的面与他人低声细语，并做好相关解释工作。对于心理恐惧的患者，护理人员要多给予安慰和鼓励，让患者从内心增强克服困难的信心和决心。如果患者由于某种原因产生愤怒，护理人员一定要克制忍耐，保持冷静，耐心劝导患者，要以高尚的情操和精心的护理让患者感到温暖。

（四）用真诚帮助患者

人在患病后，其内心通常极其希望得到别人的帮助和支持，特别是得到护理人员的帮助和支持。在心理护理过程中，护理人员应该端正工作态度，严肃认真地对待病情，诚心诚意地帮助患者，满足患者渴望帮助和渴望康复的心理诉求。若患者出现心理问题，护理人员应该尊重患者的人格和尊严，向患者表明自己的诚意，并与患者真心交朋友，拉近与患者的距离，取得患者的信任，尽力促使心理护理顺利进行。护理人员在心理护理中获知患者不寻常的经历或心理活动后，决不能对患者产生歧视心理，更不能讥笑患者，要尊重患者，并承诺为其保守秘密，以利于患者的康复。否则就会影响心理护理效果，导致护患关系破裂，甚至发生护患纠纷。

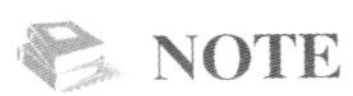

（五）尊重并热爱患者

语言是一种调味剂，是一种表达尊重和理解的手段和方式，常言道，“良言一句三冬暖，恶语伤人六月寒”。护理人员的语言使用得当与否，会产生截然不同的结果：治病或致病。当患者到医院就诊时就会产生一种陌生感，由此可生出抑郁和恐惧心理。这时，护理人员就要针对不同的患者采取不同的交流方式。要爱护患者，尊重患者的一言一行，让患者感觉到安慰和鼓励，从而以良好的心理状态配合治疗和护理。否则患者的心理就会失衡，影响护理服务，甚至导致疾病恶化。

第四节　专科护理伦理

门诊护理工作既是患者接受医院服务的开端，也是患者了解并对医院形成印象的窗口。门诊服务态度的好坏、护理质量的高低，将直接体现医院整体的工作及管理水平，同时也直接关系患者的安危。因此，护理人员应努力提高门诊护理工作质量和服务水平。

一、门诊护理的特点与伦理规范要求

（一）门诊护理的特点

1. 岗位多，工作杂　综合医院的门诊护理工作岗位多，工作繁杂、任务重。随着医学技术的发展和人们对健康需求的增加，门诊部的设置要求不断提高，服务范围也在不断扩展。

2. 患者数量多，人群杂，病种多　门诊患者就诊时间集中，病种繁杂，病情各异，如传染病患者在就诊前难以及时鉴别和隔离，年老体弱者、婴幼儿和抵抗力较低者等，易受到感染。

3. 诊疗环节多，护患矛盾多　患者就医时诊疗环节多，在待诊时容易出现焦虑、急躁等心理，如果护理人员语言生硬、态度冷淡、服务不周等，很容易产生护患矛盾，从而影响正常工作的进行。

（二）门诊护理的伦理规范要求

1. 热情接待患者，主动服务患者　门诊患者除了身体的痛苦，也容易出现焦虑、急躁、紧张等心理，因此护理人员应做到以下几点。

(1) 接待患者要热心，态度要热情：对患者，护理人员应主动接待，热情指点，要改善服务态度，开展“五心服务”（治疗精心，护理细心，解释问题耐心，接受意见虚心，让家属放心）。坚持做到“五不讲”：有损护理人员职业形象的话不讲，嘲讽患者的话不讲，庸俗粗鲁的话不讲，埋怨、指责患者的话不讲，伤害患者的话不讲。

(2) 认真负责做好各项工作：护理人员要密切观察候诊患者的情况，主动询问就诊目的及症状，力求分诊准确，尽量缩短患者候诊时间；对特殊人群可优先安排就诊，尤其是危重患者，避免延误治病时机；要细心做好诊查前的各种准备；对需要做某些化验或特殊检查的患者，要耐心细致地解释检查的目的、方法和注意事项等。

2. 技术扎实过硬，作风严谨求实　门诊护理工作对象是心理特征不同、病情病种各异的患者，要求护理人员有广博扎实的护理知识和全面娴熟的操作技能。门诊患者就诊时间集中，病种复杂，工作中的任何疏忽都可能铸成大错，且难以挽回。所以护理人员在工作中绝不能粗心大意，工作中要严格执行“三查八对”制度，各项护理操作力求准确无误。

3. 尊重服务对象，讲求团结协作　门诊护理工作需多科室、多专业医护人员互相配合、共同协作完成，因此，护理人员不仅要处理好与患者及家属的关系，而且要妥善处理与医生及其他临床科室、医技科室人员的关系。尊重患者，协调护患关系；团结协作，协调护护关系；平等

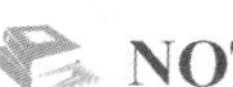
NOTE

协作，协调护医关系。

4. 做好健康宣教，美化就诊环境 优美、安静的门诊环境，可以使患者、医护人员产生舒适愉快的心理，有利于平缓心情，提高工作效率和治疗效果。门诊是对就诊患者进行健康教育的重要阵地，护理人员要积极开展对就诊患者的卫生宣传，传播卫生保健知识，提高患者自身保健和防御疾病的能力，养成健康行为习惯，消除危险因素，防止疾病发生，促进健康。

二、急诊护理的特点与伦理规范要求

考点提示：门诊护理、急诊护理的特点及工作内容。

急诊室是医院抢救突发、紧急、危重患者的重要场所，在创伤、疾病发生后的最短时间内实施救护，可达到抢救生命，降低伤害程度的目的。

（一）急诊护理的特点

1. 随机性强，须常备不怠 急诊患者发病突然，就诊时间、人数、病种、病情危重程度都难以预料，具有很大的随机性。急诊护理人员常处于“战备”状态，应随时做好思想、器材、药品等方面的准备，以便及时抢救各类患者。

2. 时间性强，须全力以赴 急诊所谓的“急”，主要体现在患者发病时间的紧急性和抢救患者生命的紧迫性上。急诊患者情况复杂，变化迅速，护理人员应灵活、镇定，密切配合医生、密切联系患者家属，全力以赴，以免贻误最佳抢救时机。

3. 主动性强，须密切配合 急诊中有的疾病属于疑难重症，需要多学科、多专业的医务人员的协同抢救。因此，急诊护理人员要有敏锐的观察能力并结合自己的专业知识，既要迅速通知多科会诊，又要严密监护、细心观察患者生命体征，为医生提供诊治依据。

（二）急诊护理的伦理规范要求

1. 要有急患者所急的情感 急诊护理人员要牢固树立“时间就是生命，速度就是关键”的观念，突出一个“急”字，尽量缩短从接诊到抢救的时间，以冷静、敏捷、果断的作风，及时准确地实施各种抢救措施。在医生未到之前严密监测、细心观察患者，对一些病情特别紧急的患者，先主动予以安置，以免贻误抢救时机，做到急而不躁、快而不乱，以提高抢救成功率。

2. 要有高度的责任感 急危重症患者抢救往往要冒一定的风险，承担一定的责任。护理人员要明确自己肩负的责任和使命，以患者的生命为重，千方百计抢救患者。同时，急诊护理人员要从社会公益出发，对可疑患者，要及时向医院有关部门反映，抢救记录要及时、详细、准确；对交通事故或因法律纠纷受伤的患者，要客观、公正地反映病情；对危重和无家属陪伴的患者，要恪守慎独精神，耐心、周到地提供服务。

3. 要有尊重生命的人道主义精神 急诊患者不仅病情复杂，而且就诊原因、患者身份等情况也各不相同，护理人员要公平对待，一视同仁，履行人道主义职责，积极抢救护理，不歧视、挖苦和讽刺。

4. 要有密切配合的协作精神 急诊患者的抢救，往往需要多科室的医护人员相互合作、共同完成。所有参加抢救的医护人员都要密切配合、相互理解、相互支持，共同担负起抢救患者的重任。在医护配合上，急诊护理人员要发扬积极主动，不怕苦、不怕脏、不怕累和连续作战的精神，为医生抢救创造条件。

三、重症监护的特点与伦理规范要求

重症监护室收治的患者为危重症患者，危重症患者是指病情严重、随时可能发生生命危险的患者。作为一名合格的重症监护室护理人员，不仅要掌握临床知识和基本技能，更要有良好的伦理道德修养。

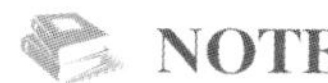

（一）重症监护的特点

1. 护理任务重 危重症患者病情危急、变化快，需要随时抢救。重症监护室的患者往往痛苦不堪，甚至意识不清。患者生活难以自理，难以配合；患者及家属心理活动复杂，顾虑较多，需要加强心理护理。以上种种现象表明，危重症患者的护理任务十分艰巨。

2. 对护理人员素质要求高 危重症患者抢救任务艰巨，要求护理人员具有丰富的临床抢救经验、高水准的职业道德修养、健康的身心素质、敏锐的观察能力等。

3. 护理难题多 在患者的生与死面前，护理人员经常陷入两难境地。护理人员在为危重症患者抢救护理中经常遇到伦理难题，如知情同意与保护患者利益之间的矛盾；履行告知义务与保护性医疗之间的矛盾；履行人道主义救助义务与医院社会经济效益之间的矛盾；患者拒绝治疗与维持患者生命之间的矛盾等。

（二）重症监护室的伦理规范要求

1. 头脑机警，反应敏捷 危重症患者病情复杂多变，危险情况时有发生。在护理过程中，护理人员必须具备敏锐的观察力，严阵以待，细心观察，及时发现患者细微的生理和心理变化，对病情做出及时、准确的判断。一旦发现问题，要及时向医生报告，果断采取护理救治措施，赢得抢救和治疗的时机。

2. 不惧风险，慎独恒定 危重症患者病情变化快，随时有生命危险，护理人员要头脑冷静，正确判断，行事果断，敢于迎难而上，协同医生进行抢救，勇于承担责任和风险。同时，要做到行动审慎，考虑周全，在任何情况下都要严格遵守操作规范。

3. 全面护理，减轻痛苦 进入重症监护室的患者普遍都有恐惧的心理。护理人员在保证护理活动有效进行的同时，要经常与患者交谈，了解患者的情况与要求，与患者建立良好的信赖关系，有利于提高治疗效果。如条件允许的情况下，可以让家属多与患者接触，有助于消除患者的孤独和焦虑心理，有利于患者的康复。

4. 理解患者，有效沟通 危重症患者通常会产生焦虑、恐惧、抑郁、妄想等不良心理，患者家属也多忧虑急躁，护理人员要理解患者及其家属的心情并及时化解。在抢救患者生命的同时，护理人员应努力做到态度和蔼、言语诚恳贴切、有效沟通、富有同情心、举止沉着稳重、操作认真，给患者及其家属充分的可信赖感。

四、手术护理的特点与伦理规范要求

手术是临床上经常使用的重要治疗手段和有效措施，具有疗效迅速、彻底、不易复发等优点及损伤性、危险性、失误的不可逆性等缺点。护士作为手术室的一员，做好手术护理有利于提高医疗效果，促进患者早日康复。

（一）常规外科手术护理的特点及伦理规范要求

1. 严格性 手术护理必须严格遵循并执行各项规章制度，一丝不苟，不得随意违背。如手术室有严格的无菌制度，手术前有严格的术前护理准备要求，手术中有严格的分工和操作要求，手术后有严格的观察制度等，而且各项制度要求须严格执行，医护人员互相监督，确保手术的成功和患者的安全。

2. 衔接性 手术护理包括术前、术中、术后几个阶段，每个阶段的护理工作都由不同的护士担任，护士通过交接连续进行，各阶段互相衔接、紧密相连。因此护士应做好各种衔接工作，保证护理过程的完整性、连续性。

3. 主动性 手术治疗要求医护人员有较强的时间观念和主动性，特别是在抢救急危重症患者时，时间是关键，护士要主动争取时间。如对不慎将异物吸入气管的婴幼儿，肝破裂、脑外伤等患者，为了抢救患者的生命，护士必须积极主动采取抢救措施，以最快的速度做好手术

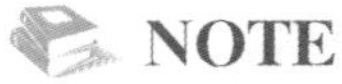

准备。

4. 协作性 手术护理的协作性体现在手术的全过程中，包括护士细致周到的术前准备、术中配合和术后观察护理。各类人员相互协作，密切配合才能保证手术的顺利完成。护士既要严格把关，又要随机应变，以保证手术过程协调统一。

手术护理是对患者生理和心理进行综合护理的过程。根据术前、术中、术后三个阶段的护理特点，护士应遵循以下伦理规范要求。

1. 术前护理伦理规范要求

（1）关心患者，加强心理护理：护士应主动关心、体谅患者，掌握患者的心理状态，耐心回答患者提出的问题，消除患者的紧张感和恐惧感。在交流中，护士应采用鼓励性的语言与患者交流，还可以指导患者进行放松训练。

（2）知情同意，确保手续完备：护士要协助医生做好患者的知情同意工作，要明白患者及其家属有了解具体的病情及手术目的、过程和风险的权利，以及决定同意还是不同意手术实施的权利，而护士有向患者及其家属详细告知的义务。

（3）术前准备，工作认真细致：术前准备是术前护理的主要内容，护士在执行术前准备时，应严格遵守各项规章制度，周密细致、认真负责，不要疏漏，并对工作的执行效果进行检验。手术护士应当熟悉手术的方法、步骤，对手术中使用的器械、设备、物品进行检查和清点。

（4）优化环境，协调多方关系：为患者提供安静、整洁、舒适的术前环境，是确保手术顺利的必要条件。日常护理中做到“四轻”（说话轻、走路轻、操作轻、关门轻），让患者能够安静、舒适地休息。协调好医、护、患之间的关系，使患者保持稳定的情绪和乐观的态度迎接手术。

2. 术中护理伦理规范要求

（1）关心患者，体贴入微：患者进入手术室，通常比较紧张和恐惧，护士应当陪伴在患者身边，给予专门的照顾，安慰患者，做到体贴入微。在采取一些护理措施时，应先向患者耐心解释，以取得患者的配合与理解。手术时密切观察患者的情况，对患者提出的合理要求应尽量满足。

（2）态度严肃，作风严谨：在手术中，参与手术的医护人员态度要始终严肃，全神贯注，要避免谈论与手术无关的内容，保持手术室的严肃与安静。在手术过程中一旦出现病情变化或发生意外，也应当保持镇定，积极主动地解决问题。严格遵守无菌操作原则，加强无菌管理，禁止与手术无关的人员进入手术室。手术中，护士要反应敏捷，沉着冷静，操作有条不紊。手术缝合切口前，要认真清点器械、纱布等，以防纱布、手术刀、针、剪等遗留在患者体内。

（3）精诚团结，密切协作：手术是外科医生、麻醉师、器械护士、巡回护士等人员的综合技术活动，每类人员要与其他医护人员互相配合，密切协作。若有一方配合不好，都会影响手术的效果，轻则增加患者痛苦，重则危及患者生命。

（4）关心家属，耐心解疑：患者家属往往对手术进展十分关注，急于了解，这是人之常情。护士应充分理解家属心情，及时告知手术进展，耐心回答家属提出的问题，解除他们的担忧与不安。但对家属提出的违反规定、不合情理的要求，护士应当给予拒绝并进行解释。

3. 术后护理伦理规范要求

（1）严密观察，及时处理：护士应提前做好术后护理准备，备齐必要的器械、药品等。手术结束后，护士要重点监测患者的生命体征，评估患者的术后情况，严格执行术后医嘱，严密观察患者，特别是要观察患者呼吸道有无分泌物梗阻、窒息，有无休克、内出血的潜在可能，遇到紧急情况应机智果断，告知医生，争取时间，及时处理。

（2）预防意外，勤于护理：手术后，尤其在麻醉复苏期，患者常会出现躁动、幻觉、意识不清等表现。一旦躁动发生，应明确原因，祛除诱因，耐心解释及安慰患者，勤于护理。术后患者由于生理上的不适，容易产生焦虑、抑郁等心理，护士应对患者耐心解释，讲述术后康复的注意

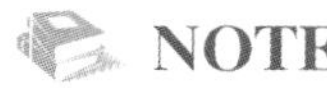

事项。

（二）整形外科手术护理的特点及伦理规范要求

随着人们的审美意识不断增强和医疗科技的发展，人们对容貌、形体完美的追求日益迫切，整形外科专业因此得到迅速发展。整形外科是外科的一个分支，包括再造整形外科和美容整形外科。整形外科手术护理是针对整形外科患者的需要，在医疗、生活和功能锻炼等方面所实施的有利于患者康复的工作。

1. 整形外科手术护理的特点

（1）心理护理要求高：整形外科的患者以青年男女和儿童居多，通常情况下这类患者均有不同程度的心理问题。如先天性畸形的患者，往往有自卑和孤独心理，尤其是面部畸形的患者，常表现为不愿意参加社交活动，以躲避人们的好奇目光，同时也易被学习、工作、恋爱及婚姻问题等所困扰。后天畸形或缺陷的患者，通常因意外事件导致某些功能丧失或容貌改变，容易出现情感障碍，如情绪波动较大，有时缺乏继续生活的勇气，有时敏感、多疑等。在整形外科手术护理过程中对患者的心理护理要求高。

（2）生活护理任务重：再造整形手术后的患者，通常术前和术后都有不同程度的功能障碍，有的需要重新学习，所以生活护理任务较重，如协助患者大小便、进食、穿衣、口腔清洁等。

（3）审美意识强：整形手术既是医学，又是美的艺术。在护理过程中，护士要有较强的审美意识和审美知识，有正确的审美观，并且理解和支持患者对美的追求。

2. 整形外科手术护理的伦理规范要求

（1）尊重患者，调节心理：整形患者除了因缺陷或畸形引起生活和工作不便外，在心理上常有不同程度的障碍，如孤僻、自卑等，并且对治疗效果常有不切合实际的期望。因此，护士要有高度的责任心和同情心，认真分析患者心理，对患者提出的问题予以必要的解释和处理，使患者充分理解和配合手术安排，以顺利完成医疗护理方案。

（2）关心患者，减轻疼痛：术后患者常常因为包扎紧密、术区肿胀疼痛、麻醉后恶心和呕吐等生理性不适而出现抑郁、过分忧虑、情绪紧张、过度敏感等不良情绪。护士要关心患者，加强基础护理，做好术后疼痛护理，树立患者的信心，加强早期功能锻炼，给予患者安全感。在康复阶段，做好心理护理，平复患者情绪，鼓励患者，使患者更好地配合治疗。

（3）钻研进取，精益求精：护士要不断学习新知识、新技术，提高专业护理技能，更好地为患者服务。术前耐心地向患者及其家属讲解有关手术的安排及可能出现的风险等。加强与患者的心理沟通，鼓励和引导患者及其家属倾诉其真实的感觉，做好解释工作，增强患者对医生的心理信任，使患者更加配合治疗，还能有效地防止医疗纠纷的发生。通过解释工作，降低一些患者对整形手术的过高期望。

（4）帮助患者，做好服务：手术给患者的生活带来了诸多不便，对此护理人员应积极地给予帮助。营造良好的休养环境，将患者安置于通风良好、环境安静、清爽舒适、室温适宜的病室中。鼓励患者加强营养，进食高蛋白质、高热量、高维生素食物，少食多餐，进食不便时给予协助。配合医生帮助患者完成相应的功能锻炼，促进伤口愈合，预防并发症，如预防肌肉萎缩、畸形、血栓性静脉炎等。

五、特殊护理的特点与伦理规范要求

特殊护理是护理人员对各种特殊疾病患者进行的全面生理、心理护理工作。由于特殊疾病患者的病种多、症状特殊，导致特殊护理的范围大、难度大。因此，护理人员要具备相应的业务能力，良好的身心素质，丰富的临床经验和高尚的职业道德修养。

（一）老年患者护理的伦理规范要求

老年人存在生理功能日趋衰退，行动不便，生活自理能力差，患病率高，病种繁杂，恢复缓

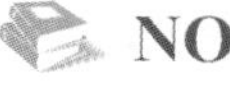
NOTE

慢等特点，这些特点使诊疗护理任务繁重，工作强度大，心理护理困难，对护理人员的业务水平、思想道德素质提出了较高的要求。

1. 理解关怀，尊重保护 老年患者机体衰老，心理功能、精神活动及人格特征均产生了相应变化。护理人员要充分理解老年人的特点，要耐心倾听、细致回答、不厌其烦。要尊重、理解其特有的生活方式和习惯，尽量满足其合理要求，引导患者改变不良的饮食和个人卫生习惯。护理中尤其要谨防坠床、压疮、误吸、错误服药等不良事件的发生。

2. 严谨审慎，一丝不苟 老年患者多病共存，以慢性病居多，且病情反复，容易恶化。但由于老年人对疾病的反应不敏感或反应性降低，其临床表现不明显，容易造成误诊或漏诊。因此，护理人员对待老年患者要高度负责，一丝不苟，全面、细致了解患者的生理、心理情况，不放过任何疑点和细微变化，严密监测，精心护理。

3. 热情交流，沟通心灵 疾病的折磨使老年患者的无力感与日俱增，社会角色的巨大变化很容易引起他们心理变化。因此，护理人员要主动热情，帮助他们减轻焦虑、恐惧，消除他们的不愉快心情；耐心倾听患者的心声，尽量满足他们的合理要求；努力使患者在亲切、舒适的氛围中治疗、康复。

（二）妇产科患者护理的伦理规范要求

妇产科护理工作往往涉及两代人的安全问题，因此，从事妇产科护理的人员更应重视护理伦理规范要求。

1. 热爱生命，尊重人格 由于病变部位特殊，部分妇女出于羞涩心理逃避就诊而延误诊断与治疗，护理人员要尊重患者的人格，耐心解释，引导患者配合必要的检查和治疗，提高患者健康意识和保护生命意识。

2. 冷静果断，精益求精 围产期患者危险系数大，疾病发展迅速，后果严重。护理人员要本着对患者负责、对社会负责的态度，一旦发生紧急情况，要冷静果断地进行抢救，切不可拖延。

3. 关爱理解，尊重保护 护理人员要同情、理解患者，主动沟通，解释病情，帮助患者消除紧张和顾虑；要保护患者的权益，尊重患者的人格，保护患者的隐私。护理工作中不应过多询问患者的隐私，更要对患者吐露的隐情保密。

4. 健康宣教，保障权益 当前我国对妇女保健等知识普及不够，这就要求护理人员在护理工作中要不断学习，提升能力。同时做好健康宣教，增强妇产科患者自我保护意识和自我护理的能力。对未婚和未孕妇女，除危及生命情况外，其余时候应尽力保存其生育能力和性功能。

（三）儿科患者护理的伦理规范要求

儿科的服务对象是0～14岁的患者。大多数患儿缺乏正常的语言表达能力、理解能力和行为能力，也缺乏正常的自我保护能力，不稳定因素多，病情发展变化快，给护理工作提出了更高的要求。

1. 工作严谨，治病育人 婴幼儿无自诉及生活自理能力，往往难以配合护理工作，护理人员要更加严谨细致，与家长相互配合完成护理工作。对有一定理解能力的患儿要正面引导，使患儿在治疗疾病的同时养成良好的品质，尽到治病育人的责任。

2. 关爱患儿，了解患儿 护理人员言语要亲切，面容和善，关爱患儿，逐渐与患儿建立亲密友好的关系，使之能够配合检查、治疗及护理，对有残疾或有生理缺陷的患儿绝不能歧视，避免伤害其自尊心。

3. 尊重家长，理解家长 患儿家长由于担心患儿的治疗及预后，往往会反复询问病情、担心治疗效果等，护理人员要理解家长心情，以最快的速度、用最好的技术减轻患儿的痛苦，促进

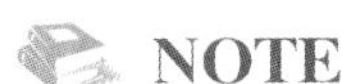
NOTE

患儿的康复。

（四）精神病患者护理的伦理规范要求

精神病患者大多无自知力。有的患者受幻觉、妄想的支配，常出现异常的行为，如狂躁、损物，甚至伤人、自伤、自杀。有的患者意志缺乏，生活懒散，自理能力下降，甚至不能自理。这些特点使得诊疗护理安全性难度加大，生活护理任务繁重，沟通和心理护理困难，对护理人员的业务水平、思想道德素质提出了很高的要求。

1. 优化环境，确保安全 努力创造舒适、自然、平等、和谐的治疗环境和氛围，积极采取工娱疗法、心理疗法等行为引导。护理人员要密切关注患者心理，沉着冷静地处理可能发生的复杂情况。同时加强监护，严格遵守病房管理制度，病房内杜绝出现刀、剪、绳等危险物品，消除不安全因素；合理选择护理约束方法，防止患者自残或伤人等情况发生；加强查对和交接班制度，严密观察，及时发现和处理患者不良反应，确保患者安全。

2. 尊重生命，忍让克制 精神病患者由于感知、情感、思维等方面异于常人，常遭到社会的歧视和疏远，甚至被愚弄和凌辱。护理人员首先要尊重患者人格，公平公正地对待他们，对于他们提出的合理要求要尽力满足，不合理要求要拒绝并耐心解释；对待患者的异常、怪异行为要忍让克制，不可怀恨在心，伺机报复。

3. 注重心理，因人制宜 精神病患者内心世界通常较常人更加敏感和脆弱，护理人员要细心注意他们的情绪变化，亲切、耐心地与他们交流沟通，及时发现问题，采取有效措施进行护理救治。精神病治疗护理方法的选择原则：能用温和，无不良反应的心理、工娱疗法，就不用药物治疗；能用药物治疗的就不用外科治疗。针对不同的精神病患者采取不同的护理方法。

4. 创造条件，回归社会 开放式管理患者，让患者消除精神压力，主动配合治疗，安心住院。开展工娱疗法，逐渐使患者回归社会。

（五）传染病患者护理的伦理规范要求

传染病不但给患者带来巨大的身心痛苦，还存在传染给他人的风险，如果造成暴发流行，将严重危害广大人民群众的健康和社会安定，因此传染病患者的护理社会责任重大，有其特殊的道德要求。

1. 一般传染病患者护理的伦理规范要求

（1）严格消毒隔离：每个传染病患者都是一个传染源。护理人员要严格按制度规定，对各类传染病患者进行隔离治疗，对疑似患者进行隔离观察；护理人员应严格按照卫生标准做好消毒工作，牢固树立无菌观念，严格执行消毒隔离制度，防止交叉感染，防止污染环境。

（2）尊重患者，调节心理：传染病患者心理压力大，他们担心无法治愈，还害怕会传染家人或他人，从而会产生焦虑、紧张、自卑等情绪。护理人员要充分体谅他们的处境，有针对性地做好心理护理。

（3）及时防控，造福社会：传染病的流行或暴发会给人类社会造成巨大损失和危害，及时控制传染病疫情，切断传播蔓延途径，保护易感人群，是防治传染病的关键。护理人员在工作中，应严格执行灭菌隔离制度，切断传染源；采取各种方式，向患者进行传染病防治方法宣教，让患者自觉接受消毒隔离等措施，防止交叉感染。

2. 艾滋病患者与性病患者护理的伦理规范要求 艾滋病、性病不仅危害个人健康，也殃及家庭，贻害后代，同时还危害社会。护理人员在面对他们时，需要以更加高尚的道德修养，帮助他们治疗和康复。

（1）公正宽容，扶正心灵：护理人员应摆脱世俗观念和偏见，一视同仁地关心爱护患者，认真检查、精心护理。护理人员有责任通过自己的言行改变社会对艾滋病或性病患者的歧视，帮助患者走出心理误区。

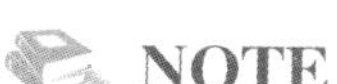

（2）尊重人权，保守隐私：艾滋病、性病患者与其他患者一样享有公民应有的医疗保健权利，护理人员要义不容辞地为他们提供护理服务，不能逃避或嫌恶，更不能歧视、挖苦、嘲弄或讥讽。护理人员应严格保守患者秘密，除依据相关法律法规及时将情况报告给卫生防疫部门外，不得向无关人员泄露患者病情。

（3）尊重科学，精心救护：对于艾滋病、性病患者的护理，医护人员应尊重科学，严格按照操作规程进行消毒隔离和护理技术操作，加强自身防护，防止交叉感染，但不能过分消毒、隔离，疏远患者，给患者的身心带来伤害。

第五节　康复护理伦理

一、康复护理的特点与内容

（一）康复护理的内容

康复护理是指根据对伤残者总的医疗计划，围绕全面康复的目标，通过护士与康复医师及相关的专业人员密切配合，对残疾、老年病、慢性病且伴有功能障碍者进行适合康复医学要求的专门护理和各种专门的功能训练，以预防残疾的发生与发展，减轻残疾的影响，进而达到最大限度地康复并使其重返社会的目的。在康复护理中，护士需在评价伤残者实际需要的基础上，制订康复护理计划，进而执行护理措施。

考点提示：康复护理的特点与内容。

（二）康复护理的特点

1. 协调性　当代康复医学要求全面康复，包括医疗康复、教育康复、职业康复和社会康复等。全面康复需要全社会各方面的参与，护士要与医师、工程技术人员、特种教育工作者、社会工作者、家庭成员等共同协作努力，才能使康复护理更有成效。

2. 整体性　当代康复医学包括身体康复、心理康复和社会适应性康复三个方面，康复护理已从躯体功能性护理向整体身心护理转变。伤残者除了有身体结构或功能不同程度丧失外，通常还伴有轻重不等的心理障碍。因此，在伤残者功能恢复过程中，除了要重视其躯体的康复外，还必须重视其心理的康复。对有轻度心理障碍的伤残者，护士要通过心理疏导、咨询，使伤残者恢复心理平衡和稳定，对有严重心理障碍的伤残者，护士还要配合心理医师、心理咨询师，运用心理咨询和治疗，减轻或消除心理障碍症状，使伤残者的心理状况得到改善，使之能适应社会生活和提高生活质量。

3. 连续性　伤残者的康复是一个慢性、长期的过程，住院期间无法达到完全康复，因此出院后还需要继续进行康复治疗，包括门诊治疗、社区治疗、家庭病床治疗和家庭康复指导等。随着护理的社会化，康复护理成为一个连续的纵向服务过程，护士积极地投入整个服务系统中，对促进伤残者最大限度地康复发挥着巨大的作用。

二、康复护理伦理要求

护士是伤残者功能恢复的主要指导者和训练者，护理效果的好坏直接影响到伤残者能否达到预期的康复目标，护士的行为应符合以下的伦理要求。

（一）同情、尊重伤残者

伤残者致残的原因分为两类：先天性残疾与后天性残疾。先天性残疾如先天性聋哑、智力发育不全等；后天性残疾如因疾病、意外事故等原因所致的伤残。后天伤残者不但躯体痛苦，而且由于中断了正常的工作、学习、生活，心理上更加痛苦。他们往往出现焦虑、恐惧、痛恨、愤

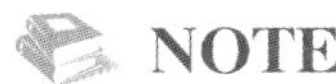

怒、烦躁不安等情绪反应，继而产生孤独感和自卑感，甚至导致人格障碍或神经症。护士在护理中应尊重他们的人格和权利，以亲切的语言、诚挚的态度，同情、理解、帮助他们，增强他们生活的勇气和信心，使之密切配合治疗，以尽快达到康复的目的。

（二）细致体贴，帮助伤残者

正常的生活活动，如洗脸、漱口、吃饭、穿衣、大小便等，对正常人来说轻而易举，但对伤残者来说却非常困难。因此，护士除了做好共性的日常生活护理外，还要有针对性地体贴帮助伤残者。如扶持视力不好、肢体残缺者如厕、散步；为视障人士读信、读报和代写书信；与聋哑人士、智力受损者耐心交谈，反复解释或用手势、纸笔表达意思；对长期卧床者要注意协助其变换体位，保持关节功能位置，防止压疮和失用性萎缩发生等。总之，护士要理解他们的困难，真心实意地帮助他们，增强其康复的信心。

（三）态度认真，尽职尽责

伤残者比一般患者护理难度大，因为治疗时间长，治疗效果显现缓慢，所以就要求护士必须具有强烈的责任心，尽职尽责地对待康复对象。护士首先要深入了解伤残者的疾病特征和该疾病最新护理知识，结合伤残者实际情况，在和医师、伤残者充分沟通后，选择一种护理方式进行护理。护理中要做到恢复一项、巩固一项，切不可露出急躁和信心不足的情绪，这会让伤残者产生灰心甚至是自弃的心理，从而影响伤残者的康复，严重者甚至会出现伤残加重或出现新的伤残的现象。护士以不怕苦、不怕脏、不怕累、乐观向上、尽职尽责的职业态度会使伤残者的身心功能得到最大限度的恢复、补偿和提高。

（四）坚持知情同意的原则

任何一项康复治疗的选择，都应让患者知情，并取得患者的同意。

三、自我护理伦理

（一）自我护理的含义

自我护理又称自理或自顾，是指个体为了维持生命、健康和舒适而进行的自我照顾活动。正常成人能主动护理自己，婴儿、儿童、老年人、患者和残疾人需要补偿护理。患者的自我护理能力有缺陷，就需要护士指导和帮助，帮助患者进行自我护理活动，协助某些患者改变自我护理方式，调整训练患者如何配合治疗。世界卫生组织指出：21 世纪，个体、家庭和社会在决定满足其健康需求方面将扮演重要角色，自我护理正成为一个发展趋势。

自我护理的提出与实践，使护士不仅在人们患病时帮助其减轻病痛、恢复健康，而且在人们没有疾病时还要帮助人们增强体质、预防疾病；不仅要为患者补偿自理能力的缺陷，而且还要帮助人们提高自理能力。自我护理也是护理道德深化与完善的重要内容。无论是在对自我护理在理论、观念，临床护理、教学上的探讨中，还是在临床实践的运用中，自我护理均显示出无法估量的潜力和实用性。从患者角度，它能够帮助调整患者生活行为向健康转向，在疾病状态下自我管理，有助于患者在医院、家庭、社会中的角色适应，保持良好的心态。从护士角度，它是护理患者的理论框架，扩大了护士在治疗、预防和保健中的作用，强调了护士业务水平的重要性，丰富了护士职业的内涵。

（二）自我护理的特点

1. 教育性 自我护理不仅要求护士脚踏实地为患者做好补偿服务，更重要的是要把自我护理的知识和实践技术传授给患者或健康人群，使健康人群能够应对不利于机体内外环境的变化，来维持和增进自己的健康活动；患者可以通过自我护理逐步恢复自主生活，适应社会活动的角色。自我护理的最终目标就是促进、维护和恢复个体的自理能力。因此，自我护理具有

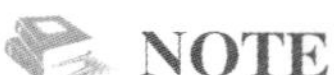

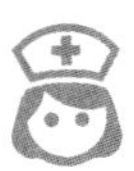

明显的教育性，即通过护士认真、耐心和反复地宣传自我护理的意义和指导自我护理的要领，并进行示教、验证，使人们理解、接受和掌握自我护理。

2. 协作性 对一个人的自我护理工作，绝不是护士一个人所能单独完成的。既需要本科室与其他科室护士的合作，又需要取得医师、营养技师、防疫人员、地段卫生人员等的支持与协作。如果其中任何一方不能与别人合作共事，就不能做好自我护理工作。

3. 渐进性 自我护理是一个长期的循序渐进的过程，要求护士的护理教育与辅导具有科学性、实效性。如随着儿童年龄的增长和患者疾病的康复，原来的自我护理缺陷，经过学习、锻炼或治疗已日益改善或修复，而护士的替代性护理也要相应递减，否则会形成依赖性，妨碍自我护理能力的培养。相反，操之过急、过早或过快增加自我护理责任，对儿童的发育或患者的康复也会带来不良影响。因此，护士要秉持科学的态度，坚持由浅入深、由简到繁的渐进性原则，因人而异，逐步让护理对象学会自我护理，帮助患者实现由替代护理向自我护理的转化。

4. 主体性 自我护理是人们在护士指导、帮助下的主体性护理活动，其目的是使人们从护理接受者逐步转变为自我护理者。因此自我护理离不开自我护理对象的密切合作和参与，护士只有充分调动护理对象的主观能动性，才能变被动为主动，使护理对象从护理接受者转变为自我护理者，达到自我护理的目的，取得较好的效果。强调自我护理的主体性并不意味着否定护士的主动服务态度、克服困难的意志和无私奉献精神的重要性。

（三）自我护理的伦理要求

1. 认真细致，高度负责 护士要做好护理对象的自我护理，要以高度负责的态度，认真履行职责。

（1）指导教会服务对象：将自我护理的操作方法教给服务对象，不断示教，反复检查验证，直到服务对象真正掌握。

（2）善于抓住良好时机：护理对象由替代护理转向自我护理是需要时间的，操之过急、病情尚未好转、盲目锻炼可能会造成伤害；相反，错过锻炼时机，则可能会降低患者完全恢复功能达到自我护理的可能性。

（3）谨防差错事故的发生：对具体情况的了解、自我缺陷的判定、护理计划的制订、具体措施的落实，以及对自我护理能力与效果的评价等都是一个细致而复杂的过程，护士必须认真负责地处理好每一个环节和步骤，要求一丝不苟，不可有半点马虎。例如，对安装心脏起搏器的患者，应嘱咐其出院后必须随身携带注明所安装起搏器的型号、主要性能指标、安装日期的卡片，并教会其加强心律监护，自数脉搏、心率，每天至少两次，发现异常立即就医等。

2. 一视同仁，耐心指导 自我护理中护士必须尊重服务对象的人格、意志和价值。特别是护士要调动服务对象的主观能动性，使其接受护理指导，密切与护士的合作，积极参与护理，从接受护理转变为自我护理。如果护士不一视同仁，不倾听服务对象的建议，不满足服务对象的要求，不给予服务对象亲切关怀和耐心指导，甚至语言冷淡、态度粗暴，则只能引起服务对象反感、产生抵触情绪、不听指导、不愿配合。特别是服务对象有病在身时，心理上较常人更加敏感，情绪波动大，甚至脾气急躁，护士不可斤斤计较，放弃帮助，更不可反唇相讥，顶撞斥责，否则会影响其身心健康。

3. 因人而异，切合实际 护士要遵循个体化原则，认真细致地收集服务对象的各种个性资料，以便全面掌握服务对象的生理、心理和社会情况并做出正确估计。护士在自我护理的诊断、协议、执行等方面，要做到因人而异。护士应以严谨的态度，对收集到的资料予以核实，并做出具体综合分析使护理计划切合服务对象的实际情况，以便取得自我护理的满意效果。

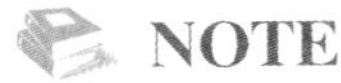
NOTE

4. 密切协作,提高质量 每个人的自我护理工作绝不是护士一个人所能单独完成的。达到患者的自我护理的目标,不仅需要患者的密切配合,而且需要护士与患者、患者家属,甚至与患者的单位领导相互协作。对一个健康的人来说,护士也需要与防疫人员、社区卫生保健人员等密切配合与协作。从一定意义上说,自我护理是一个复杂的社会工程,护士必须树立“大卫生观念”,争取多方面的支持、帮助和参与,主动与他人共事协作。只有这样才能帮助服务对象做好自我护理的工作,并不断提高自我护理的质量。

本章小结

临床护理工作是医疗卫生工作的重要组成部分,是在临床护理工作中用以协调护理人员与护理对象以及其他医护人员关系的行为规范总和。它是护理伦理学的基本原则和规范,在临床护理实践中的具体运用和体现,对保证和提升临床护理质量有重要意义。因护理岗位、护理对象不同,不同护理人员的角色、功能和伦理道德要求在共性基础上又有一定差异。临床护理伦理主要包括基础护理伦理、整体护理伦理、心理护理伦理、专科护理伦理、特殊护理伦理、康复护理伦理等,不同岗位护理人员应遵守相应的职业道德规范及伦理要求,以更快、更好地帮助患者战胜疾病、减轻痛苦、恢复健康。

案例讨论

案例讨论提示

能力检测

一个寒冬的深夜,一个中年男子醉酒后躺在马路上,很长时间里都没人管。一个年轻人发现他快被冻僵了,便把他送到某医院急诊室,然后便欲离去。护士接诊后不让这个年轻人离开,要求他交完住院押金后再走,并需要留下联系方式。年轻人很不高兴地说:“我与他无亲无故,只是看他快被冻死了才好心把他送来。他被抢救过来后自然会付费,我凭什么要替他交押金?我没有这个义务!”

请思考:

1. 如何评价案例中年轻人的所作所为。

2. 你认为案例中护士的行为是正确的还是错误的,理由是什么?

(秦 倩)

第六章　公共卫生健康服务伦理

本章 PPT

学习目标

1. 知识目标：掌握社区卫生服务、健康教育、家庭病床、突发公共卫生事件应急处置、社区急救护理伦理要求。

2. 能力目标：学会运用相关理论分析各种护理伦理问题。

3. 素质目标：在掌握理论知识的基础上，形成较好的解决实际临床问题的能力。

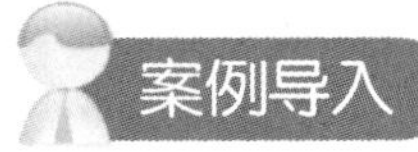

案例导入提示

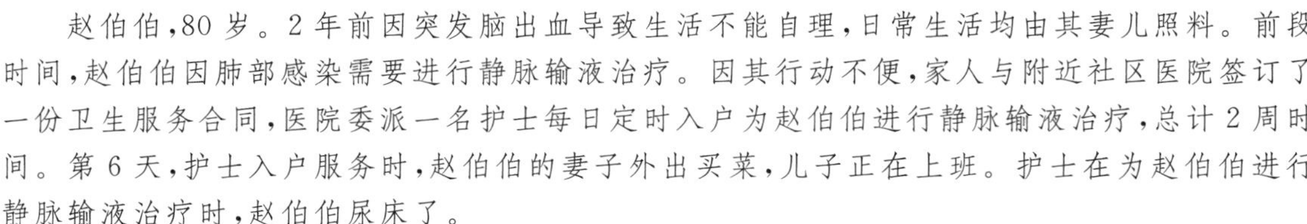

赵伯伯，80 岁。2 年前因突发脑出血导致生活不能自理，日常生活均由其妻儿照料。前段时间，赵伯伯因肺部感染需要进行静脉输液治疗。因其行动不便，家人与附近社区医院签订了一份卫生服务合同，医院委派一名护士每日定时入户为赵伯伯进行静脉输液治疗，总计 2 周时间。第 6 天，护士入户服务时，赵伯伯的妻子外出买菜，儿子正在上班。护士在为赵伯伯进行静脉输液治疗时，赵伯伯尿床了。

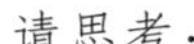

请思考：

试运用社区卫生服务护理伦理分析护士应如何做。

随着医学模式的转变，社会老龄化的加剧及现代护理的发展，护理工作与社会的联系越来越紧密。护理工作正在走出医院，走向社会。探讨社区卫生服务、突发公共卫生事件应急处置、家庭病床、康复等所涉及的护理伦理问题，对于护理人员做好公共卫生健康服务十分重要。

第一节　健康教育服务伦理

一、健康理念与健康责任

（一）健康理念

现代健康理念，即“大健康观”理念，是强调生物、心理、社会、道德及生态和谐，遵循健康行为和生活方式；实现身体健康、心理健康、履行社会责任的能力健康、道德健康，以及整体的、全面的全社会健康。随着社会进步，人们对健康的认识逐步深刻。1948 年，世界卫生组织（WHO）首次提出三维健康的定义：健康是一种心理、躯体和社会适应的完美状态，而不是没有疾病和虚弱的状态。1990 年，世界卫生组织将四维健康定义为：生理健康、心理健康、社会适应和道德完善的良好状态。这是对健康较为全面、科学、完整、系统的定义，说明健康不仅涉及人的躯体方面，也涉及人的精神方面。现代健康指的是整体健康，而不仅仅是没有疾病。

（二）健康责任

健康既是一项权利，又是一项责任，包括以下内容。

NOTE

1. 健康的自我责任 健康的自我责任意味着个体应选择一个健康的生活方式，在个体能够合理控制的范围内减少健康风险因素。当个体患病时，应充分认识到患病是不符合社会需求的一种状态，并尽可能地寻求和利用医疗服务，把康复作为己任。

2. 健康的社会责任 社会责任是公民超越于利己行为之外的职责行为或者利他行为。就健康而言，公民的社会责任主要体现在以下几个方面。首先，积极参加与人群健康有关的社会公共活动，如参加植树造林的环保活动、戒烟的宣传教育活动、艾滋病防治活动等；其次，不进行危害他人健康行为的举动，不侵犯他人的健康权益，如不乱丢垃圾、不随地吐痰、乘坐公共交通工具时配戴口罩等。

3. 健康的政府责任 政府是全民健康管理的责任者。为进一步落实《"健康中国2030"规划纲要》，围绕健康中国建设，国务院发布了《健康中国行动(2019—2030年)》等文件，其核心是将"国民健康"定位为政府主导、政府推进、考核政府业绩。政府应当制定公正合理的卫生法律法规及各项规章制度，保证各项卫生事业有法可依。政府应该把增进人民健康作为卫生工作的首要目标，组织实施健康教育，促进公民建立良好的生活习惯。

二、健康教育的含义与内容

(一) 健康教育的含义

健康教育是有计划、有组织、有系统的社会教育活动，使人们能自觉采纳有益于健康的行为和生活方式，消除或减轻影响健康的危险因素，预防疾病，促进健康，提高生活质量，并对教育效果做出评价。通过健康教育，能帮助人们了解哪些行为是影响健康的，并使人们自觉选择有益于健康的生活行为方式。

(二) 健康教育的内容

我国国家基本公共卫生服务规范指出，国家公共卫生健康教育主要包括：宣传普及公民健康素养；开展健康生活方式和可干预危险因素健康教育；开展重点人群健康教育；开展重点疾病健康教育；开展公共卫生问题健康教育；开展公共卫生事件应急处置健康教育；宣传普及医疗卫生法律法规及相关政策。

三、健康教育服务对护理人员的伦理要求

在健康教育工作中，护理人员应遵循以下伦理要求：积极参与有利于健康教育的公共政策的制定，支持环境的创建和卫生保健体系的建立；履行法律义务，充分利用一切机会和场合积极地开展健康教育；将健康教育工作渗透在日常卫生保健工作中；不断积累并完善自我，以科学态度和公众易于接受的形式开展健康教育工作。

第二节 生态环境伦理

一、生态环境伦理的特点与原则

人和自然界其他生命是相互依赖的，人类是自然界的一部分，和自然界的其他生命有着不可分割的联系。

(一) 生态环境伦理的特点

1. 时代性 由于科技的不断进步，高科技对人类生存环境提出了强烈挑战，这些环境问题具有时代的紧迫性。

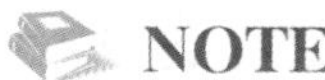

2. 整体系统性 生态环境伦理观要求人类热爱大自然,这种伦理规范不只是个体的伦理规范,更是一个整体的伦理规范。生态环境伦理观要求实现人与自然协调发展,这涉及一个国家甚至全人类的道德责任与义务,需要所有人类的共同协作。

3. 超前性 当今生态环境伦理观将爱护环境置于高新技术的开发研究之中(甚至是之前),将热爱环境的思想提升为道德上的自律行为。这有利于克服那种先污染、后治理,边发展边污染、边治理的传统工业化模式带来的弊端。

4. 可持续发展性 这种新伦理观的时代性、整体系统性和超前性本质上取决于它的可持续发展性,可持续发展性是科技时代生态环境伦理观的灵魂与精髓。

(二) 生态环境伦理的原则

1. 环境正义原则 环境正义就是在环境事务中体现出来的正义。我们应当公平地分配那些由公共环境提供的资源,共同承担发展经济所带来的环境风险;比如污染了环境的个人或团体应当为污染的治理负责,如提供必要的资金,而因他人的污染行为而受到伤害的人,应当从污染者那里获得必要的补偿。

2. 代际平等原则 人类社会是一个由世代相传的不同代人组成的道德共同体。关心后代,给后代留下一个功能健康的生态环境,是我们对后代所负有的基本义务。

3. 尊重自然的原则 尊重自然是科学理性的升华。人是自然生态系统的一个重要组成部分。自然系统的各个部分是相互联系在一起的;人类的命运与生态系统中其他生命的命运也是紧密相连、休戚相关的。人类对自然的伤害实际上就是对自己的伤害,对自然的不尊重实际上就是对自己的不尊重。

二、人类生态环境的危机与主要表现

生态环境是人类社会存在、发展、演变的重要环境因素,生态环境日益恶化是当今人类面临的全球性问题之一,越来越多的迹象表明,生态环境危机将成为 21 世纪人类生存与发展的最大威胁。

(一) 植被遭破坏导致生态系统失衡

目前对植被的破坏最主要体现在对天然植被,尤其是对森林的破坏。对森林和草原的破坏,造成全球性的生态失调,土壤遭到侵蚀,水土流失,沙漠化面积每年扩大 600 万公顷以上。此外,植被破坏还造成野生动植物资源损失和抵御自然灾害能力的降低。

(二) 生产、生活的废弃物造成的环境污染导致生态系统失衡

随着现代生产规模的不断扩大,城市化急剧扩张,城市人口急剧膨胀,越来越多的生产和生活的废弃物排入生态环境,其中有许多是有毒有害的物质。它们进入生态系统的物质循环,有的在食物链中转移和富集,产生了十分严重的生态后果。环境污染使有的地区的生态平衡被打破,不仅危及生物的生存,还影响人体健康,有的甚至具有全球性危害。如大气中碳排放量的增加,臭氧层遭到破坏等。

(三) 建造大型工程导致生态系统失衡

现代社会,巨大的生产力、先进的科学技术使改造地球的面貌具有全球性特点。如大型水利枢纽工程、城市建设、铁路和公路兴建,以及大型矿山特别是露天矿藏开发等,都可能引起生态条件的变化。

(四) 引进物种导致生态系统失衡

一个地区的生态系统结构,主要取决于其自然条件。生物与环境经过千百年的相互作用,生物对环境的长期适应和改造,形成了最优的生态系统结构和功能,建立了自然界完美和谐的

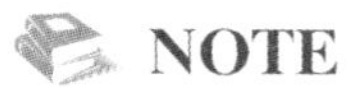

秩序。人们有意或无意地把某一生物物种从一个地区引进到另一个地区，就可能破坏该地区的生态系统，产生预想不到的后果。

三、自然环境的伦理原则

（一）伦理关怀原则

将伦理关怀的对象由人与人的伦理关系延伸至人与动物、植物和整个自然界，扩大了伦理关怀的范围。传统的人际伦理关系无法解决资源稀缺、生态失衡和环境污染带给人与自然的关系问题。因此，将伦理关系扩展到自然生态环境，既是可持续发展的需要，也是完善人的意识形态的需要。

（二）和谐平等原则

打破人类中心主义的价值取向，克服人类利己主义，明确人与自然界的关系，肯定动物、植物和整个自然界的内在价值。

（三）生态文明原则

确立“生态文明观”，并将“生态文明”作为现代文明的一种崭新形态。生态文明是以生态伦理作为核心价值，依据特定的标准而提出来的，以生态文明观来看待人与自然的关系。生态文明是可持续发展的文明，而生态可持续发展文明的基础和核心就是生态伦理。

四、社会环境的影响因素与伦理道德要求

（一）社会环境的影响因素

社会环境，就是对我们所处的社会政治环境、经济环境、法治环境、科技环境、文化环境等的综合。社会环境对我们的职业生涯乃至人生发展都有重大影响。狭义上的社会环境指人类生活的直接环境，如家庭、劳动组织、学习条件和其他集体性社团等。社会环境对人的形成和发展进化起着重要作用。

社会环境的构成因素是众多而复杂的，主要有以下因素。

1. 政治因素 政治因素包括政治制度及政治状况，如政局稳定情况、公民参政状况、法治建设情况、决策透明度、言论自由度、媒体受控度等。

2. 经济因素 经济因素包括经济制度和经济状况，如市场经济发展程度、媒介产业化进程、经济发展速度、物质丰富程度、人民生活状况等。

3. 文化因素 文化因素包括教育、科技、文艺、道德、宗教、价值观念、风俗习惯等。

4. 信息因素 信息因素包括信息来源和传输情况，信息的真实性和公正程度，信息爆炸和污染状况等。

（二）社会环境的伦理道德要求

1. 牢固树立人与自然和谐共生的观念 要充分认识到自然界是包括人类在内的一切生物的摇篮，是人类赖以生存和发展的物质基础。必须明确，善待自然就是善待自己，保护自然就是保护人类，建设自然就是造福人类。在人与自然的关系上，不能只讲索取不讲投入，只讲利用不讲建设。人的一切活动都要自觉遵守环境伦理要求，维护生态平衡，保护自然环境，从而真正实现人与自然的和谐共生，实现人类社会与自然界的物质、能量、信息的良性发展。

2. 树立绿色新观念，努力实现经济发展与环境保护双赢 转变经济发展方式要求经济发展充分考虑环境和资源的承载和承受能力，坚决杜绝“竭泽而渔”“杀鸡取卵”式的毁灭性的开发和开采，尽快推行绿色 GDP 制度，建立绿色国民经济核算体系以及生态环境的补偿机制。在经济活动中必须确立环境有价、资源有价、生态有价的绿色新观念。积极转变经济发展方

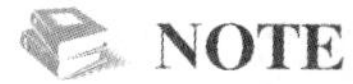

式，努力实现经济发展和人口、资源、环境相协调，从而推动整个社会走上生产发展、生活富裕、生态良好的文明发展道路。

3. 培养科学、文明、健康的消费方式 消费不仅是一种经济行为，更是一种道德意义上的社会行为。世界上的任何资源都是人类社会整体生存和发展所依赖的条件，而自然资源是有限的，对资源的浪费意味着对他人和后代生存权利的剥夺。要在全社会培养人人节约资源的社会风尚，依靠科技进步努力推进资源利用方式的优化，不断提高资源利用的经济、社会和生态效益。

第三节　疾病防控护理伦理

一、预防保健服务的特点与伦理要求

（一）预防保健服务的特点

1. 群众性和社会性 预防保健工作的群体性，使预防保健工作的开展单纯依靠预防保健人员是远远不够的，还需要全社会的重视、支持和参与。随着全球化、信息化和网络化的发展，人员的交往和流动更为频繁，以至于任何一个国家单独采取对一些重大传染性疾病的防治措施都难以可靠、有效地控制疾病的发生、传播和保证人群的健康安全。预防保健需要全人类的共同协作，预防保健工作已经进入了全人类预防的时代。如 2003 年的 SARS 病毒疫情、2004 年的禽流感病毒疫情、2014 年的埃博拉病毒疫情，就是在全世界多个国家医学专家协同配合下，有效地控制了其全球性的蔓延。因此，群众性和社会性是预防保健服务的突出特点之一。

2. 政策性和法规性相结合 预防保健工作中的一些措施是通过执行各项政策法规来实现的。如食品卫生法、环境保护法、水污染防治法等。如果没有这些法规与条例作为政策保障，对有些单位和个人的违法行为就缺乏监督和执法的依据，对这些单位和个人也就没有约束力，因此政策性与法规性相结合是做好预防保健工作的法律基础和保障。

3. 复杂性和挑战性相结合 预防保健工作是非常艰巨而复杂的，极具挑战性。首先工作范围非常广泛，涉及城市乡村、陆地海洋、空气水土、药品食品等多个方面。就工作性质和内容而言，也是十分复杂的，既要搞好预防，又要抓好疾病的治疗与预后；既要防治传染性疾病，又要防治严重危害人类健康的非传染性疾病。其次工作环境复杂，预防保健人员无论是在严寒酷暑，疾风骤雨的天气下，还是面临地震、泥石流等自然灾害时，都不能停止预防保健工作，都要进行现场调研、监督化验、投药消毒、预防接种、健康宣教等。

预防保健工作虽然苦累烦琐，但是成效却不明显，往往不被人们所理解，甚至被人们误解和歧视。这就需要广大预防保健人员具有高尚的医学道德，不畏艰险，知难而进。

（二）预防保健服务的伦理要求

预防保健工作的重要性要求预防保健人员必须提高对预防保健道德的认识，加强预防医学道德的修养。预防保健工作的性质和职业特点决定了其伦理要求，主要表现在以下几个方面。

1. 尽职尽责，忠于职守 预防保健工作的根本宗旨就是为人民群众的身心健康负责，是一项直接关系到全社会共同利益的事业。要求预防保健人员要尽职尽责，忠于职守，不畏艰苦，任劳任怨，全心全意地开展工作。同时还要与时俱进，不断进取。

2. 严格执法，公正无私 依法开展预防保健工作促进人类健康，严格遵守各项卫生法规条例。这些法规条例反映了人民群众的现实利益和长远利益，是做好预防保健工作的根本

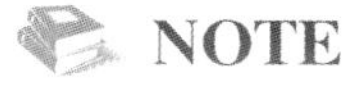

保证。

3. 高度负责，无私奉献 预防保健工作从宏观和发展的观点来看，是一项正在不断完善并发展得更适应人类需要的新兴事业，它直接关系到全社会的共同利益。为此，预防保健人员要本着认真负责的态度，自觉地履行应尽的责任，踏踏实实地完成各项工作。预防保健人员只有不断提高道德修养，保持对职业的热爱，有对工作高度负责和无私奉献的精神，才能做好预防保健工作。

4. 服务大众，坚持公益 预防保健人员直接面对广大人民群众，对社会承担道德责任。因此，在处理各种利益关系时，要做到个人、小团体利益服从全社会利益；局部利益服从全局利益；眼前利益服从长远利益。预防保健工作要从全社会整体利益出发，深入群众，进行健康状态和疾病的普查调研，进行预防接种，主动向上级报告疫情，尤其是重大疫情更要及时上报。

二、疾病控制的护理特点与伦理要求

疾病控制是指降低疾病的发病率和患病率。疾病控制的护理工作主要集中在慢性病控制方面，如心脑血管疾病、糖尿病、高血压等，以及急性传染病的控制方面。

（一）疾病控制的护理特点

1. 护理内容广泛 疾病控制的护理会面临各种各样的综合性问题，轻重症患者都有，且对患者要做全面的护理工作，包括辅助治疗、生活护理、心理护理、健康教育等，护理内容广泛且任务繁重。

2. 对人群负责的群众性 疾病控制护理的服务对象在多数情况下是健康人或受到感染威胁的人，护患关系不如医院那么直接、密切。护理人员为人群所做的工作都与人群生活的环境密切相关，一般根据可能产生疾病的各种因素采取相应措施，防止某种疾病在该地区人群中的流行。因此，护理人员要坚持群众路线，一切为了群众的切身利益着想，自觉履行社会道德义务。

3. 需要注意患者的心理护理 例如进行慢性病控制的患者多半为年纪较大者，年迈体弱，行动不便，特别是一些心脑血管疾病、偏瘫患者，生活不能自理，往往情绪低落、悲观，对康复失去信心，且认为自身增加了家庭负担，故产生心理障碍。护理人员需要深入了解患者的心理活动，创造良好的沟通氛围，及时排除不健康的心理因素，解决其心理问题，增强其战胜疾病的精神力量。

（二）疾病控制的护理伦理要求

1. 一视同仁，平等待患 护理人员要平等对待每一位患者，不以患者的职业、身份地位、经济状况等的差别而区别对待，不以任何借口拒绝或否定他们的合理要求，要急患者所急，想患者所想，帮患者所需，提供热情周到的服务。体谅和理解患者因受疾病痛苦而表现的急躁、冷漠、不配合等行为，向患者做耐心的解释和心理疏导。尊重每一位患者的人格，保护每一位患者的权益，尊重患者的人格权、隐私权。

2. 勤奋学习，精益求精 疾病控制护理内容的广泛性要求护理人员不仅应有专业知识，还应具备多学科知识，如心理学、社会学、预防医学等。护理人员不仅要经常学习一些新知识、新方法、新技术，不断提高自己的技术水平，不断提高服务认识，积极进取，还要有随机应变的能力，能够在病情突变的情况下，果断地采取应急措施，恰当地处理病情；护理人员应掌握不同年龄段的患者在各种疾病中的临床特点和护理措施。

3. 团结协作，善解矛盾 护理人员要深入到群众的生活、工作、学习环境中，开展健康监测和监督工作，需要诚恳耐心地为千家万户查病、防病，取得群众的合作与支持，团结协作。

4. 实事求是，科学严谨 实事求是是护理人员必须遵守的一项准则，要求疾病控制护理

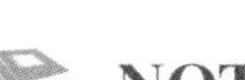
NOTE

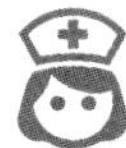

人员一丝不苟地做好本职工作。如果护理人员缺乏实事求是、科学严谨的态度，就有可能在具体操作过程中发生差错，甚至隐瞒疫情的真实情况，给人民群众的健康造成危害。

第四节　突发公共卫生事件应急护理伦理

一、突发公共卫生事件的含义及突发公共卫生事件应急护理特点

（一）突发公共卫生事件的含义

突发公共卫生事件是突发事件中的一种特殊类型。根据我国《突发公共卫生事件应急条例》，突发公共卫生事件是指突然发生，造成或者可能造成社会公共健康严重损害的重大传染病疫情、群体性不明原因疾病、重大食物和职业中毒以及其他严重影响公众健康的事件。

（二）突发公共卫生事件应急护理特点

突发公共卫生事件应急护理具有以下几个特点。

1. 社会性　突发公共卫生事件发生后，往往会造成人们的心理恐慌。如果处置不当，使突发公共卫生事件的发展方向不确定，除扩大损失，还有可能扩大范围，严重威胁人们的生命健康，引起人们的心理恐慌。护士应当沉着冷静，运用自己所掌握的专业知识，向人们解释说明公共卫生事件的性质和特征，积极宣传防治知识和应对措施，努力消除人们的心理恐慌，维护生活秩序和社会稳定。

2. 群体性　突发公共卫生事件中受灾遇难的人数往往比较多，涉及面广，呈现出群体性。

3. 风险性　突发公共卫生事件的护理具有高风险性。突发公共卫生事件发生后，医护人员往往是较先进入事件现场的救援人员之一。由于突发公共卫生事件往往突如其来，具有不可预测性，因此无论是中毒、疫情、安全事故还是群体性不明原因疾病，直接接触现场都是一项极具危险性的工作。如在抗击新冠肺炎的过程中，许多医护人员都被传染，甚至献出了宝贵的生命，医护人员承受着巨大的生理和心理压力。

4. 紧迫性　人们也许能对突发公共卫生事件的发生做出肯定判断，但是对事件发生的时间、地点、严重程度等难以准确把握。公共卫生事件突发时，人们往往毫无防备，伤病员集中，数量大，情况严重。救治工作是否及时、准确，不仅直接影响到患者的安危和高危人群的健康，而且也关系到社会的安全与稳定。在突发公共卫生事件的应急护理中，医护人员必须快速决策、紧急施救、及时控制现场并进行有效预测。

5. 协作性　突发公共卫生事件的处理是一项复杂的工作，需要在政府的领导下，多部门、多专业相互支持和协作。在突发公共卫生事件的应急护理中，医护人员不仅面临现场抢救和现场控制的紧急任务，还要协调配合其他部门的工作。

6. 责任性　在突发公共卫生事件中，受害人员的医疗救护、现场控制等一系列措施，是突发公共卫生事件应急处理的重点。按照完善的应急处理工作程序和规范、迅速、有效地处理公共卫生事件，同时采取有效控制措施，对现场进行应急控制和消除致病、中毒、污染等因素，最大限度地减少危害，消除影响，对保护公众健康和安全都起着重要的作用。

二、突发公共卫生事件应急处置的原则与护理伦理要求

（一）突发公共卫生事件应急处置的原则

1. 积极抢救　当发生严重威胁公众生命安全的自然灾害、公共卫生事件时，护士应当服从县级以上人民政府卫生主管部门或所在医疗卫生机构的安排，立即奔赴现场或临床一线，全

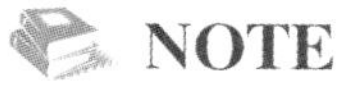

力参与伤病员的救治，决不能推诿、逃避或耽误抢救工作。对发生自然灾害、公共卫生事件等严重威胁公众生命安全及健康的突发事件，不服从安排参加医疗救护的护士，县级以上卫生行政部门可根据情节严重程度，给予警告、暂停执业活动或吊销护士执业证书等处罚。

2. 妥善处理 突发公共卫生事件发生后，医疗卫生机构应当服从突发事件应急处理指挥部的统一指挥，相互配合、团结协作，集中力量开展相关的调研工作；提供医疗救护和现场救援，对因突发事件致病的就诊伤病员必须接诊治疗，对需要转送的伤病员，应当按照规定将伤病员及其病历记录的复印件转送到接诊的或者指定的医疗机构；采取各种有效措施积极防止交叉感染，对传染病患者密切接触者采取医学观察措施，收治传染病患者、疑似传染病患者时，应当依法报告所在地的疾病预防与控制中心。接到报告的疾病预防和控制中心应立即对可能受到危害的人员进行调查，根据需要采取必要的控制隔离措施，以防止疫情扩散蔓延。

（二）突发公共卫生事件应急处置的护理伦理要求

突发公共事件涉及公共卫生、急救医学和急救护理学三个领域。在突发公共卫生事件的应急护理中，护士应遵循以下几个方面的伦理要求。

1. 救死扶伤，甘于奉献 在突发公共卫生事件应急护理中，护士往往身处危险和艰苦的工作和生活环境，有时甚至威胁到自身的生命安全。这就要求护士应具有高度的责任心和自我牺牲精神，始终把患者和广大人民群众的生命安危和健康利益放在首位。

2. 大局为重，先公后私 社会主义的集体原则认为集体利益与个人利益是辩证统一的关系。在突发公共卫生事件中，个人为了维护社会大众的最大利益，可能需要放弃或者牺牲自己的一部分利益，最大限度地防止突发公共卫生事件的扩大。

3. 沉着应对，科学处置 面对突发公共卫生事件，医护人员要沉着应对，科学处置。在突发公共卫生事件发生时，会在短时间内出现大批的患者，在忙乱的工作环境中不仅要求护士技术精湛，而且要临危不乱、头脑机警、动作敏捷，及时处理各种突发事件。

4. 密切配合，团结协作 突发公共卫生事件的应对处理是一项复杂的社会工程，需要各部门的相互支持、协调和共同处理。在突发公共卫生事件的应急护理中，护士应与各部门及其他专业人员密切配合，团结协作，共同应对。

第五节　社区卫生服务伦理

公共卫生是关系到一个国家或一个地区人民群众健康的公共事业，在公共卫生服务实践中，必须坚持“预防为主”的卫生工作方针，预防疾病比治疗疾病对促进人类健康具有更深远的意义。预防保健工作在现代社会中的重要性不断提高，也是疾病防控的必然趋势和客观需求，要求医护人员必须提高对预防保健道德的认识，并自觉遵守。

社区卫生服务是城市、农村公共卫生和基本医疗服务体系的基础，也是促进社会公平、维护社会稳定、构建和谐社会的重要内容，要求护士必须具备大局意识和法治观念，较强的应急处理能力、沟通组织协调能力、有效的防护能力和心理护理能力，同时要求护士必须遵循相应的伦理原则。

一、社区卫生服务的含义与特点

（一）社区卫生服务的含义

社区卫生服务是一项综合性的社区范围内的卫生服务，是指社区内的卫生机构及相关部门根据社区内存在的主要卫生问题，合理使用社区的资源和适宜的技术，主动为社区居民提供

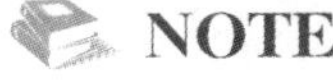

的基本卫生服务。社区卫生服务主要面向城乡基层,提供基本卫生服务,包括初级卫生保健,其目的是防治疾病,增进健康,提高生命质量。社区卫生服务主要对象包括健康人群、亚健康人群、高危人群、重点保健人群、患病人群和残障人群。

（二）社区卫生服务的特点

1. 普及性 社区卫生服务是维护居民健康的第一道防火墙。社区卫生服务的对象不是某一个体,而是社区内的全部人群,社区内的每一户、每个人都是服务的对象。社区卫生服务是把辖区内的全体居民作为服务对象,以全体居民充分参与、支持与合作为基础,具有广泛的群众性和普及性。

2. 全程性 生产力的发展、生活水平的提高和医学科学的进步使人类的寿命普遍延长,人类由出生到死亡的全过程都需要得到保健护理。人类的卫生保健工作随着生命的延续而延续,这种服务是长期的、持久的、相对固定的一种责任,贯穿于每个人生命的全过程。因此,社区卫生服务具有全程性的特点。

3. 综合性 社区卫生服务的重点是预防疾病,通过开展预防接种、卫生运动、妇幼保健,组织体育锻炼、健康知识宣传和图片展览等健康教育活动,提高民众的自我保健意识,增强体质。社区卫生服务是一项综合性的服务,它的服务范围包括个人、家庭和社区;服务对象包括社区内的所有居民,不分性别、年龄和民族,既包括患者,也包括亚健康和健康人群;服务内容包括健康促进、疾病预防、临床治疗和康复护理等,并涉及生理、心理和社会文化等各个方面。因此,社区卫生服务具有综合性的特点。

4. 连续性 社区卫生服务贯穿于生命的准备阶段直至生命结束的全过程,覆盖生命的各个周期以及疾病发生、发展的全过程,不分时间、地点和对象;社区卫生服务不会因某一健康问题的解决而结束,而是根据生命各周期及疾病各阶段的特点及需求,提供针对性的服务,故社区卫生服务具有连续性的特点。

5. 可操作性 社区卫生服务具有可操作性的特点。社区医护人员既是卫生保健服务的提供者,同时也是服务对象的朋友和咨询者,是社区成员之一,使社区居民乐于接受社区卫生服务。社区卫生服务的实践表明,门诊患者和住院的慢性病患者中多数可以在社区得到医治和护理,实现患者的合理分流转诊,可以为患者节省大量的医疗费用,提升社区居民就医便捷度和满意度。

6. 合作性 社区卫生服务机构需要与各级医疗保健部门及该社区所在的政府部门,乃至社区内个人、家庭、团体进行密切合作,提供各种健康服务,如患者的访视、出诊、转诊、健康教育、健康咨询以及社区内环境的综合治理等,否则难以为社区居民提供必要的基本卫生服务。因此社区卫生服务具有合作性的特点。

二、社区卫生服务的内容与方式

社区护士的职责有别于医院护士,工作重点应是更多地参与社区范围的预防、保健、医疗、康复、健康教育、计划生育技术指导“六位一体”的基本卫生服务工作。社区卫生服务的内容与方式如下:①参与社区防治工作,负责辖区内人群相关信息的收集、整理及统计分析。了解社区人群健康状况及分布情况,注意发现社区人群的健康问题和影响因素,参与对影响人群健康不良因素的监测工作。②参与对社区人群的健康教育与咨询、行为干预和筛查、建立健康档案、高危人群监测和规范管理工作。③参与社区传染病预防与控制工作,参与预防传染病的知识培训,提供一般消毒、隔离技术等护理技术指导与咨询。④参与完成社区儿童计划免疫任务。⑤参与社区康复、精神卫生、慢性病防治与管理、营养指导工作。重点对老年患者、慢性病患者、残疾人、婴幼儿、围产期妇女提供康复及护理服务。⑥承担诊断明确的居家患者的访视、

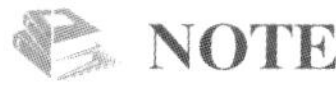

护理工作，提供基础或专科护理服务，配合医师进行病情观察与治疗，为患者与家属提供健康教育、护理指导与咨询服务；⑦承担就诊患者的护理工作；⑧为临终患者提供临终关怀护理服务；⑨参与计划生育技术服务的宣传教育与咨询。

三、社区卫生服务的伦理要求

（一）服务周到，平等待人

在社区开展各项卫生服务工作，每天都要面对广大居民，而居民的文化、道德水平以及对卫生服务工作的认识等都有很大差异。作为从事社区卫生服务工作的护士，应有较高的道德修养水平，面对不同服务对象，无论地位高低、权力大小、关系亲疏、容貌美丑或信仰、民族不同等，都应一视同仁、平等对待。无论对方态度、举止如何，都应礼貌相待，做好本职工作。对任何服务对象的合理要求和愿望都应当予以尊重，在医护条件许可和力所能及的范围内都应给予满足，如果不能满足，要进行耐心细致的解释和说明。

（二）钻研业务，提升水平

社区卫生服务是综合性服务，护士的服务对象是社区内的全体居民，既包括健康人群、亚健康人群，也包括患者，并且社区人群的健康需求各不相同，患者的病种和病情也千差万别，护士所面临的情况不像在医院工作那样分科很细，必须掌握全科性的保健知识，既要有社区卫生服务的专业知识，也要有社会科学知识和交叉学科知识；既要掌握社区卫生服务基本理论，也要掌握基本技能，才能做好工作。因此，从事社区卫生服务的护士应拓宽知识面，刻苦钻研业务，丰富专业知识，提高护理技能。

（三）任劳任怨，甘于奉献

社区卫生服务以预防为主，预防工作的效益具有延期性，不同于在医院里治疗和手术后具有立竿见影的效果，所从事的医疗护理工作不容易被理解和支持，甚至有时会遇到冷言冷语、不配合甚至抵触的情况。因此，社区护士应具备任劳任怨、甘于奉献的服务品德，不图虚名，不牟私利，认真踏实地做好每一项工作。

（四）严格要求，认真负责

社区卫生服务工作中，护士要加强自律、慎独修养，以科学严谨的态度对待任何事情。严格执行各项规章制度，确保工作效果、杜绝差错事故。如各种治疗措施要严格执行操作规程和遵守无菌操作技术；对危重患者及时做好转诊工作。

四、社区急救护理的伦理要求

由于急救患者和急救护理的特点，社区护士在面对急救患者时应遵循以下伦理规范。

（一）急患者所急，争分夺秒

在急救工作中，患者病情危重，抢救分秒必争。因此，护士要牢固地树立“时间就是生命”“抢救就是命令”的观念，时刻突出一个“急”字，做到急患者之所急，尽量缩短就诊的时间；要坚守工作岗位及时做好各项准备工作，养成准确、敏捷、冷静、果断的作风，配合医生做好抢救工作；同时，要密切观察病情变化，能应对各种突发事件，以保证患者的抢救成功。

（二）不计风险，敢于负责

急危重症患者救治常常要冒一定风险，承担一定责任。护士应以患者生命为重，千方百计抢救患者的生命。同时，护士还要从社会公益出发，对可疑人员或有疑问的患者，要及时向相关部门反映；遇有交通事故或有法律纠纷的患者，要公正地反映病情；对待意识不清的患者，要有慎独精神，做到服务周到。

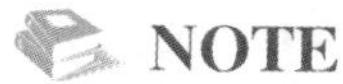

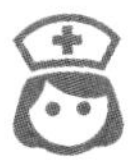

（三）尊重生命，发扬人道主义精神

急救中往往会碰到一些特殊的患者，如自杀患者、打架斗殴受伤的患者等，对待这些特殊患者，护士应发扬人道主义精神，积极予以抢救护理，不能歧视、挖苦和讽刺。

（四）精诚团结，密切配合

急危重症患者的抢救，往往需要医护人员相互协作，共同完成。所有参加救治的人员都要精诚团结、密切配合、相互理解、相互支持，共同担负起抢救患者的重任。如果相互埋怨，相互推诿，就会造成严重的后果。

五、家庭病床护理的伦理要求

家庭病床护理是医疗部门对适合在家庭环境条件下进行检查、治疗和护理的患者，在其家庭就地建立病床进行护理，是我国家庭护理的主要服务形式，其本质就是延续性护理，患者在家庭同样得到心理、生理、社会等方面的支持。

家庭病床护理的伦理要求主要包含以下几点。

（一）热情服务，遵守礼仪

家庭病床要求护士面向社会，深入家庭。护士在工作中必然面临各种家庭，不管患者社会地位、经济条件和背景如何，都应平等对待，以患者利益为重。护士应尊重患者的价值观、宗教信仰、风俗礼仪和行为习惯，切记不要违背患者及其家属的禁忌，热情地对待每一位患者，理解患者的疾苦，为每一位患者提供热情周到的护理服务，保障其平等的基本医疗保健权。

（二）信守承诺，准时到位

家庭病床的患者采取分散管理，距离远近不同，护士上门服务往往也是单独行动的。护士要随时为患者着想，严格要求自己，严格执行护理计划。护士在进行上门服务时，除不可抗拒的因素（如自然灾害等）外，必须信守诺言，遵守时间，不能因为天气、交通等理由延误治疗和护理，要充分体现患者至上的高尚道德品质。

（三）保守秘密，谨言慎行

家庭病床的护士应该自觉遵守各项规章制度和操作规程，严肃认真履行护士的职责。护士深入患者家庭中提供服务，对所了解到的患者家庭情况、经济情况和个人隐私等都应保密，不能将患者的情况随意透露给他人。对患者和家属提出的问题，须耐心解释，简明扼要，通俗易懂，避免因言语不慎造成不必要的误解和纠葛，甚至给患者及其家属带来不必要的伤害。

（四）明确目标，团结协作

家庭病床病种繁杂，涉及多种疾病，需要各科室医护人员的团结协作与相互配合。在护理过程中，护士不仅要与各专业医务人员密切协作、相互支持，还要调动患者及其家属的积极性，形成目标一致、规范有序的医疗护理程序。在为患者护理服务时，必须认真细致地做好交接班记录。对于没有表达能力的患者或老年人，以及白天无人在家看护的患者，护士应该建立护患信息沟通网，如电话、留言簿、微信平台等，及时传递信息，加强沟通，以便提高医护质量，促进患者早日康复。

（五）刻苦学习，精益求精

家庭病床护理工作内容广泛，护士面对的患者情况复杂，护理工作涉及范围广。家庭病床的护士应是全科护士，除了掌握必需的专业知识外，还要具备心理学、社会学、营养学、预防医学等多学科知识。护士还要掌握各种疾病在不同年龄段患者中的临床特点以及护理措施。因此，本着一切为了患者利益的目的，护士要刻苦学习，并在护理实践中不断积累经验，完善知识

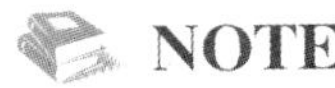
NOTE

结构，努力提高自己的专业水平。

本章小结

本章主要了解生态环境伦理，并且学习疾病防控护理伦理、突发公共卫生事件应急护理伦理、社区卫生服务伦理。医疗卫生事业是造福人民的事业，关系广大人民群众的切身利益。人人享有基本卫生保健服务，人民群众健康水平不断提高，是人民生活质量改善的重要标志，是全面建成小康社会、推进社会主义现代化建设的重要目标，因此医护人员的职责范围也相应扩大。

案例讨论

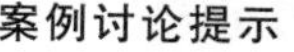
案例讨论提示

能力检测

医生夏某在2020年救治患者时感染新冠肺炎不幸殉职，记者采访夏某父亲时，父亲说道："我们永远失去了女儿，这种伤痛将伴随我们终身。"

请思考：

1. 作为一名社区护士，你应该如何安慰照顾夏某的亲人？
2. 作为一名家庭护士，你应该如何帮助夏某的亲人恢复正常生活？

（代　冉）

NOTE

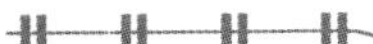

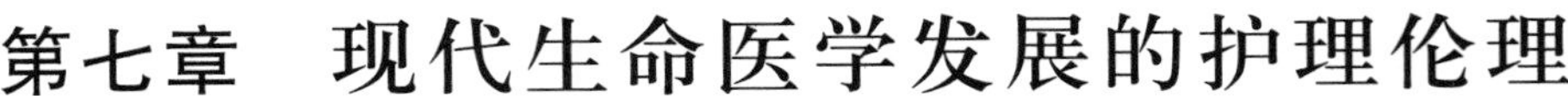

第七章　现代生命医学发展的护理伦理

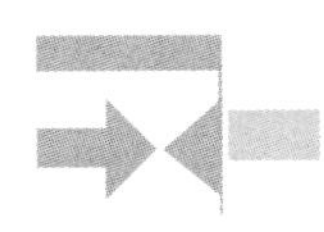

本章 PPT

学习目标

1. 知识目标:解释生命伦理的发展特点与原则;说出临终护理与临终关怀、死亡与安乐死的定义和伦理分析;描述医学新技术应用中的伦理与法律;理解护理管理和护理科研的含义与伦理要求。

2. 能力目标:能正确运用现代生命医学发展伦理规范分析并解决护理执业中的各类问题,提高护理能力,培养良好的护患关系。

3. 素质目标:学生能够从伦理视角正视现代生命医学发展下的各类伦理问题和伦理关系,培养大医精诚的精神和仁爱之心,提高护理管理与科研素质,提升自身综合素养。

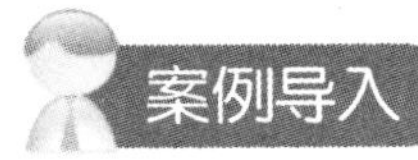

案例导入提示

有两位患者同时到一家医院就诊,并要求住院治疗,一位是 80 岁的老科学家,身患晚期肺癌,曾对国家科研做出过杰出贡献;另一位是年仅 8 岁的小学生,身患急性甲肝。可是,因为医院的医疗条件有限,只能留一位患者住院治疗。

请思考:

1. 在此案例中,你认为应该先收留哪一位患者进行住院治疗?

2. 此案例中涉及哪些伦理问题?

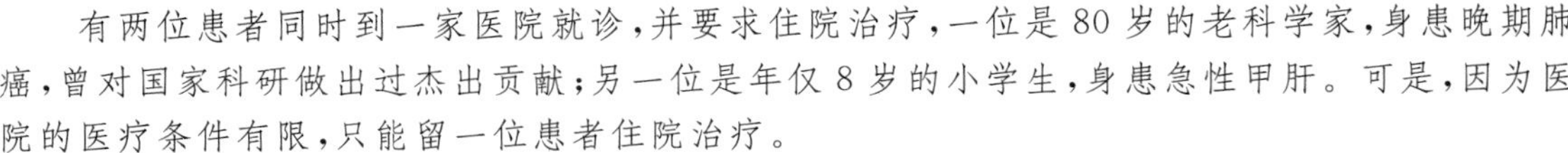

第一节　生 命 伦 理

生命伦理学产生于 20 世纪 60 年代,是在道德价值和原则的基础上,对卫生健康保健以及生命科学研究范围内的人类行为进行系统性研究的一门学科。其主要研究内容有环境与人口发展过程中的道德问题,植物保护和动物实验过程中的道德问题,行为研究和生物医学领域的道德问题。此外,其还涉及遗传、死亡、优生、器官移植、生育控制、人类生殖、安乐死等领域内的道德伦理问题。

一、生命伦理的发展特点与原则

(一) 生命伦理的发展特点

1. 发展先进性和冲突性　前沿技术的高速发展以及使用,干涉了人的生老病死的自然规律,甚至可能出现人工技术代替自然规律的局面。这必然产生对人类命运的忧虑以及价值间的冲突。例如,生殖技术不仅可以用来避孕,也能够解决不育问题,但是,单亲家庭、不婚者以及因为年龄问题已经过了生育期的人群能否使用现代的生殖技术呢?类似这种问题使生命伦

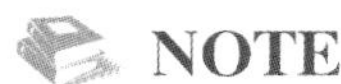

理的发展充满了矛盾冲突。

2. 发展快速性和应用广泛性 生命伦理学在产生后实现了快速发展，在极短的时间内，就引起了各界人士的关注。此外，在很多国家都将生命伦理体制化。例如，我国为了更好、更及时地向卫生主管部门提出医学伦理问题方面的相关建议，于2000年8月成立了医学伦理学专家委员会。

（二）生命伦理的发展原则

1. 利他性 利他性是以增大他人的利益为目的而进行行动的义务。换句话说，就是行动者在他人已有利益的基础上，使这种利益实现最大化。

2. 公正性 公正性是指依据一个人的权利或者义务进而给出的适当、公平的对待。实现公正原则的两个根本：一个人享有的权利和他应该履行的义务相等，一个人可以行使的权利和他要履行的义务相等。

3. 尊重性 尊重性主张每个人都有拥有作为人的尊严和权利，表现为其他人应该得到的，我也应该得到。它主张行动者应该尊重他人，把他人看为一个具有自身思想和目的的利益主体。即在关乎他人利益的行为中，行动者在没有得到他人允许的情况下，不能干涉他人的利益。

4. 不伤害性 不伤害性主张行为者不仅要保护他人的利益，还要保证使其利益不受损害和减少。一般来说，不伤害原则的行为者在关乎他人利益的问题中不能使他人利益得以减少或损失。

二、临终护理与临终关怀伦理

（一）临终护理的概念

临终是生命活动即将结束的阶段，指因为意外事故或者疾病后期而引起的人体重要器官的生理功能衰竭，并且现在所掌握的医疗技术不能治疗。目前国际上对临终期还没有统一的划分标准。例如，在英国，临终患者是指最多能活到1年的患者；美国把只能存活6个月及以内的患者定义为临终患者；在日本，临终患者是指能存活2～6个月的患者；而在我国，临终患者是指可以存活2～3个月的患者。

（二）临终患者的需求

临终患者在生理上具有缓解和控制疼痛、得到良好的生活环境等需求，在心理上具有呵护尊重、关怀备至、掌握病情发展情况等要求。在社会支持层面需要医疗资金，安排好工作、家庭和后事问题等。

（三）临终关怀的伦理要求

1. 营造良好的环境 不同的环境会对临终患者产生不同的影响。而一个好的、舒适的环境能舒缓患者的消极情绪，还能让他们更加勇于面对死亡。

2. 维护临终患者的权利 临终患者有自主参与治疗、决定护理方案、保留个人的生活方式以及保护隐私的权利。因此，在临终患者死亡之前，护理人员要保护和尊重他们的权利。

3. 充分理解临终患者的心理行为 临终患者通常会产生沮丧、悲观、抑郁、绝望等心理，甚至还会出现不讲理、不配合治疗等过激反应。护理人员要充分理解这些情绪变化和行为反应，抓住他们的心理特征，用温暖的话语来走进他们内心。

4. 解除临终患者的痛苦和恐惧心理 面对死亡，临终患者有着不同程度的恐惧心理。此时护理人员可对患者进行共情，体察对方的内心情绪情感，并帮其表达出来，使其压抑的情感得到抒发。

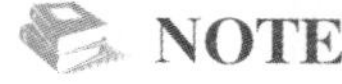

5. 关爱和照顾临终患者的家属 死亡不仅是临终患者的不幸，对其家属来说也是一种不幸。有些家属表面坚强，实则承担了更多的压力，所以护理人员要对临终患者的家属给予心理支持，帮助他们更快地从丧失亲人的痛苦中走出来。

三、死亡伦理与安乐死伦理问题

（一）传统的死亡标志

通常情况下，传统的死亡标志便是心肺功能的终止，又称为心肺死亡标准，即呼吸、脉搏、血压停止或消失。

（二）脑死亡的定义与标准

1. 脑死亡的定义 脑死亡就是在循环和呼吸功能停止前脑的功能就已经停止的死亡。脑死亡产生的原因是某些疾病致使脑组织因缺氧或者缺血而死亡，进而使呼吸功能以及脑组织功能受损而不能逆转，从而导致死亡。

2. 脑死亡的标准 大量的临床试验与科研报告表示，死亡是一个连续的过程，而并非生命的突然停止。脑死亡判定的“哈佛标准”如下。

(1) 不具有反射能力，主要指诱导方面的反射。

(2) 脑电波呈现出平直状态。

(3) 有自主呼吸，但没有自主的肌肉运动。

(4) 在面对内部生命需求以及外界的刺激时，没有反应和感受。

（三）安乐死的定义与伦理

1. 安乐死的定义 安乐死是指对于身患无法治疗的疾病即将要离世的患者，由患者或者家属提出的要解除痛苦，通过相关的法律、道德及科学程序，医护人员依法使用相关的药物或者其他方法来提前结束患者生命的一种方式。目前，我国还没有立法同意可实施安乐死。

2. 安乐死的伦理分析与争议

(1) 支持安乐死的观点：首先，人有对自身生死的决定权，安乐死在一定程度上标志着社会进步和人类文明。其次，安乐死不仅符合患者的利益，也符合人道主义原则，因为安乐死可以帮助患者解决难以承受的精神和肉体痛苦。再次，安乐死在一定程度上减少了医疗资源的浪费，可以把医疗资源分配给可救治的患者，并且减轻了患者家属的经济和精神的双重负担。

(2) 反对安乐死的观点：首先，安乐死有悖于法律规定，并且安乐死极容易被有不恰当企图和目的的不法分子利用，从而成为伤害他人的工具。其次，病情“不可治疗”并非一个绝对的概念。由于医疗卫生条件的不断改善，很多不可治疗的患者在经过适当治疗后都可以变成可治疗，情况可逆转。相反如果直接接受安乐死，患者就会失去治疗的可能。再次，医护人员的职责便是救死扶伤，安乐死有违医护人员的“天职”。

考点提示：传统死亡标准和现代死亡标准的区别，安乐死的伦理分析。

(3) 对安乐死的观点应区别对待：根据立法情况和患者实际情况区别对待。首先，可以进行安乐死的条件是在安乐死已经立法的国家，那些无法治疗且无法忍受痛苦的患者，在患者自己要求或者其家属同意且有相关的手续下，方可进行安乐死。其次，如果患者头脑清醒且没有安乐死的意愿时，即便是已经立法的国家且患者极其痛苦、没有继续治疗的希望或者患者家属建议对患者进行安乐死，医护人员也不能对患者放弃治疗。而对于那些没有清醒意识或者处于昏迷状态的患者，若昏迷前本人尚未表明安乐死意愿，也不能随意对其进行安乐死。最后，即使已经立法的国家且患者自愿选择安乐死，医护人员也应该慎重考虑。除了持有在不治之症的疾病诊断报告上的相关证明以及证实安乐死对患者确实有利等情况，否则不能予以安乐死。

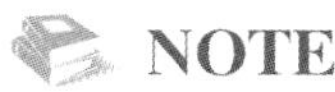

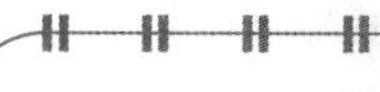

四、尸体护理伦理

（一）尸体护理的定义

尸体护理是在基于保持尸体整洁没有异味、肢体保持舒展、五官端庄、容易区分辨别、体表部位以及状态正常等的目的下，由护理人员对死者的尸体进行护理的一项工作。尸体护理不仅是对死者家属的安慰，更是对死者的尊重和负责。

（二）尸体护理的伦理和规范

1. 对尸体周围环境应做好处理工作 为了不打扰惊动其他患者以及更好地进行尸体护理，可以及时地把临终患者转移到单人间或者抢救室内。假如出现床位紧张的情况，可以用屏风遮挡住临终患者。这样做不仅是对死者的尊敬，也会降低对同病房的其他患者的消极影响。在医护人员对死者进行尸体护理时，可以允许死者家属亲自料理死者的后事，这在一定程度上会给家属带来一定的心理安慰。但是对于那些死于传染性疾病的患者，为了阻止传染病的传播，患者的尸体应该进行消毒隔离，死者的房间以及一切用物都应该进行全面消毒。

2. 护理人员应对死者家属给予安抚、劝解 患者离世，对其家属无疑是一个沉重的打击。护理人员应该及时地对死者家属进行安抚和开导工作。

3. 在料理尸体时，对死者持有尊重的态度 在护理尸体时，护理人员应该明确其要履行的道德义务，即在尊重死者的态度下，及时妥善地料理好死者的尸体。禁止出现随意摆放尸体，持有不耐烦的态度，在死者旁边不保持安静，不严格遵守处理规定等行为。

4. 认真地处理好死者的遗物和遗嘱 护理人员应该秉持认真负责态度和保密原则，对死者的遗物和遗嘱予以妥善处理。在不泄露遗嘱内容的前提下，应把遗嘱完好地转交给单位领导或者死者家属。而对于死者的遗物则应该经过医护人员认真清点后再交给死者家属。如果死者家属不在，则应该在清点后进行登记，再把遗物交给专人进行保管，最后让死者家属认领。

第二节 医学新技术应用中的伦理与法律

一、人类辅助生殖技术伦理

（一）人类辅助生殖技术的概念

人类辅助生殖技术是指使用医学技术和方法对卵子或者精子、受精卵以及胚胎进行人为操作，替代自然生殖，从而达到受孕目的的技术。最基本的人类辅助生殖技术有三种，即人工授精、体外受精和无性生殖。

（二）人类辅助生殖技术的伦理原则

1. 维护供受双方利益的原则 在进行人类辅助生殖技术之前，医护人员应当选择一种对供受双方都有利的治疗方式，将实施这项技术带给供受双方的伤害程度降到最低，要遵循有利原则，避免对供受体造成伤害。此外，没有生育能力的夫妻可以自行对这项技术过程中所获得的配子和胚胎进行处理，但是应当注意的是这项技术不能被应用于商业模式。

2. 知情同意的原则 医护人员在进行手术之前，应当告诉夫妻双方进行这项技术所应承担的风险以及手术后可能产生的并发症等不利影响。此外，进行这项手术应当遵循自愿的原则，不能违背当事人的意愿。对于自愿捐献者，应在进行手术之前进行相关的健康检查，并且不可询问手术者和出生后代的相关信息，同时应配合签订知情同意书。

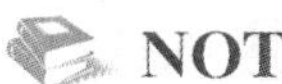

3. 保护后代的原则 通过生殖技术而生育出来的后代，无论是否健康，父母都应承担起相应的义务，要保证他与其他正常出生的后代享有一致的权利和义务，父母不得歧视。如果在未来，这种生殖技术所生育的后代具有心理、生理等方面的问题或者会对社会产生不利影响，相关医护人员有权利暂停这项技术。同时，医护人员禁止为近亲之间提供该项服务。

4. 严防商品化的原则 人类辅助生殖技术不应被贴上商业化的标签，无论是医护人员还是自愿捐献者都禁止通过辅助生殖技术来获得相应的经济报酬。同时以盈利为目的的买卖精子和卵子等行为是被禁止的。但是对于那些因此无法正常工作的人可以给予他们相应的误工费和医疗费用等相关赔偿。

5. 互盲和保密的原则 凡是进行人类生殖辅助技术的人员和相关的医护人员，都应保守秘密，不得向他人泄露任何相关人员的信息，不得违反互盲和保密的原则。同时，实施辅助生殖技术的相关医院也应保守相关秘密。

6. 社会公益性原则 在实施辅助生殖技术时，应以遵守我国现行相关法律法规为前提，不得违反法律。如辅助生殖技术的服务对象应为已婚妇女，不能为单身的妇女提供相关服务，同时也不能通过这项技术来选择新生儿的性别。

7. 伦理审查的原则 人类辅助生殖技术的实施并不是随心所欲，不受限制的。由社会学和法学等相关领域的专家所成立的伦理委员会就发挥着审查和监督的作用，规范辅助生殖技术的实施，从而更好地造福人类。

二、基因诊断与治疗技术伦理

（一）基因诊断与治疗技术的概念

基因诊断技术是指利用分子生物学技术，进行 RNA 水平上的诊断（检测基因表达异常）或 DNA 水平上的诊断（检测结构缺陷），也称为 DNA 分析法。基因治疗技术是指在基因水平上治疗疾病的方法。

（二）基因研究的伦理问题

基因诊断与基因治疗作为一种新兴技术，对多种疾病都能起到预判和治疗的作用，有着光明的发展前景，但其中也产生了许多不可忽视的伦理问题，主要体现在以下几个方面：①有关基因诊断的内容，即运用这种基因诊断方法到底是为了检测什么？检测的内容是否与人类的疾病相关？②有关基因诊断的结果，即通过这种新型的基因诊断方式我们能获得什么样的结果？产生的结果是否真实有效？③如何正确处理基因诊断的结果？假如在进行基因诊断的过程中患者产生了一定的心理问题，医院是否应对患者负责？或者说在基因诊断的结果出来之后，如何正确公平的对待基因有缺陷的人？④基因诊断的目的，即采取这种检测方法是为了检测什么？采取这种诊断方式是为了更好地治疗疾病，造福人类，还是为了获得更加优异的基因？

（三）基因研究的伦理原则

当基因技术被应用在现实生活中，应当符合相应的伦理道德规范。

首先，最重要的是禁止基因歧视，要尊重人权。当这项技术被越来越多的运用到疾病治疗中时，防止基因歧视就愈发重要。无论一个人的基因好坏，都应受到平等的对待，不可歧视基因有缺陷的人，要做到尊重、保障人权，尊重人格尊严。与此同时还应注意的是这种基因诊断技术不能应用在区别胎儿的性别选择上。

其次，应当严格遵循保密的原则。防止因为基因诊断结果的泄露给受检者造成无法弥补的伤害。

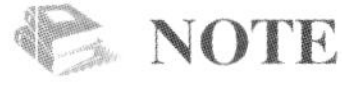

再次，要注重对基因资源的保护。经过基因诊断所获得的基因资源具有十分重要的作用，应得到充分的利用和保护。任何人在未经过当事人的同意之前都不得私自利用相关的基因资源，更不能将进行基因诊断所采集的标本随意处理。

最后，在进行基因检测的同时，应注重保护医学样本提供者的知情权与专利收益分享权。人类的基因是一种重要的资源，在基因检测中应使样本提供者知情同意，样本提供者应享有基因利用而产生的财产性收益的权利。

（四）基因治疗的伦理原则

在进行基因治疗的过程当中，应该遵循以下几种原则。

1. 注重对隐私权的保护 不得泄露有关患者的基因信息。

2. 注意公平公正的原则 这一原则主要体现在对医疗资源等方面的分配上。

此外，有关基因专利的申请也存在着较大的争议。这项争论的焦点主要在于是否应该对基因申请专利。其中一部分人认为，基因作为发现而不属于发明的范畴，不应就基因本身来说获得专利。也有一部分人认为，以新发现的蛋白因子为例，它可以治疗某种疾病，应被赋予专利权。从人类的共同利益的角度出发，不应授予有关疾病诊断和治疗方法上的专利。只有这样，才能更好地将新发现的治疗技术应用在人类身上，更好地造福人类社会。

因此直到今日，联合国教科文组织虽然规定“自然状态的人类基因组不应产生经济效益”，但是对于人类基因专利这一问题仍然存在着较大的争议。

三、器官移植伦理

（一）器官移植的含义

器官移植是指通过手术摘取一个身体中有活力的器官，并把它置于自身或者其他个体体内的相应位置，替代那些丧失功能且无法医治的器官，从而治病救人的一种医疗技术。其中，供体为器官捐献者，受体为接受器官者。

（二）器官移植的伦理规范

1. 器官捐献者知情同意的原则 在进行器官移植手术之前，相关医护人员应提前告知捐献者所应承担的风险，获得捐献者的同意和允许。同时，医护人员也应告知捐献者及其家属手术过程中可能产生的问题以及手术结束后可能产生的并发症等各项情况，严格遵循知情、自愿的原则，并与器官捐献者签订知情同意书。

2. 公平公正的原则 由于符合移植要求的器官较少，但患者对于器官的需求量却较大，在这种供不应求的情况下，公平分配十分重要。因此在进行器官分配的过程中，应严格遵循公平公正的原则。

3. 维护受供双方的利益 进行器官移植手术的前提是任何人都不能强迫他人捐献器官，捐献者有权利决定自己是否进行器官捐献。在维护捐献者利益的同时，也应注重维护接受器官者的利益。对接受器官者利益的维护主要体现在医护人员在进行器官捐献手术之前，应当做好完善的术前准备，减少手术过程中对患者的伤害，严格遵守各项规定，也应在手术结束之后做好患者的护理工作。

4. 非商业化、公益性的原则 虽然当今有关器官移植手术的法律还并不完善，但是器官移植手术作为人与人互相帮助的一种体现，不应被用于商业化的交易，不应该被贴上商业化的标签。

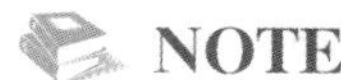

知识链接

临床上常见的器官移植如下。

(1) 肾脏移植:所有同种器官移植中做得最多、成功率最高的器官移植,由苏联外科医生在 1936 年首次实施。

(2) 心脏移植:1967 年 12 月南非开普敦医院医生巴纳德首度移植心脏成功。

(3) 肝脏移植:1963 年施塔吉首先施行肝脏移植,美国丹佛和英国剑桥是世界两大肝脏移植中心。

(4) 肺脏移植:1963 年哈代首先施行肺脏移植。

(5) 角膜移植:成功率较高的器官移植。

(6) 皮肤移植:早在 2500 年前人类就有成功移植皮肤的记载。

四、人体试验伦理

(一) 人体试验的概念

人体试验是指在生物医学研究中,通过科学的试验,以人的活体作为受试对象,对人体生理、生化、病理过程或假设的预防、诊断、治疗和护理方法,在控制与对照的条件下进行观察和研究,从而检验其效果,并在研究基础上发展为新知识和新技术。人体试验中的人是指患者或健康的受试者。根据研究性质,研究对象可分为受试者、参与者或被调查者。

(二) 人体试验的伦理争论

1. 人体试验的伦理矛盾

(1) 主动状态的试验者和被动状态的受试者之间的矛盾:人体试验对于试验者来说是主动的,但是对于受试者来说是被动的。试验者在试验的过程之中,能够主动地掌握试验的方式方法以及试验目的等多个方面的内容,处于一种主动的状态。但是对于受试者来说恰恰相反,受试者在试验过程中处于一种被动的状态,无法决定试验的结果。因此,在进行人体试验过程中,应妥善处理好试验者和受试者之间的矛盾。

(2) 集体利益和个人利益之间的矛盾:从集体利益的角度来说,人体试验可以进一步推动科学的发展,为人类创造更大的财富,能够造福全人类。不过人体试验同时也包含着个人利益。所以,无论是从集体利益的角度还是从个人利益的角度,在进行人体试验时,在不会对受试者的身体健康产生不利影响的前提下,应使集体利益和个人利益保持一致,正确处理集体利益和个人利益之间的矛盾。

(3) 受试者自愿进行试验和试验者强迫进行试验的矛盾:正常来说,人体试验的进行应严格遵循受试者的意愿,不得强迫受试者参加人体试验。但也有某些特殊情况的发生,即某些试验者为了达到自己的目的,往往强迫受试者参加人体试验,违背了受试者自愿的原则。

2. 人体试验的伦理讨论

(1) 人体试验的利弊问题,即进行人体试验会产生哪些有利方面或不利方面。有关人体试验的利弊问题主要有以下几个方面:①有利无弊:人体试验的这种情况主要体现在不会受到人为因素感染的天然试验当中。这种情况下,相关科研人员不会承担相应的责任。②有弊无利:这项试验对于受试者来说没有任何的促进作用,全是不利于受试者的消极作用,这种情况也从侧面体现出试验者的道德败坏。③利弊不明:一些人体试验在无法治疗或难以确诊的情况下进行,无法明确计算该项试验对受试者的利弊情况。④弊大于利:这种情况是指在进行人体试验时,试验者没有遵循相关科学规律,对受试者所产生的影响弊大于利。⑤利大于弊:试验者在进行人体试验之前,已经掌握了大量有关人体试验的资料或知识,并对人体试验提出了切实可行的方针。

(2) 有关诚实问题:①进行试验前诚实问题:进行人体试验之前的诚实问题主要体现在选题上。恰当的选题对整个人体试验都发挥着十分重要的作用。因此,在进行人体试验之前,应当立足于客观事实,选择一个适合试验的科研选题。②试验过程中的诚实问题:在进行人体试验的过程中,应当遵循诚实的原则,不允许弄虚作假,更不能根据试验者的主观感受或想法来进行人体试验。③试验结果的诚实问题:当人体试验结束之后,试验者应当立足于客观事实,不得对试验结果进行造假。④对于受试者的诚实问题:在进行人体试验之前,试验者应当向受试者进行相关的解释说明,以诚相待。

五、克隆技术伦理问题

(一) 克隆技术概念

克隆技术是指通过无性繁殖和选择,由众多的基因或细胞群体中获得目的基因或细胞的一种技术。

(二) 克隆技术的伦理争论

1. 克隆技术的应用违背了人的本质 人具有独一无二的独特性,克隆人的出现则严重地违反了这一特点。如果克隆人这项技术被推广,那么人类特有的独特性将会受到严重的损害。丧失了自我及富有个性特征的自然基础与生物学前提,也就丧失了人的不可重复性与不可替代性。

2. 克隆人技术不利于建立人与人之间平等的关系 假如克隆人技术被推广,那么将会引发正常人与克隆人的人权问题,违背了人与人之间的平等关系。

3. 克隆人技术不利于人类的健康发展 克隆人技术不同于一般的科学研究,而是以人的胚胎、生命和健康为研究对象的科学研究,涉及个体的生命的问题,这一研究严重侵犯公民的人身安全权,不利于人类的健康发展。从生命伦理学角度,克隆人是对自然生殖的替代与否定,破坏了人拥有独特基因的权利,打破了生物演进的自律性,可能导致人种的退化,还会使人类对正常的生与死的观念发生动摇。克隆技术导致的基因复制,会威胁基因多样性,生物的进化将出现一个逆向的颠倒过程,即由复杂走向简单,这对生物的生存是极为不利的,干扰了人类自然进化过程。

4. 克隆人技术的应用不利于社会的稳定与发展 克隆人技术的应用可能会引起一些社会矛盾或社会层面的伦理问题。例如,人如果在实验室里被"制造"出来,这将使人丧失尊严和生命感。从社会伦理角度,克隆人是对人类发展的一种过强的干预,无法确定社会结构与社会关系,可能影响人种的自然构成与自然发展,可能导致人的身心关系的紊乱。从家庭伦理角度,克隆人可能会瓦解正常的人伦秩序,从而导致难以控制的局面,甚至危及全人类的利益。

(三) 正确对待克隆人

在对待克隆人的问题上,我们应当持有正确、理性的看法,正确地看待它的有利影响和不利影响。即使在未来,随着科学技术的发展,克隆人这项技术已经发展到相当完善的地步,但也会伴随着一系列的伦理问题。如今,克隆人这项技术被我国政府明令禁止,即不同意任何形式的生殖性克隆人的试验,但应注意的是,以治疗为目的的克隆是被允许的。

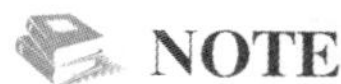

六、人体干细胞应用研究伦理规范

(一) 人类胚胎干细胞的概念

干细胞是指具有无限自我更新能力的细胞,可产生一种或多种类型的高度分化的子代细胞。人类胚胎干细胞是指早期胚胎(原肠胚期之前)或原始性腺中分离出来的一类细胞。胚胎干细胞是高度未分化的全能干细胞,可以分化成人体的所有组织和器官。

(二) 人类胚胎干细胞研究和应用的伦理原则

为了进一步促进人类胚胎干细胞的研究和运用,2003 年,我国科技部和卫生部联合制定了 12 条《人胚胎干细胞研究伦理指导原则》,严格规定了有关人类胚胎干细胞的研究规范,为人类胚胎干细胞的研究奠定了良好的基础。

知识链接

2003 年 12 月 24 日科技部和卫生部联合下发了 12 条《人胚胎干细胞研究伦理指导原则》,其中第五条、第六条做出的规定如下。

第五条:用于研究的人胚胎干细胞只能通过下列方式获得:①体外受精时多余的配子或囊胚;②自然或自愿选择流产的胎儿细胞;③体细胞核移植技术所获得的囊胚和单性分裂囊胚;④自愿捐献的生殖细胞。

第六条:进行人胚胎干细胞研究,必须遵守以下行为规范:①利用体外受精、体细胞核移植、单性复制技术或遗传修饰获得的囊胚,其体外培养期限自受精或核移植开始不得超过 14 天;②不得将前款中获得的已用于研究的人囊胚植入人或任何其他动物的生殖系统;③不得将人的生殖细胞与其他物种的生殖细胞结合。

因此,在进行人类胚胎细胞的研究时,应当遵循以下伦理道德和行为规范。

第一,在进行这项试验时,应当保证试验的安全可靠性。应在进行大量试验的基础上进行,避免对受试者造成不利的影响。胚胎作为人类身体的一部分,在进行有关胚胎试验之前,应当得到胚胎捐献者的同意,不得违反捐献者的意愿。研究人员也应对捐献者的相关信息保密,不得泄露。

第二,人类胚胎研究对人类发展的贡献不容忽视,因此这项研究不得被贴上商业化的标签,任何以盈利为目的的商业化行为都是十分不道德的。

第三,胚胎作为人类生命的体现,应当受到尊重,不能被随意操控和对待。

第三节 护理管理和护理科研中的伦理

一、护理管理中的伦理

(一) 护理管理伦理含义

护理管理伦理是指在护理管理活动中形成的各种道德现象、伦理关系以及用来协调各种伦理道德关系的伦理道德原则和规范的总和。

(二) 护理管理的伦理要求

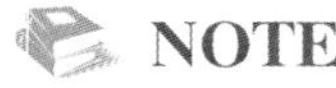

1. 诚信待人,尽职尽责 护理管理者应基于客观事实,坚持原则,待人处事真诚、讲信誉。

诚信是个人的立身之本，护理管理者应肯说真话，敢驳假话，不说谎话，做到讲诚实，守信用。护理管理者应言必行，行必果，积极履行自身承诺。具体到临床实践中，护理管理者应积极履行对护士及患者的承诺，言行一致，不弄虚作假，不失信于人，这也是护理管理工作可以顺利开展的前提条件。同时，护理管理者应立足本职工作，端正职业道德思想，踏实认真地坚守自身岗位，尽职尽责地忠于护理事业。

2. 脚踏实地，敢创新路 在护理管理工作中护理管理者应坚持实事求是，踏实认真，应从我国现有国情、医药卫生体制改革发展现状、医院护理管理的客观现实出发，用理论联系实际，脚踏实地开展工作。同时，护理管理者应锐意进取，冲破传统观念的束缚，不因循守旧，大胆地投身到管理工作的实践和探索中去，不断总结完善已有的经验，提出新思想、新方案，推动护理新技术的发展，开创护理事业新局面。

3. 宽以待人，人尽其才 宽以待人既是处世的经验，为人的胸怀，也是与他人相处的原则。护士在工作中难免会有小失误，护理管理者在不影响大局的情况下，如果能用宽容谅解的心态，诚恳地指出他们工作的瑕疵，有利于创造良好的工作氛围。有的护理管理者过分的责备和苛求护士，可能会令误会加深，矛盾激化。护理管理者工作中要做到多为他人考虑，站在他人的角度考虑问题，对他人所犯小错以宽容态度处理，那么很多误会都会迎刃而解。因此，与其用挑剔的眼光去审视他人，不如用积极宽容的态度了解他人。

同时，护理管理者要强化量才适用，人尽其才的用才意识，解决人才如何科学使用的问题，挖掘人才自身潜质，使护士个人能力素质与岗位要求、个人特点和科室整体结构相匹配，使所有的护士在自己适合的岗位上发挥各自的特长。

4. 以人为本，加强民主 以人为本的含义是护理管理者要树立以人为本的管理理念，全面落实人本管理思想，实现人性化管理。要求护理管理者重视护士的价值，维护其尊严和权利，强调对护士的尊重、关心与理解，借此唤起护士情感上的共鸣，使他们的潜能得以充分挖掘，从而以良好的状态投入工作，以饱满的热情为患者提供优质的服务。

加强民主，首先，要建立健全各项管理制度，比如建立科务会和座谈会制度，重大决策征询意见和建议。其次，把民主渗透到各个工作环节。充分发扬民主，广泛听取意见，认真收集广大护士对护理管理发展现状的建议，让他们感到自己不是被动的管理客体，而是富有主动性和创造性的主体，从而充分调动工作积极性。

5. 团结友善，互帮互助 团结就是力量，互助就是动力。在实际护理工作中，个人的分工越来越细致，许多工作需要大家齐心协力、相互配合才能干好。护理团队中的团结友善，互帮互助，不仅能增进人际关系的友好和谐，更能促进个人专业素质的不断提升。而作为护理管理者更要重视护士的个人价值，加强对护士的尊重、关心与理解，关心他们的物质生活和精神需求，为他们生活质量的改善、职业素养的提升、护理技能的培养等创造适宜的条件，充分激发他们的潜能。护理管理者与护士之间应该建立团结友爱、互尊互重、互帮互助的良好关系，有助于增强护士个人的幸福指数和组织归属感。

6. 遵纪守法，廉洁奉公 护理管理者应以身作则、从严律己、秉公办事，把遵纪守法作为行使权利的第一准则，自觉做到执行政策不走样，履行程序不变通，责任面前不推诿，是非面前不退步。在护理管理中管理者应经常反思和警示自己遵守职业操守，提高思想觉悟，坚持原则，不偏不倚，公平公正地对待每一位护士，不可利用职务上的便利贪污受贿，以权谋私。

二、护理科研中的伦理

（一）护理研究的含义

护理研究是指使用科学方法探索护理问题，揭示人体健康、疾病及防治中的规律，从而指

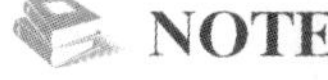

导护理实践的过程。

（二）护理科研伦理规范

1. 端正动机，坚定目标 摒弃传统落后的护理观念，不断探索新的护理方案，了解生命的意义，寻求增强体质、防御疾病、恢复健康、减缓疼痛的新方式。提高人类健康水平与生活质量是护理科研的目标。在科研征程中，研究者应提高批评和自我批评的自觉性，不断净化自己的科研动机，不存任何私心杂念，不能带有功利欲和虚伪心。研究护理科研伦理意味着责任与使命，意味着拼搏与奋斗，决不能是为了个人私利。有了纯正的科研动机，研究者才能不计得失，甘心献身科研事业。

2. 实事求是，尊重科学 真理来不得半点虚假，没有严谨求实的作风，就探求不到科学的真谛。任何歪曲事实或凭主观臆断随意篡改数据，或捏造科研成果的行为，都可能严重损害患者的健康。护理研究者必须坚持从实际出发，探索科学的本来面目，必须敢于坚持真理不怕压，修正错误不怕丑，不弄虚作假，不虚夸乱造，必须严谨治学，一步一个脚印，踏实认真地在护理科研这片沃土上默默耕耘。

3. 齐心协力，团结一致 科学研究需要集体合作，一个科研课题，往往需要许多研究者齐心协作才能完成，这就要求研究者之间应齐心协力，团结一致，这样不仅可以把个人优势发挥到极致，而且还可以互通有无，优势互补，壮大科研力量。在护理科研的过程中应坚持团结互助，公正平等，参加的研究者不论职位高低、分工如何、技术能力大小，都应相互尊重、互帮互助，做到学术民主、合理竞争、自由公正，最大限度地提高科研效率。

4. 解放思想，开拓创新 科学研究是创造性的劳动，这就要求研究者具备解放思想、开拓创新的精神状态，对护理科研新事物保持好奇心和敏感度。同时，研究者应该具备怀疑和批判精神，这样才能挣破固有思维的枷锁，发现问题，开拓创新。

本章小结

随着生命科学和分子生物学的发展，现代生命医学的研究也取得了很大进步，并且在遗传、死亡、优生、器官移植、人类生殖、安乐死、基因诊断与治疗技术、克隆技术、人体干细胞应用等领域取得重大的突破，这在促进人类医学发展的同时，也带来各种伦理问题，需谨慎对待。

护理人才的护理管理和护理科研水平，对护理工作的顺利开展有很大关系。良好的护理管理和科研能力，对创建优良的护理工作环境具有促进作用。护理管理者和护理科研者要明确护理管理和护理科研伦理，严格按照护理管理和科研法规进行护理工作，从而提高护理工作水平。

案例讨论提示

案例讨论

患者，张某，男，50 岁，因患肺癌，总是身体疼痛，甚至达到难以忍受的地步，因此张某多次对妻子刘某表达希望刘某帮助其结束生命的意愿。起初刘某并不同意，但是其对丈夫感情深厚，不想看到丈夫在生命的最后阶段还活得如此痛苦，于是刘某含泪给丈夫服了农药，导致张某死亡。事后张某的妹妹向法院起诉刘某，状告其故意伤人，最后刘某被判处有期徒刑 3 年。

能力检测

请思考：

如何从死亡伦理的观点来分析刘某的做法？

（魏　星）

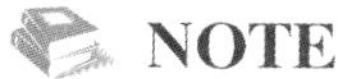

第八章　护士执业相关法律法规

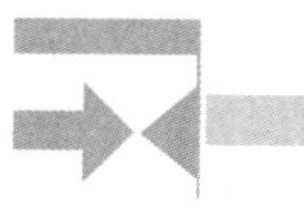

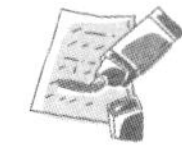

学习目标

本章 PPT

1. 知识目标：解释护士执业资格考试制度、护士执业注册的相关规定、查对制度和交接班制度；描述护士执业的权利和义务、护士执业过程中应履行的法律责任、卫生主管部门工作人员的法律责任；说出护士执业资格考试制度的规定及各种核心制度。

2. 能力目标：能分析阻碍护士依法执业应负的相关法律责任；能够利用法律保护自己。

3. 素质目标：具有维护护士执业权利并依法执业的法律意识，培养关爱患者、医者仁心的素养。

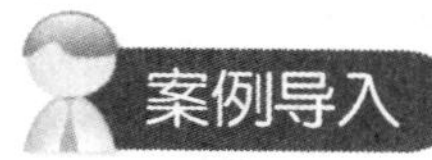

案例导入提示

患者李某，男性，55 岁，因行胃大部切除术后感染性休克，立即送入 ICU。医嘱：维生素 K_1 注射液 10 mg 静脉注射，护士执行“三查八对”制度。执行完毕后 1 分钟发现患者出现昏迷、抽搐、心搏骤停。立即组织抢救，行人工呼吸、心脏按压等，经多方抢救无效患者死亡。

请思考：

1. 该案例中护士违法了吗？
2. 违法行为如何确定？
3. 该患者死亡责任该由谁承担？

护士主要在医院和其他医疗预防机构内从事各种护理工作，护士与其他医务人员共同承担着促进患者健康，预防疾病的重要职能。为加强护理人才的培养和护理质量的提高，我国先后颁布了诸多涉及护士执业和管理方面的法律法规。

第一节　护士管理基本法律法规

一、护士条例

为了维护护士的合法权益，规范护理行为，促进护理事业发展，保障医疗安全和人体健康，故制定护士条例。

（一）护士的含义

护士是指经执业注册取得护士执业证书，依照护士条例规定从事护理活动，履行保护生命、减轻痛苦、增进健康职责的卫生技术人员。

（二）护士条例的内容

护士人格尊严、人身安全不受侵犯。护士依法履行职责，受法律保护。全社会应当尊重护

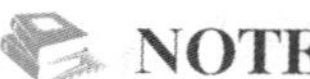

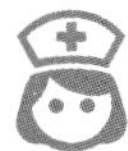

士。国务院有关部门、县级以上地方人民政府及其有关部门以及乡（镇）人民政府应当采取措施，改善护士的工作条件，保障护士待遇，加强护士队伍建设，促进护理事业健康发展。县级以上地方人民政府卫生主管部门负责本行政区域的护士监督管理工作。国务院有关部门对在护理工作中做出杰出贡献的护士，应当授予全国卫生系统先进工作者荣誉称号或者颁发白求恩奖章，受到表彰、奖励的护士享受省部级劳动模范、先进工作者待遇；对长期从事护理工作的护士应当颁发荣誉证书。县级以上地方人民政府及其有关部门对本行政区域内做出突出贡献的护士，按照省、自治区、直辖市人民政府的有关规定给予表彰、奖励。

二、护士执业资格考试办法

护士执业资格考试与执业注册是我国依法对护士进行有效管理的重要手段。《中华人民共和国护士管理办法》规定，凡申请护士执业者必须通过卫生部统一执业考试，取得中华人民共和国护士执业证书。未经执业注册者不得从事护士工作，这确定了我国护士执业准入标准和执业注册许可制度。

（一）考试组织

国家卫生健康委员会、人力资源和社会保障部成立全国护士执业资格考试委员会，委员会下设办公室，负责具体工作。

护士执业资格考试遵循公平、公开、公正的原则。护士执业资格考试实行国家统一考试制度。全国统一考试大纲，统一命题，统一合格标准。护士执业资格考试原则上每年举行一次，具体考试日期在举行考试 3 个月前向社会公布。

（二）报考条件

护士执业资格考试对专业和学历有严格要求。在中等职业学校、高等学校完成国务院教育主管部门和国务院卫生主管部门规定的普通全日制 3 年以上的护理、助产专业课程学习，包括在教学、综合医院完成 8 个月以上护理临床实习，并取得相应学历证书的，可以申请参加护士执业资格考试。

（三）报考要求

申请参加护士执业资格考试的人员，应当在公告规定的期限内报名，并提交以下材料：①护士执业资格考试报名申请表；②本人身份证明；③近 6 个月 2 寸免冠正面半身照片 3 张；④本人毕业证书；⑤报考所需的其他材料。

申请人为在校应届毕业生的，应当持有所在学校出具的应届毕业生证明，到学校所在地的考点报名，学校可以为本校应届毕业生办理集体报名手续。

申请人为非应届毕业生的，可以选择到人事档案所在地报名。

（四）考试内容

护士执业资格考试包括专业实务和实践能力两个科目，一次考试通过两个科目为考试成绩合格，考试成绩合格者可申请护士执业注册。考试采用标准化考试模式，为加强对考生实践能力的考核，采用“人机对话”答题模式。

专业实务科目考查内容：运用与护理工作相关的知识，有效而安全地完成护理工作的能力。考试内容涉及与健康和疾病相关的医学知识，基础护理和技能，以及与护理相关的社会人文知识的临床运用能力等。卫生法律法规包含在专业实务科目考核之中。实践能力科目考查内容：运用护理专业知识和技能完成护理任务的能力。考试内容涉及疾病的临床表现、治疗原则、健康评估、护理程序及护理专业技术、健康教育等知识的临床运用能力等。

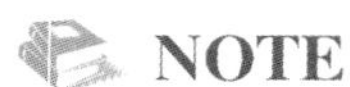

考试内容涉及基础护理学、内科护理学、外科护理学、妇科护理学、护理心理学、护理伦理

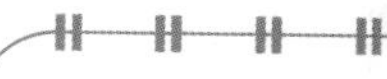

学与卫生法律法规等内容。

三、护士执业注册管理办法

护士执业注册是通过护士执业资格考试取得护士执业证书的人员，要在医疗卫生机构从业，必须到卫生主管部门进行登记的一种赋予护士执业资格的行政许可制度。

《护士条例》和《护士执业注册的管理办法》对护士执业注册进行了相关具体规定，取得护士专业技术资格证书的人员必须经执业注册取得护士执业证书后，方可按照注册的执业地点从事护理工作；未经执业注册没有取得护士执业证书者，不得从事诊疗技术规范规定的护理活动。

（一）注册管理

我国实行护士执业许可制度。国家卫生健康委员会负责全国护士执业注册监督管理工作。县及以上地方卫生健康主管部门是护士执业注册的主管部门，负责本行政区域的护士执业注册管理工作。省、自治区、直辖市卫生健康主管部门结合本行政区域的实际情况，制定护士执业注册工作的具体实施办法，并报国家卫生健康委员会备案。

（二）注册条件

护士执业应当持有经执业注册取得的护士执业证书。申请护士执业注册，应当具备以下条件。

(1) 具备完全民事行为能力。民事行为能力包括完全民事行为能力、限制民事行为能力和无民事行为能力三种类型。我国《民法典》规定，18 周岁以上的自然人为完全民事行为能力人；16 周岁以上的未成年人，以自己的劳动收入为主要生活来源的，视为具备完全民事行为能力的人。

(2) 合格的学历证书。在中等职业学校、高等学校完成教育部和国家卫生健康委员会规定的普通全日制 3 年以上的护理、助产专业课程学习，包括在教学、综合医院完成 8 个月以上护理临床实习，并取得相应学历证书。护士执业注册的学历证书不包括半脱产或是在职的学历，因此在教育方式上排除了广播电视大学、成人高等学校、高等教育自习考试、远程教育等形式。

(3) 通过护士执业资格考试。护理专业或助产专业毕业生必须参加国家卫生健康委员会组织的护士执业资格考试，考试成绩合格者才能申请护士执业注册。

(4) 符合申请护士执业注册规定的健康标准。申请人必须无精神病史；无色盲、色弱、双耳听力障碍；无影响履行护理职责的疾病、残疾或者功能障碍。

（三）注册申请

护士执业注册申请，应当自通过护士执业资格考试之日起 3 年内向批准设立拟执业医疗机构或者为该医疗机构备案的卫生健康主管部门提出申请。收到申请的卫生健康主管部门应当自收到申请之日起 20 个工作日内进行审核，对具备《护士条例》规定条件的，准予注册，并发给护士执业证书；对不具备规定条件的，不予注册，并书面说明理由。逾期(超过 3 年)提出申请的，除按照初次申请提交规定的材料外，还要提交在省、自治区、直辖市卫生健康主管部门规定的教学、综合医院接受 3 个月临床护理培训并考核合格的证明。

1. 首次注册 护士首次执业注册应当自通过护士执业资格考试之日起 3 年内提出执业注册申请。首次注册必须填写注册申请表，缴纳注册费并向注册机关提交以下材料：①护士执业注册申请审核表；②申请人身份证明；③申请人学历证书及专业学习中的临床实习证明；④医疗卫生机构拟聘用的相关材料。护士执业注册有效期为 5 年。

2. 延续注册 护士执业注册有效期届满需要继续执业的，应当在有效期届满前 30 日申

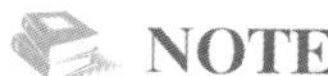

请延续注册。护士申请延续注册，应当提交以下材料：①护士执业注册申请审核表；②申请人的护士执业证书。

注册部门自受理延续注册申请之日起 20 个工作日内进行审核。审核合格的，予以延续注册，延续注册有效期为 5 年。有不符合健康标准的或被处暂停执业活动处罚期限未满的情形之一的，不予延续注册。

3. 变更注册 护士在其执业注册有效期内变更执业地点的，应当向批准设立拟执业医疗机构或者为该医疗机构备案的卫生健康主管部门报告。收到报告的注册部门应当自收到报告之日起 7 个工作日内为其办理变更手续。护士跨省、自治区、直辖市变更执业地点的，收到报告的注册部门还当向其原执业地注册部门通报。

4. 重新注册 重新注册主要针对注册有效期届满未延续注册的，或受吊销护士执业证书处罚，自吊销之日起满 2 年的，拟在医疗卫生机构执业时，应当重新申请注册。重新申请注册时，需要提交申请注册要求的材料；对于中断护理执业活动超过 3 年的，还应当提交在省、自治区、直辖市人政府卫生健康主管部门规定的教学、综合医院接受 3 个月临床护理培训并考核合格的证明。

5. 注销注册 护士有注册有效期届满未延续注册；受吊销护士执业证书处罚；死亡或者丧失民事行为能力等情形之一的，原注册部门办理注销执业注册。

6. 不予注册 护士有下列情形之一的不予注册：处于服刑期间；健康原因不能或不宜执行护理工作；违反护士管理办法被中止或取消注册；其他不宜从事护士工作的。

四、护士的执业义务与权利

权利和义务是相互依存、不可分割的整体，没有无权利的义务，也没有无义务的权利。规范护士的行为，提高护理质量，对于保障医疗安全至关重要。

（一）护士的执业义务

护士执业义务是指护士在执业过程中必须履行的责任。

1. 依法执业义务 护士执业，应当遵守法律、法规、部门规章和诊疗技术规范的规定。护理工作有严格的规范性，护理实践中有很多护理差错或事故是由违反规范引起的，遵守各项护理制度和操作规程等，既是护士的义务，又是护士职业素养的体现。

2. 紧急处置义务 护士在执业活动中，发现患者病情危急，应当立即通知医师；在紧急情况下为抢救垂危患者生命，应当先行实施必要的紧急救护。

3. 保护患者隐私义务 护士应当尊重、关心、爱护患者，保护患者的隐私。特别是近年来患者隐私权日益受到重视，护士在执业活动中获知的患者隐私，除法律法规有规定的外，应严格为患者保密。

4. 问题医嘱报告义务 护士发现医嘱违反法律、法规、部门规章或者诊疗技术规范规定的，应当及时向开具医嘱的医师提出。必要时，应当向该医师所在科室的负责人或者医疗卫生机构负责医疗服务管理的人员报告。执行医嘱是护士的职责之一，但医嘱的执行绝不是机械被动的，护士发现医嘱存在疑点时，有义务向相关人员报告。

5. 参加公共卫生应急事件救护的义务 护士有义务参加公共卫生和疾病预防控制工作。发生自然灾害、公共卫生事件等严重威胁公众生命健康的突发事件，护士应当服从县级以上人民政府卫生主管部门或者所在医疗卫生机构的安排，参加医疗救护。

（二）护士的执业权利

护士执业权利是指取得护士执业资格并依法注册者在执业活动中依法享有的权利。

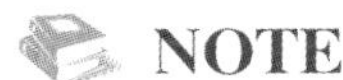

1. 获得物质报酬的权利 护士执业，有按照国家有关规定获取工资报酬、享受福利待遇、

参加社会保险的权利。任何单位或者个人不得克扣护士工资，降低或者取消护士福利等待遇。

2. 职称晋升和参加学术活动的权利 护士有按照国家有关规定获得与本人业务能力和学术水平相应的专业技术职务、职称的权利；有参加专业培训、从事学术研究和交流、参加行业协会和专业学术团体的权利。

3. 享有的安全执业的权利 护士执业，有获得与其所从事的护理工作相适应的卫生防护医疗保健服务的权利。从事直接接触有毒有害物质、有感染传染病危险工作的护士，有依照有关法律、行政法规的规定接受职业健康监护的权利；患职业病的，有依照有关法律行政法规的规定获得赔偿的权利。

4. 护理执业知情权与建议权 护士有获得疾病诊疗、护理相关信息的权利和其他与履行护理职责相关的权利，可以对医疗卫生机构和卫生主管部门的工作提出意见和建议。

五、违反执业义务的法律责任

护士在执业活动中有下列情形之一的，由县级以上地方人民政府卫生主管部门依据职责分工责令改正，给予警告；情节严重的，暂停其6个月以上1年以下执业活动，直至由原发证部门吊销其护士执业证书。

（1）发现患者病情危急未立即通知医师的。

（2）发现医嘱违反法律、法规、部门规章或者诊疗技术规范的规定，未依照《护士条例》第17条的规定提出或者报告的。

（3）泄露患者隐私的。

（4）发生自然灾害、公共卫生事件等严重威胁公众生健康的突发事件，不服从安排参加医疗救护的。

护士在执业活动中造成医疗事故的，依照医疗事故处理的有关规定承担法律责任。

护士被吊销执业资格后，不得从事护士执业活动。想要再重新注册执业的，按《护士条例》第三十二条规定：护士被吊销执业证书的，自执业证书被吊销之日起2年内不得申请执业注册。

第二节 医疗核心制度

一、首诊负责制度

患者在医疗机构就诊过程中，由于病情、患者认知及科室分工等因素，诊疗活动可能会涉及多个科室及多名医师，甚至会涉及不同医疗机构。为了保障患者权益，明确责任，医疗活动实行首诊负责制度。

（一）首诊负责制度的含义

首诊负责制度的含义是首次接诊的医疗机构、科室和医师应对患者负首要责任。第一次接诊的医师和科室为首诊医师和首诊科室，第一次接诊的医院为首诊医院。首诊负责制度包括医院、科室、医师三级。对医院而言，凡是诊疗范围内的患者一律不得拒诊。对于科室、医师而言，首诊科室和首诊医师应对其所接诊患者负责到底。护士在从事护理活动时有可能参与接诊，应熟知首诊负责制度。

（二）首诊负责制度的具体内容

首诊负责制度包括医院、科室和医师三级首诊负责，具体内容如下。

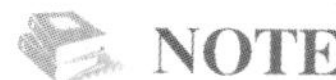

(1) 医院对诊疗范围内的患者一律不得拒诊,非诊疗范围内的患者在病情危重危及生命的情况下应就地抢救,非紧急情况则应告知其到相应医疗机构就诊。

(2) 首诊科室应对其所接诊患者,特别是对危急重症患者的诊断、治疗、会诊、转诊、转科、转院病情告知等医疗工作负责到底。

(3) 首诊医师应对其所接诊患者,特别是对危急重症患者的检查、诊断、治疗、会诊、转诊、转科、转院病情告知等医疗工作负责到底。

二、分级护理制度

住院患者在住院期间,护士根据患者病情和(或)自理能力,确定并实施不同级别的护理,护理分级分为四个级别:特级护理、一级护理、二级护理和三级护理。护士在患者床头牌内加放护理等级,按省级及以上医疗护理文书规范要求进行标记。

(一) 特级护理

特级护理是最高等级护理,主要针对病情危重、随时需要进行抢救的患者,或各种复杂及新开展大手术后的患者,或严重外伤和大面积烧伤的患者等。护理要求如下。

(1) 严密观察患者病情变化,监测生命体征。

(2) 根据医嘱,准确及时实施治疗、给药措施。

(3) 根据医嘱,准确测量出入量。

(4) 根据患者病情,正确实施基础护理和专科护理,如口腔护理、压疮护理、气道护理、管路护理及洗头擦浴护理等,实施安全措施。

(5) 保持患者的舒适和功能体位。

(6) 做到书面、口头、床旁交接班。

(二) 一级护理

一级护理主要针对重症患者、各种大手术后尚需严格卧床休息及生活不能自理的患者,或者生活部分可以自理,但病情随时可能发生变化的患者。护理要求如下。

(1) 每小时巡视患者,观察患者病情变化。

(2) 根据患者病情,测量生命体征。

(3) 根据医嘱,正确实施治疗、给药措施。

(4) 根据患者病情,正确实施基础护理和专科护理,如口腔护理、压疮护理、气道护理、管路护理及洗头擦浴护理等,实施安全措施。

(5) 提供护理相关的健康指导。

(三) 二级护理

二级护理主要针对急性症状消失,病情趋于稳定,仍需卧床休息的患者或者慢性病限制活动或生活大部分可以自理的患者。护理要求如下。

(1) 每 2 小时巡视患者,观察患者病情变化。

(2) 根据患者病情,测量生命体征。

(3) 根据医嘱,正确实施治疗、给药措施。

(4) 根据患者病情,正确实施护理措施和安全措施。

(5) 提供护理相关的健康指导。

(四) 三级护理

三级护理主要针对生活完全可以自理的病情较轻或恢复期的患者。护理要求如下。

(1) 每 3 小时巡视患者,观察患者病情变化。

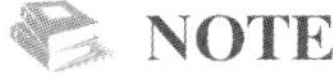

(2) 根据患者病情，测量生命体征。

(3) 根据医嘱，正确实施治疗、给药措施。

(4) 提供护理相关的健康指导。

三、查对制度

查对制度是保证患者安全，防止差错事故发生的一项重要措施。因此，护士在工作中必须具备严肃、认真的态度，思想集中，业务熟练，严格执行“三查八对”制度，以保证患者安全及护理工作的正常进行。

(一) 医嘱查对

执行医嘱是护士的基本职责，但护士绝不是机械被动地执行医嘱。执行医嘱时，护士必须认真阅读医嘱内容，发现医嘱违反法律、法规、部门规章或者诊疗技术规定的，应当及时向开具医嘱的医师提出；必要时，应当向该医师所在科室的负责人或者医疗机构负责医疗服务管理的人员报告。不经查对而直接执行问题医嘱，护士也要承担相应的责任。

(二) “三查八对一注意”

1. “三查” 操作前查、操作中查、操作后查。

2. “八对” 认真严格核对患者姓名、床号、药名、剂量、浓度、时间、用法、药品有效期。

3. “一注意” 用药过程中应注意严格观察药效及副作用，做好有关记录。

(三) 服药、注射、输液查对制度

1. 服药、注射、输液时 服药、注射、输液时必须严格执行“三查八对”制度。

2. 备药前 备药前要检查药品质量，水剂、片剂注意有无变质，安瓿、针剂注意有无裂痕，瓶口有无松动，有效期和批号信息，如不符合要求或标签不清者，不可使用。

3. 摆药后 摆药后必须经第二人核对后方可执行。

4. 易致过敏的药物 给药前应询问患者有无过敏史；药物过敏者，在床头挂醒目的标记。使用毒、麻、限、剧药时，要经过反复核对，用后保留安瓿。给多种药物时，要注意有无配伍禁忌。

5. 发药、注射时 发药、注射时患者如提出疑问，应再次及时查对清楚后方可执行。

(四) 输血查对制度

1. 护士在给患者配血、抽血、验血型时 护士在给患者配血、抽血、验血型时必须认真核对患者姓名、性别、床号，领血前必须核对并履行签字手续。

2. 输血前 输血前必须经两人核对无误后方可输入。

3. 输血时 输血时密切观察输血反应，做好护理记录，保证安全。输血前 15 分钟，速度不宜过快，密切观察患者，如无输血不良反应，可酌情加快输血速度。

4. 输血完毕 输血完毕应保留血袋并在 24 小时内送输血科保存，以备必要时检查。

四、值班与交接班制度

由于疾病的特殊性，可能发生在任何时间和地点，因此医疗机构不同于其他单位，必须随时待命，这就需要严格的值班和交接班制度。实践中有相当一部分医疗事故是由于值班时医护人员离岗或交接班未严格遵守规定而引发，医护人员应对此高度重视。

(一) 值班制度

医疗机构不同科室应设有值班医师和护士，值班人员应严格按照科室制订的值班表值班。值班医护人员必须具备独立处理医疗突发事件的能力。值班期间严禁擅自离岗。

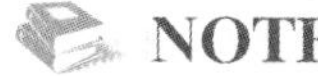

（二）交接班制度

交接班是护理领域容易出现差错的环节，护士在交班前应当将新入院患者、危重患者、当日手术患者、病情发生变化患者、其他需要提醒注意观察患者的情况和观察注意事项记入交接班记录本中，并做好床头交接班工作。接班护士接班后必须巡视病房，了解患者情况，根据病情变化和处理工作及时做好值班期间的病程记录，记录时应注明时间。规范的交接班是体现护理工作严密性和连续性的重要工作程序，和查对制度一样，也是护理安全的重要保障。

知识链接

“十不交不接”制度

1. 衣帽不整，不交不接。
2. 本班工作未完成，不交不接。
3. 下一班准备工作未做好，不交不接。
4. 输液、输血不通畅，不交不接。
5. 各种引流不通畅，不交不接。
6. 医疗器械及药品数字不符，不交不接。
7. 抢救物品不符，不交不接。
8. 医嘱未查对，不交不接。
9. 危重病员床铺不干燥，不交不接。
10. 治疗室、办公室不整洁，不交不接。

五、手术分级管理制度

手术是临床治疗的重要方式，对于某些疾病的治疗具有不可替代性，同时手术治疗也是风险较大的医疗行为，需要对不同医疗机构手术权限做出规范。2012 年卫生部办公厅专门印发了《医疗机构手术分级管理办法（试行）》。该办法对手术分级及授权管理等做出了明确规定。护士特别是手术室护士是手术过程的重要参与者，应熟知手术分级管理的规定。

（一）手术分级

根据风险性和难易程度不同，手术分为以下四级。

一级手术是指风险较低、过程简单、技术难度低的手术。

二级手术是指有一定的风险、过程复杂程度一般、有一定技术难度的手术。

三级手术是指风险较高、过程较复杂、难度较大的手术。

四级手术是指风险高、过程复杂、难度大的手术。

（二）手术授权

考虑到不同级别医院的医疗条件和技术水平，原则上三级医院重点开展三、四级手术；二级医院重点开展二、三级手术；一级医院、乡镇卫生院可以开展一、二级手术，重点开展一级手术。

六、术前讨论制度

术前讨论是外科系统对即将接受手术治疗病例的一种会诊形式，通过对某个病例的诊断分析，手术适应证、禁忌证、术式，术中可能遇到的特殊情况或术式的改变、手术并发症等进行

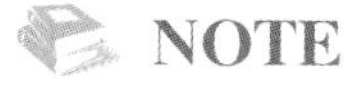

讨论，实现个性化治疗；同时通过术前讨论可以完善病历内容，积累疑难复杂病例的治疗经验，提高诊疗水平。执行术前讨论制度的目的是保证医疗质量，降低手术风险，保障患者手术安全。

（一）术前讨论的参加者

二级手术的术前讨论由手术组医师完成，原则上由主刀医师主持，必要时由科主任组织全科讨论；三级以上（含三级）手术、疑难手术、新技术、新项目手术应进行全科讨论，并由科主任或主任医师（副主任医师）主持。护士长、床位分管护士或其他科室有关医师应参加术前讨论。

（二）术前讨论的具体要求

1. 情况介绍 主管医师应详细介绍患者病情，并提供患者充足的病历资料，包括影像学、实验室检查等结果。

2. 充分发表意见 各级医师、护士应充分发表意见，全面分析，做出明确结论，共同制定手术方案和术后护理方案。

3. 充分讨论 术前讨论时必须对患者术中可能出现的困难及意外做好充分讨论，并做出相应预案及防患措施（包括术后观察事项以及护理要求）。

4. 专人记录 必须填写参加人员、讨论时间、发言详细内容、结论等，记录者须签名并经主刀医师或科主任签字确认。

5. 告知结果 由主管医师与主刀医师共同将术前讨论结果向患者或患者家属进行详细交代，充分沟通并签署知情同意书。

七、危重患者抢救制度

病情严重随时可能发生生命危险的患者称危重患者，与普通患者相比危重患者的病情严重，随时可能发生意外，如果抢救及时、处置得当，患者可能转危为安，反之即可能发生生命危险。在抢救危重患者过程中护士发挥着重要作用，其行为会对抢救效果产生重要影响，因此护士在参与危重患者抢救时要严格遵守相关规范。

（一）危重患者抢救的组织

危重患者的抢救工作，一般由科主任、正（副）主任医师负责组织并主持抢救工作。科主任或正（副）主任医师不在时，由职称最高的医师主持抢救工作，但必须及时通知科主任或正（副）主任医师。特殊患者或需跨科协同抢救的患者应及时报请医务处、护理部和分管院长，以便组织有关科室共同进行抢救工作。不同科室人员接到抢救通知后，应立即指派人员及时参加抢救工作。

（二）危重患者抢救的基本要求

参加抢救的医护人员应严格遵守相关法律法规，执行各项医疗规章制度和各种技术操作规程，尊重患者及其家属的知情同意权，严防差错事故和医疗纠纷的发生。

参加抢救工作的护士应严格执行主持抢救工作者的医嘱，密切观察病情变化，随时将医嘱执行情况和病情变化报告主持抢救工作者。当患者出现生命危险时，医师未到前，护士应根据病情给予力所能及的抢救措施，如及时给氧、吸痰、测量血压、建立静脉通道、行人工呼吸和心脏按压。医师下达口头医嘱时，护士应当复诵一遍，抢救结束后所用药品的安瓿必须暂时保留，经两人核对记录后方可弃去，并提醒医师立即据实补记医嘱。

八、护理会诊制度

会诊是指由多名医务人员共同对疾病进行诊断给出医疗方案的活动。医疗实践中经常会

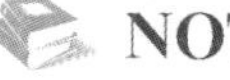
NOTE

出现危重患者病情复杂难以给出准确诊断，或者病情涉及多个学科的情况，这就需要对患者实施会诊。会诊制度可以集思广益，对准确判断患者病情，做出最佳医疗方案具有重要意义，符合患者利益，也有利于医务人员业务水平的提高，是医疗核心制度之一。

传统上对会诊的理解局限在医师的领域，认为会诊仅发生于不同科室、不同层级的医师间，与护士没有多大关联。实际上，由于护理工作在疾病治疗过程中发挥的作用越来越大，近年来护理会诊制度也越来越受到重视。

护理会诊是指在护理工作中遇到疑难、危重病例或护理操作及护理新技术推广等情况时，进行的会诊活动。护理会诊通常分为科内会诊和科间会诊。科内会诊指由本科护理人员组织并参加的会诊活动，由责任护士提出，护士长或主管护师主持，召集有关人员参加，进行讨论总结，并由责任护士负责汇总会诊意见并写会诊记录。科间会诊由要求会诊科室的责任护士提出，护士长同意后填写会诊申请单，送至被邀请科室，被邀请科室由护士长或护理骨干赴邀请科室参与会诊。必要时，护理会诊还包括全院大会诊及院际会诊。护理会诊对护理工作适应医学发展，提高和保障临床疑难重症及实施新操作、新技术患者的护理质量，拓宽护理人员知识面，提高护理人员业务水平、分析判断能力和表述能力，激发护理人员主动思维，促进护理新业务、新技术交流，发挥护理骨干在临床的指导作用等方面能起到非常积极的作用。

本章小结

护士的基本素质和技术水平是保障护理工作质量和推进护理专业发展的重要基础，更是保证医疗护理安全、维护患者生命和促进患者健康的必要条件。开展护士执业资格考试和注册制度，以加强护士执业管理，确保从事护理工作的护士具有保障患者健康和医疗安全的执业水平。医疗活动直接服务于人体，关系着患者的生命和健康。为确保医疗服务质量，规范医务人员的医疗活动，避免医疗不良事件发生，必须有严格的工作规则。医疗核心制度非常清晰地明确了医务人员的职责，有很强的规范性，护士在护理活动中必须严格遵守。医疗核心制度主要包括与护理活动有较直接关联的首诊负责制度、分级护理制度、查对制度、值班与交接班制度等。

案例讨论

案例讨论提示

能力检测

某医院呼吸内科于下午收治了一位老年男性哮喘患者，患者常在夜间哮喘急性发作，陪床家属为其配偶，同样年岁较高。当班护士将患者情况在交接班记录本中进行了认真记录，并在交接班时对接班护士进行了专门告知，提醒对该患者特别留意。由于夜班护士对该患者进行了特别留意，在夜间患者哮喘急性发作时及时通知医师开展抢救，保证了患者安全。后该患者经治疗病情好转并顺利出院。

请思考：

本案例中的护士特别值得我们学习的地方是什么？

（谭春游）

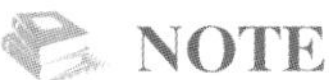

第九章　健康管理相关法律法规

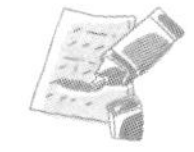

学习目标

本章 PPT

1. 知识目标：解释传染病防治、突发公共卫生事件应急处理、药品管理、血液管理、母婴管理、医疗废物管理立法；描述传染病预防、突发公共卫生事件分级、药品管理规范、无偿献血、医疗废物分类；说出医疗机构及医务人员在传染病防治中的职责、突发公共卫生事件的报告、药品不良反应报告、临床用血管理、孕产期保健、医疗废物管理。

2. 能力目标：能正确运用传染病防治、突发公共卫生事件应急处理、药品管理、血液管理、母婴管理、医疗废物管理立法解决护理执业中的法律问题，培养提高护理人员的法律运用能力。

3. 素质目标：学生能够从法律视角正确审视护理工作规范，培养法律意识和仁心精神，提升做好护理服务工作的综合素养。

案例导入

案例导入提示

某区疾病预防控制中心接到辖区内一所小学发生传染病疫情的报告，该小学共有学生685名，教职员工40名，患者均为学生，共有41例，首发病例于5月22日出现发热、皮疹，当天最高体温38.5 ℃，一天后热退，皮疹涉及面部、躯干和四肢，最严重部位是背部，可同时见不同形式的皮肤损害，皮疹持续2周。

请思考：

1. 接到该传染病疫情报告后，区疾病预防控制中心应当采取哪些控制措施？
2. 面对传染病应当如何进行医疗救治？
3. 法律对于传染病的预防以及疫情的报告、通报和公布是如何规定的？

第一节　传染病防治相关法律法规

一、传染病防治立法

为了预防、控制和消除传染病的发生和流行，保障人体健康和公共卫生，而制定传染病防治法。

二、传染病的防治原则与分类

（一）传染病的防治原则

国家对传染病防治实行预防为主的方针，防治结合、分类管理、依靠科学、依靠群众。

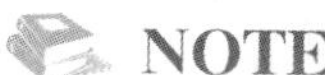

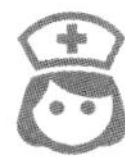

1. 预防为主 传染病防治要把预防工作放在首位，预防为主是我国卫生工作的基本方针。

2. 防治结合 在贯彻预防为主基本方针的前提下，实行预防与治疗相结合的措施。

3. 分类管理 根据传染病不同病种的传播方式、流行强度、传播速度、对人体健康和社会危害程度的不同而确定的一种科学管理原则。

4. 依靠科学 在传染病防治工作中，要发扬科学精神，做好科学预防，普及科学知识，实行科学治疗。

5. 依靠群众 传染病防治工作的依靠力量和工作对象都是群众，需要群众的自觉参与和积极配合。

（二）传染病的分类

《中华人民共和国传染病防治法》(简称《传染病防治法》)规定的传染病分为甲类、乙类和丙类，实行分类管理。

1. 甲类传染病 甲类传染病包括鼠疫和霍乱 2 种，为强制管理类传染病。对该类传染病患者、病原携带者、疑似患者的隔离、治疗采取强制措施。

2. 乙类传染病 乙类传染病为监测传染病，包括传染性非典型肺炎、艾滋病、病毒性肝炎、脊髓灰质炎、人感染高致病性禽流感、麻疹、流行性出血热、狂犬病、流行性乙型脑炎、登革热、炭疽、细菌性和阿米巴性痢疾、肺结核、伤寒和副伤寒、流行性脑脊髓膜炎、百日咳、白喉、新生儿破伤风、猩红热、布鲁氏菌病、淋病、梅毒、钩端螺旋体病、血吸虫病、疟疾。对此类传染病患者的管理，要严格按照有关规定和防治方案，采取必要的治疗和控制措施。对乙类传染病中的传染性非典型肺炎、炭疽中的肺炭疽采取甲类传染病的预防、控制措施。

3. 丙类传染病 包括流行性感冒、流行性腮腺炎、风疹、急性出血性结膜炎、麻风病、流行性和地方性斑疹伤寒、黑热病、包虫病(棘球蚴病)、丝虫病，除霍乱、细菌性和阿米巴性痢疾、伤寒和副伤寒以外的感染性腹泻病。

国务院卫生行政部门根据传染病暴发、流行情况和危害程度，可以决定增加、减少或者调整乙类、丙类传染病病种并予以公布。

三、医疗机构及医务人员在传染病防治中的职责

（一）传染病预防

采取切实可行的预防措施，做好预防教育工作，切断传播途径，保护易感人群，控制传染源，对防止传染病的发生和流行具有重要意义。

1. 开展卫生健康教育，提高全民卫生健康意识 开展预防传染病的健康教育，倡导文明健康的生活方式，提高公众对传染病的防治意识和应对能力。

2. 国家实行有计划的预防接种制度 医疗机构、疾病预防控制机构与儿童的监护人应当相互配合，保证儿童及时接受预防接种。

3. 消除各种传染病的传播媒介 积极采取预防、控制措施，防止空气污染、保护水资源和灭鼠除害等，以消除各种传播媒介。

4. 建立传染病监测制度和预警制度 传染病监测是各级疾病预防控制机构的主要职责，内容包括监测人群的基本情况、易感性，监测传染病的动态分布等，也包括对国外发生国内尚未发生的传染病或者国内新发生的传染病的监测。

5. 传染病预防控制措施

(1) 控制传染源：传染病患者、病原携带者和疑似传染病患者，在治愈或者排除传染病嫌疑前，不得从事法律、行政法规和国务院卫生行政部门规定禁止从事的易使该传染病扩散的

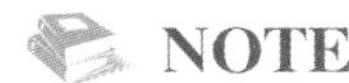

工作。

(2) 防止医源性感染和医院感染：防止传染病的医源性感染和医院感染，医疗机构应确定专门的部门或者人员，负责传染病疫情报告、本单位的传染病预防、控制以及责任区域内的传染病预防工作，负责医疗活动中与医院感染有关的危险因素监测、安全防护、消毒、隔离和医疗废物处置工作。

(3) 加强消毒管理：对被传染病病原体污染的污水、污物、场所和物品，有关单位和个人必须在疾病预防控制机构的指导下或者按照其提出的卫生要求，严格进行消毒处理；拒绝消毒处理的，由当地卫生行政部门或者疾病预防控制机构进行强制消毒处理。

(4) 加强血液管理：采供血机构、生物制品生产单位必须严格执行国家有关规定，保证血液、血液制品的质量；禁止非法采集血液或者组织他人出卖血液；疾病预防控制机构、医疗机构使用血液和血液制品，必须遵守国家有关规定，防止因输入血液、使用血液制品引起经血液传播疾病的发生。

(5) 加强菌种、毒种管理：实行分类管理，建立健全严格的管理制度；对可能导致甲类传染病传播的以及国务院卫生行政部门规定的菌种、毒种和传染病检测样本，确需采集、保藏、携带、运输和使用的，需经省级以上人民政府卫生行政部门批准。

（二）传染病疫情报告

传染病疫情报告是为各级政府提供传染病发生、发展信息的重要渠道。建立完整的传染病报告制度，且保证其正常运转，才能保证信息的通畅，这是政府决策者准确掌握事件动态、及时正确进行决策与有关部门及时采取预防控制措施的重要前提。

1. 传染病疫情报告人 分为责任疫情报告人，包括疾病预防控制机构、医疗机构和采供血机构及其执行职务的人员；义务疫情报告人，除上述机构和人员以外的任何单位和个人。

知识链接

传染病疫情报告时限

根据《传染病信息报告管理规范》，责任报告单位和责任疫情报告人发现甲类传染病和乙类传染病中的肺炭疽、传染性非典型肺炎等按照甲类管理的传染病患者或疑似患者时，或发现其他传染病和不明原因疾病暴发时，应于 2 小时内将传染病报告卡通过网络报告；未实行网络直报的责任报告单位应于 2 小时内以最快的通信方式（电话、传真）向当地县级疾病预防控制机构报告，并于 2 小时内寄送出传染病报告卡。对其他乙、丙类传染病患者、疑似患者和规定报告的传染病病原携带者在诊断后，应于 24 时内进行网络报告；未实行网络直报的责任报告单位应于 24 小时内寄送出传染病报告卡。

2. 疫情报告的内容 包括常规疫情报告(法定传染病报告)、特殊疫情报告(暴发疫情、重大疫情、灾区疫情、新发现的传染病、突发原因不明的传染病)及传染病菌种、毒种丢失的报告。

3. 疫情报告的要求 传染病报告实行属地化管理，首诊负责制度，医院内诊断的传染病病例的报告卡由首诊医师负责填写，由医院预防保健科的专业人员负责进行网络直报。依法负有传染病疫情报告职责的政府有关部门、疾病预防控制机构、医疗机构、采供血机构及其工作人员，不得隐瞒、谎报、缓报传染病疫情。

（三）传染病疫情的通报和公布

1. 传染病疫情的通报 为了使各级政府及相关部门尽快掌握传染病疫情，及时有效地采

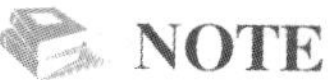

取防范措施,《传染病防治法》第三十五条规定:国务院卫生行政部门应当及时向国务院其他有关部门和各省、自治区、直辖市人民政府卫生行政部门通报全国传染病疫情以及监测、预警的相关信息。毗邻的以及相关的地方人民政府卫生行政部门,应当及时互相通报本行政区域的传染病疫情以及监测、预警的相关信息;县级以上人民政府有关部门发现传染病疫情时,应当及时向同级人民政府卫生行政部门通报。

2. 传染病疫情的公布 《传染病防治法》第三十八条规定:国家建立传染病疫情信息公布制度。国务院卫生行政部门定期公布全国传染病疫情信息。省、自治区、直辖市人民政府卫生行政部门定期公布本行政区域的传染病疫情信息。传染病暴发、流行时,国务院卫生行政部门负责向社会公布传染病疫情信息,并可以授权省、自治区、直辖市人民政府卫生行政部门向社会公布本行政区域的传染病疫情信息。公布传染病疫情信息应当及时、准确。

(四) 疫情控制措施

1. 一般控制措施 对甲类传染病和乙类传染病中的肺炭疽、传染性非典型肺炎等按照甲类传染病管理的传染病,医疗机构一经发现,应当及时采取下列措施:①对患者、病原携带者,予以隔离治疗,隔离期限根据医学检查结果确定;②对疑似患者,确诊前在指定场所单独隔离治疗;③对医疗机构内的患者、病原携带者、疑似患者的密切接触者,在指定场所进行医学观察和采取其他必要的预防措施。拒绝隔离治疗或者隔离期未满擅自脱离隔离治疗的,可以由公安机关协助医疗机构采取强制隔离治疗措施。

医疗机构发现乙类或者丙类传染病患者,应当根据病情采取必要的治疗和控制传播措施。医疗机构对本单位内被传染病病原体污染的场所、物品以及医疗废物,必须依照法律、法规的规定实施消毒和无害化处置。

2. 紧急控制措施

(1) 紧急措施:为了控制传染病暴发、流行,县级以上地方人民政府应当立即组织力量,按照预防、控制预案进行防治,切断传染病的传播途径。必要时,报经上一级人民政府决定,可以采取下列紧急措施并予以公告:①限制或者停止集市、影剧院演出或者其他人群聚集的活动;②停工、停业、停课;③封闭或者封存被传染病病原体污染的公共饮用水源、食品以及相关物品;④控制或者扑杀染疫野生动物、家畜家禽;⑤封闭可能造成传染病扩散的场所。

(2) 疫区封锁:甲类、乙类传染病暴发、流行时,县级以上地方人民政府报经上一级人民政府决定,可以宣布本行政区域部分或者全部为疫区;国务院可以决定并宣布跨省、自治区、直辖市的疫区。县级以上地方人民政府可以在疫区内采取相应的紧急措施,并可以对出入疫区的人员、物资和交通工具实施卫生检疫。

(3) 隔离措施:对已经发生甲类传染病病例的场所或者该场所内的特定区域的人员可以实施隔离措施。具体要求如下:①由所在地的县级以上地方人民政府实施并向上一级人民政府报告、批准;上级人民政府做出不予批准决定的,实施隔离措施的人民政府应当立即解除隔离措施。②在隔离期间,实施隔离措施的人民政府应当对被隔离人员提供生活保障;被隔离人员有工作单位的,所在单位不得停止支付其隔离期间的工作报酬。③拒绝隔离治疗或者隔离期未满擅自脱离隔离治疗的,可以由公安机关协助医疗机构采取强制隔离治疗措施。④尸体处理:对患鼠疫、霍乱、炭疽死亡的患者尸体,由负责患者治疗的医疗单位负责消毒处理,处理后应当立即就近火化。患传染性非典型肺炎、人感染高致病性禽流感、病毒性肝炎、伤寒和副伤寒、艾滋病、白喉、炭疽、脊髓灰质炎死亡的患者尸体,亦应在对尸体进行卫生处理后火化。

(4) 人员和物资保障:传染病暴发、流行时,根据传染病疫情控制的需要,国务院有权在全国范围或者跨省、自治区、直辖市范围内,县级以上地方人民政府有权在本行政区域内紧急调集人员或者调用储备物资,临时征用房屋、交通工具以及相关设施、设备。紧急调集人员的,应当按照规定给予合理报酬。临时征用房屋、交通工具以及相关设施、设备的,应当依法给予补偿;能返还的,应当及时返还。医疗器械生产、供应单位在传染病暴发流行时,应当及时生产、供应防治传染病的药品和医疗器械。铁路、交通、民用航空经营单位必须优先运送处理传染病疫情的人员以及防治传染病的药品和医疗器械。

(五)传染病的医疗救治措施

对传染病患者实施医疗救治是传染病防治工作不可或缺的组成部分,在传染病暴发、流行时,显得尤其重要,具体措施有以下三个方面。

1. 医疗救治服务网络建设 《传染病防治法》第五十条规定:县级以上人民政府应当加强和完善传染病医疗救治服务网络的建设,指定具备传染病救治条件和能力的医疗机构承担传染病救治任务,或者根据传染病救治需要设置传染病医院。

2. 提高医疗机构的传染病医疗救治能力 医疗机构的基本标准、建筑设计和服务流程,应当符合预防传染病医院感染的要求。医疗机构应当按照国务院卫生行政部门规定的传染病诊断标准和治疗要求,采取相应措施,提高传染病医疗救治能力。

3. 医疗机构开展医疗救治的管理制度 ①医疗救治的内容:医疗机构应当对传染病患者或者疑似传染病患者提供医疗救护、现场救援和接诊治疗,书写病历记录以及其他有关资料,并妥善保管。②实行传染病预检、分诊制度,对传染病患者、疑似传染病患者,应当引导至相对隔离的分诊点进行初诊。③转院制度:医疗机构不具备相应救治能力的,应当将患者及其病历记录复印件一并转至具备相应救治能力的医疗机构。转诊传染病患者或疑似传染病患者时,应当按照当地卫生行政部门的规定使用专用车辆。

四、传染病的监督管理与法律责任

《传染病防治法》规定了传染病防治监督管理工作的执法主体及其职责,既有利于国家对传染病管理的统一领导,也有利于发挥各个方面在传染病防治中的作用。

(一)传染病防治监督管理的执法主体及其职责

省级以上人民政府卫生行政部门负责组织对传染病防治重大事项的处理;县级以上人民政府卫生行政部门具体负责对传染病防治工作的监督管理。县级以上人民政府卫生行政部门在对传染病防治工作进行监督检查时,要履行以下职责:①对下级人民政府卫生行政部门履行《传染病防治法》规定的传染病防治职责进行监督检查;②对疾病预防控制机构、医疗机构的传染病防治工作进行监督检查;③对采供血机构的采供血活动进行监督检查;④对用于传染病防治的消毒产品及其生产单位进行监督检查,并对饮用水供水单位从事生产或者供应活动以及涉及饮用水卫生安全的产品进行监督检查;⑤对传染病菌种、毒种和传染病检测样本的采集、保藏、携带、运输、使用进行监督检查;⑥对公共场所和有关单位的卫生条件和传染病预防、控制措施进行监督检查。

(二)卫生行政部门及其工作人员的职责

卫生行政部门及其工作人员在传染病防治执法过程中要求做到:①县级以上人民政府卫生行政主管部门在履行监督检查职责时,可以对有可能被传染病病原体污染的场所、生活饮用水源、食品和物品实施临时性行政控制措施。②县级以上人民政府卫生行政主管部门在履行监督检查责任时,有权进入被检查单位和传染病疫情发生现场调查取证,查阅或者复制与有关的资料和采集样本。③卫生行政部门工作人员依法执行职务时,应当不少于两人,并出示执法证件,填写卫生执法文书;卫生执法文书经核对无误后,应当由卫生执法人员和当事人签名;当事人拒绝签名的,卫生执法人员应当注明情况。④卫生行政部门及其工作人员履行职责,应当自觉接受社会和公民的监督。

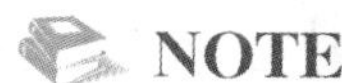

（三）法律责任

为了保障传染病防治工作的顺利进行，《传染病防治法》规定对违反传染病防治管理法律法规的行为，将予以处罚，追究法律责任。

1. 行政责任 医疗机构违反《传染病防治法》规定，有下列情形之一的，由县级以上人民政府卫生行政部门责令改正，通报批评，给予警告；造成传染病传播、流行或者其他严重后果的，对负有责任的主管人员和其他直接责任人员，依法给予降级、撤职、开除的处分，并可以依法吊销有关责任人员的执业证书；构成犯罪的，依法追究刑事责任：①未按照规定承担本单位的传染病预防、控制工作、医院感染控制任务和责任区域内的传染病预防工作的；②未按照规定报告传染病疫情，或者隐瞒、谎报、缓报传染病疫情的；③发现传染病疫情时，未按照规定对传染病患者、疑似传染病患者提供医疗救护、现场救援、接诊、转诊的，或者拒绝接受转诊的；④未按照规定对本单位内被传染病病原体污染的场所、物品以及医疗废物实施消毒或者无害化处置的；⑤未按照规定对医疗器械进行消毒，或者对按照规定一次使用的医疗器具未予销毁，再次使用的；⑥在医疗救治过程中未按照规定保管医学记录资料的；⑦故意泄露传染病患者、病原携带者、疑似传染病患者、密切接触者涉及个人隐私的有关信息、资料的。

2. 民事责任 单位和个人违反《传染病防治法》规定，导致传染病传播、流行，给他人人身、财产造成损害的，应当依法承担民事责任。

考点提示：传染病的分类、医疗机构及医务人员在传染病防治中的职责。

3. 刑事责任 根据《中华人民共和国刑法》第三百三十条规定，违反传染病防治法规定，有下列情形之一，引起甲类传染病以及依法确定采取甲类传染病预防、控制措施的传染病传播或者有传播严重危险的，处三年以下有期徒刑或者拘役；后果特别严重的，处三年以上七年以下有期徒刑：①供水单位供应的饮用水不符合国家规定的卫生标准的；②拒绝按照疾病预防控制机构提出的卫生要求，对传染病病原体污染的污水、污物、场所和物品进行消毒处理的；③准许或者纵容传染病患者、病原携带者和疑似传染病患者从事国务院卫生行政部门规定禁止从事的易使该传染病扩散的工作的；④出售、运输疫区中被传染病病原体污染或者可能被传染病病原体污染的物品，未进行消毒处理的；⑤拒绝执行县级以上人民政府、疾病预防控制机构依照传染病防治法提出的预防、控制措施的。

第二节 突发公共卫生事件应急处理法律制度

一、突发公共卫生事件的含义与特征

（一）突发公共卫生事件的含义

突发公共卫生事件指突然发生，造成或者可能造成社会公众健康严重损害的重大传染病疫情、群体性不明原因疾病、重大食物和职业中毒以及其他严重影响公众健康的事件。

（二）突发公共卫生事件的特征

1. 突发性和意外性 突发性是指事件突然发生，且具有不确定性。虽然在发生之前存在着一定程度的征兆和预警的可能，但是要对其做出准确的判断预测并做出有针对性的预警是非常困难的。意外性是指事件的产生和进一步的发展往往是难以做出判断并且完全不在掌控当中的。

2. 多元性 突发公共卫生事件的发生，没有特别的指定群体和人群，具有很强的公共属性，呈现多样化的特点，包括各类群体疾病、各类病毒造成的疾病流行、食物药物中毒、职业健康危害等。

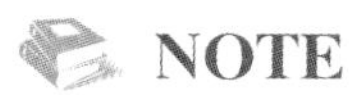

3. 特定性 突发公共卫生事件是发生在公共卫生领域的突发事件，具有公共卫生的属性，它不针对特定的人群，也不局限于某一个固定的领域或区域，而是牵涉广泛的社会群体，尤其是对儿童、老人、妇女和体弱多病者等特殊人群的影响更加突出。

4. 危害性 突发公共卫生事件后果往往较为严重，涉及范围广，它对公众健康的损害和影响达到一定的程度。

二、突发公共卫生事件的分级

根据突发公共卫生事件性质、危害程度、涉及范围，将突发公共卫生事件划分为特别重大（Ⅰ级）、重大（Ⅱ级）、较大（Ⅲ级）和一般（Ⅳ级）四级。

三、突发公共卫生事件的应急处理

（一）突发公共卫生事件应急预案启动

突发事件发生后，卫生行政主管部门应当组织专家对突发事件进行综合评估，初步判断突发事件的类型，提出是否启动突发事件应急预案的建议。启动应急预案的建议，主要考虑以下几个方面：突发公共卫生事件的类型和性质；突发公共卫生事件的影响面及严重程度；目前已采取的紧急控制措施及控制效果；突发公共卫生事件的未来发展趋势；启动应急处理机制是否需要。

（二）突发公共卫生事件应急处理的基本原则

突发公共卫生事件的危害在于它的不可预见性，不能做到有效的应对和防范，为此，在应急反应方面必须遵循以下基本原则。

1. 协调组织，明确分工 处理突发公共卫生事件，如重大疫情和中毒污染事故往往需要多部门、多单位处理，因此必须明确分工、各司其职、通力协作、共同完成。

2. 统一指挥，反应迅速 应急处理突出一个“急”字，必须加强领导，统一指挥，通力合作，做到组织健全、责任明确、反应迅速、决策快捷、指挥有效。

3. 信息互通，发布及时 对于群体性不明原因疾病事件的报告、调查、处置的相关信息应建立信息交换渠道。在调查处置过程中，发现并非属于本机构职能范围的，应及时将调查信息移交相应的责任机构；按规定权限，及时公布事件有关信息，并通过专家利用媒体向公众宣传防病知识，传达政府对群众的关心，正确引导群众积极参与疾病防控工作。

4. 了解现场，制定方案 及时熟悉和掌握现场情况，制定合理的应对方案，调查与控制并举。

（三）突发公共卫生事件的应急措施

1. 应急预案的启动 应急预案启动后，突发事件发生地的人民政府有关部门，应当根据预案规定的职责要求，服从突发公共卫生事件应急处理指挥部的统一指挥，立即到达规定岗位，采取有关的控制措施。医疗卫生机构、监测机构和科学研究机构，应当服从突发公共卫生事件应急处理指挥部的统一指挥，相互配合、协作，集中力量开展相关的科学研究工作。

2. 突发公共卫生事件的评价 省级以上人民政府卫生行政主管部门或者其他有关部门指定的突发事件应急处理专业技术机构，负责突发事件的技术调查、确证、处置、控制和评价工作。国务院卫生行政主管部门或者其他有关部门指定的专业技术机构，有权进入突发事件现场进行调查、采样、技术分析和检验，对地方突发事件的应急处理工作进行技术指导，有关单位和个人应当予以配合；任何单位和个人不得以任何理由予以拒绝。对新发现的突发传染病、不明原因的群体性疾病、重大食物和职业中毒事件，国务院卫生行政主管部门应当尽快组织力量制定相关的技术标准、规范和控制措施。

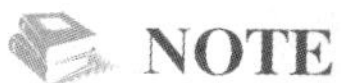

3. 法定传染病的宣布 国务院卫生行政主管部门对新发现的突发传染病，根据危害程度、流行强度，依照《传染病防治法》的规定及时宣布为法定传染病。宣布为甲类传染病的，由国务院决定；乙类、丙类传染病病种的增加、减少或调整，由国务院卫生行政部门决定并予以公布。

4. 应急物资的生产、供应、运送和人员的调集 突发事件发生后，国务院有关部门和县级以上地方人民政府及其有关部门，应当保证突发事件应急处理所需的医疗救护设备、救治药品、医疗器械等物资的生产、供应；铁路、交通、民用航空行政主管部门应当保证及时运送。根据突发事件应急处理的需要，突发事件应急处理指挥部有权紧急调集人员、储备的物资、交通工具以及相应的设施、设备。

5. 交通工具上传染患者的处置 交通工具上发现根据国务院卫生行政主管部门的规定需要采取应急控制措施的传染病患者、疑似传染病患者，其负责人应当以最快的方式通知前方停靠点，并向交通工具的营运单位报告。交通工具的前方停靠点和营运单位应当立即向交通工具营运单位行政主管部门和县级以上地方人民政府卫生行政主管部门报告。

交通工具上的传染病患者、密切接触者，由交通工具停靠点的县级以上各级人民政府卫生行政主管部门或者铁路、交通、民用航空行政主管部门，根据各自的职责，依照传染病防治法律、行政法规的规定，采取控制措施。

6. 疫区和人员的控制 突发事件应急处理指挥部根据突发事件应急处理的需要，可以对食物和水源采取控制措施。必要时，对人员进行疏散或者隔离，并可以依法对传染病疫区实行封锁。对传染病暴发、流行区域内流动人口，突发事件发生地的县级以上地方人民政府应当做好预防工作，落实有关卫生控制措施；对传染病患者和疑似传染病患者，应当采取就地隔离、就地观察、就地治疗的措施；对密切接触者根据情况采取集中或居家医学观察；对需要治疗和转诊的，依照规定执行。

（四）突发公共卫生事件应急状态的终止

突发公共卫生事件的终止需符合以下条件：突发公共卫生事件隐患或相关危险因素消除后，或末例传染病病例发生后经过最长潜伏期无新的病例出现。一般而言，特别重大以下突发公共卫生事件由地方各级人民政府卫生行政部门组织专家进行分析论证，提出终止应急反应的建议，报本级人民政府批准后实施，并向上一级人民政府卫生行政部门报告。

四、法律责任

突发公共卫生事件的法律责任主要分为行政责任和刑事责任两类。

（一）行政责任

医疗卫生机构有下列行为之一的，由卫生行政部门责令改正、通报批评、给予警告；情节严重的，吊销医疗机构执业许可证；对主要负责人、负有责任的主管人员和其他直接责任人员依法给予降级或者撤职的行政处分；造成传染病传播、流行或者对社会公众健康造成其他严重危害后果，构成犯罪的，依法追究刑事责任：①未依照《突发公共卫生事件应急条例》的规定履行报告职责，隐瞒、缓报或者谎报的；②未依照《突发公共卫生事件应急条例》的规定及时采取控制措施的；③未依照《突发公共卫生事件应急条例》的规定履行突发公共卫生事件监测职责的；④拒绝接诊患者的；⑤拒不服从突发公共卫生事件应急处理指挥部调度的。

考点提示：突发公共卫生事件的报告。

（二）刑事责任

《中华人民共和国刑法》第四百零九条规定：从事传染病防治的政府卫生行政部门的工作人员严重不负责任，导致传染病传播或者流行，情节严重的，处三年以下有期徒刑或者拘役。

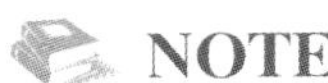

《中华人民共和国刑法》第二百九十一条规定：投放虚假的爆炸性、毒害性、放射性、传染病

病原体等物质，或者编造爆炸威胁、生化威胁、放射威胁等恐怖信息，或者明知是编造的恐怖信息而故意传播，严重扰乱社会秩序的，处五年以下有期徒刑、拘役或者管制；造成严重后果的，处五年以上有期徒刑。

第三节　药品管理法律法规

一、药品管理立法

（一）药品管理法的概念

药品的特殊性要求国家必须强化对药品的监督管理。药品管理法是指为加强药品监督管理，保证药品质量，保障人体用药安全，维护人民身体健康和用药的合法权益，规定从事药品的研制、生产、经营、使用和监督管理的单位或者个人的义务等法律规范的总和。

（二）药品管理法的立法现状

1. 我国药品管理法的发展　1984年9月20日，《中华人民共和国药品管理法》（以下简称《药品管理法》）经第六届全国人民代表大会常务委员会第七次会议通过，自1985年7月1日起施行，这是中华人民共和国成立后我国颁布的第一部药品管理法律。

2013年12月28日第十二届全国人民代表大会常务委员会第六次会议《关于修改〈中华人民共和国海洋环境保护法〉等七部法律的决定》第一次修正，2015年4月24日第十二届全国人民代表大会常务委员会第十四次会议《关于修改〈中华人民共和国药品管理法〉的决定》第二次修正。

2. 药品管理法的立法宗旨　《药品管理法》的立法宗旨是加强药品管理，保证药品质量，保障公众用药安全和合法权益，保护和促进公众健康。这包括两个方面：一方面是要保证人民安全、有效的用药，使药品真正发挥其预防、治疗等积极作用；另一方面是要保证人民能够合理、公平的用药，能够最大限度地享受到安全、有效的药品。

二、药品管理规范

药品是一种特殊商品，在生产经营过程中，药品的质量直接关系到患者的切身利益。要保证药品的质量，必须制定统一的药品质量标准。

（一）药品标准

药品质量直接影响药品的安全有效性，为了加强对药品质量的控制及行政管理，必须有统一的药品质量标准，它对我国的医药科学技术、生产管理、经济效益和社会效益产生良好的影响。药品必须制定质量标准。

1. 药品标准的概念　药品标准，也称药品质量标准，是根据药品来源、制药工艺等生产及贮存过程中的各个环节所制定的、用以检测药品质量是否达到用药要求并衡量其是否为稳定均一的技术规定。国家药品标准，是指国家为保证药品质量所制定的质量指标、检验方法以及生产工艺等的技术要求，包括国家药品监督管理局颁布的《中华人民共和国药典》（简称《中国药典》）、药品注册标准和其他药品标准。

2. 药品标准的制定原则　药品标准是药品生产、供应、使用、检验和药政管理部门共同遵循的法定依据，药品标准的制定既要符合我国国情，又要具备较高水平的药品质量标准。因此，药品标准的制定必须坚持“质量第一，安全有效，技术先进，经济合理”的原则。

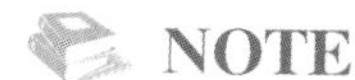

3. 药品标准的主要内容 药品标准的主要内容包括药品的名称、性状、物理常数、鉴别、检查、含量测定、类别和贮存等。

4. 药品的注册 药品注册是指国家药品监督管理局根据药品注册申请人的申请，依照法定程序，对拟上市销售药品的安全性、有效性、质量可控性等进行审查，并决定是否同意其申请的审批过程。

（二）新药、仿制药、新生物制品的管理

1. 新药 《中华人民共和国药品管理法实施条例》规定：新药是指未曾在中国境内上市销售的药品。国家鼓励研究和创制新药，保护公民、法人和其他组织研究、开发新药的合法权益。生产新药或已有国家标准的药品的，须经国务院药品监督管理部门审核，符合规定的发给药品批准文号。

2. 仿制药品 仿制药品是指仿国家已批准正式生产并收载于国家药品标准(包括《中国生物制品规程》)的品种。试行标准的药品及受国家行政保护的品种不得仿制。

3. 新生物制品 生物制品是指用于人类疾病预防、治疗和诊断的药品。新生物制品系指我国未批准上市的生物制品；已批准上市的生物制品，当改换制备疫苗和生物技术产品的菌毒种、细胞株及其他重大生产工艺改革对制品的安全性、有效性可能有显著影响时按新生物制品审批。

（三）药品审评规定

药品上市许可持有人应当对已上市药品的安全性、有效性和质量可控性定期开展上市后评价。必要时，国务院药品监督管理部门可以责令药品上市许可持有人开展上市后评价或者直接组织开展上市后评价。经评价，对疗效不确切、不良反应大或者其他原因危害人体健康的药品，应当撤销药品注册证书。

（四）特殊药品的管理规定

国家对麻醉药品、精神药品、医疗用毒性药品、放射性药品、药品类易制毒化学品等实行特殊管理。管理办法由国务院制定。医疗机构及医务人员必须严格按国家有关管理办法和规定实施。

（五）药品分类管理规定

国家对药品实行处方药与非处方药分类管理制度。根据国家药品监督管理局发布的《处方药与非处方药分类管理办法(试行)》，根据药品品种规格、适应证、剂量及给药途径不同，对药品分别按处方药与非处方药进行管理。处方药必须凭执业医师或执业助理医师处方才可调配、购买和使用；非处方药不需要凭执业医师或执业助理医师处方即可自行判断、购买和使用。处方药、非处方药生产企业必须具有药品生产企业许可证，其生产品种必须取得药品批准文号。

（六）药品生产(包括配制)、销售的禁止性规定

1. 禁止生产(包括配制)、销售假药 有下列情形之一的，为假药：①药品所含成分与国家药品标准规定的成分不符；②以非药品冒充药品或者以他种药品冒充此种药品；③变质的药品；④药品所标明的适应证或者功能主治超出规定范围。

考点提示：药品管理的规范。

2. 禁止生产(包括配制)、销售劣药 有下列情形之一的药品，为劣药：①药品成分的含量不符合国家药品标准；②被污染的药品；③未标明有效期或者更改有效期的药品；④未注明或者更改产品批号的药品；⑤超过有效期的药品；⑥擅自添加防腐剂、辅料的药品；⑦其他不符合药品标准规定的药品。

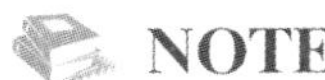

三、药品不良反应报告制度

国家实行药品不良反应报告制度。药品生产企业、药品经营企业和医疗机构必须经常考察本单位所生产、经营、使用的药品质量、疗效和反应。发现可能与用药有关的严重不良反应，必须及时向当地省、自治区、直辖市人民政府药品监督管理部门和卫生行政部门报告。具体办法由国务院药品监督管理部门会同国务院卫生行政部门制定。

第四节 血液管理法律制度

一、献血法

为了保证医疗临床用血的需要和安全，保障献血者和用血者身体健康，1997 年 12 月 29 日，第八届全国人民代表大会常务委员会第二十九次会议通过了《中华人民共和国献血法》(以下简称《献血法》)，自 1998 年 10 月 1 日起施行。《献血法》对公民献血、用血，血站采血、储血、供血以及医疗机构临床用血等做出了明确规定。

二、无偿献血

(一) 无偿献血的概念

我国实行无偿献血制度。无偿献血是指公民向血站自愿、无报酬地提供自身血液的行为。1991 年，在布达佩斯召开的红十字与红新月会国际联合会上，做出了第 34 号决议，将无偿献血定义为：出于自愿提供自身的血液、血浆或者其他血液成分且不收取任何报酬的行为，有该类行为的人被称为“自愿无偿献血者”。

(二) 无偿献血的主体

《献血法》规定：国家提倡十八周岁至五十五周岁的健康公民自愿献血。2012 年 7 月 1 日开始实施的《献血者健康检查要求》(GB18467—2011)规定，既往无献血反应、符合健康检查要求的多次献血者主动要求再次献血的，年龄可延长至 60 周岁。《献血法》鼓励国家工作人员、现役军人和高等学校在校学生率先献血。对献血者，发给国务院卫生行政部门制作的无偿献血证书，有关单位可以给予适当补贴。无偿献血者临床需要用血时，免交血液的采集、储存、分离、检验等费用，无偿献血者的配偶和直系亲属临床需要用血时，可以按照省、自治区、直辖市人民政府的规定免交或减交前述费用。各级人民政府和红十字会对积极参加献血和在献血工作中做出显著成绩的单位和个人，给予奖励。

(三) 无偿献血的组织与管理

加强政府领导，强化宣传工作，积极动员和组织献血。各级政府负责统一规划与组织，协调各级红十字会依法参与、推动献血工作；新闻媒体应开展献血的社会公益性宣传；医疗卫生教育机构应利用各种形式和宣传工具进行健康教育。

(四) 对献血者的健康检查

血站在采血前，必须对献血者按照《献血者健康检查要求》进行免费健康检查，健康检查不合格的，不得采集血液。每次采血前须免费对献血者进行必要的身体健康检查；身份核对；采集血液应遵循自愿和知情同意的原则，对献血者履行规定的告知义务，并取得献血者签字的知情同意书。

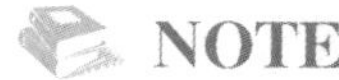

（五）采血量和采血间隔

《献血法》规定，血站对献血者每次采集血液量一般为 200 mL，最高不得超过 400 mL；献血间隔不得少于 6 个月。严格禁止血站违反规定对献血者超量、频繁采集血液。单采血小板献血间隔不少于 2 周，不大于 24 次/年。

三、临床用血管理

（一）临床用血原则

为加强医疗机构临床用血管理，推进临床科学合理用血，保护血液资源，保障临床用血安全和医疗质量，无偿献血者的血液必须用于临床，不得买卖。

（二）临床用血的管理

1. 预警机制 医疗机构应当配合血站建立血液库存动态预警机制，保障临床用血需求和正常医疗秩序；医疗机构应当对血液预订、接收、入库、储存、出库及库存预警等进行管理，保证血液储存、运送符合国家有关标准和要求。

医疗机构接收血站发送的血液后，应当对血袋标签进行核对。符合国家有关标准和要求的血液入库，做好登记；并按不同品种、血型和采血日期（或有效期），分别有序存放于专用储藏设施内。血袋标签核对的主要内容：①血站的名称；②献血编号或者条形码、血型；③血液品种；④采血日期及时间或者制备日期及时间；⑤有效期及时间；⑥储存条件。禁止将血袋标签不合格的血液入库。

2. 临床用血申请 《医疗机构临床用血管理办法》规定，医疗机构应当建立临床用血申请管理制度。同一患者一天申请备血量少于 800 mL 的，由具有中级以上专业技术职务任职资格的医师提出申请，上级医师核准签发后，方可备血；同一患者一天申请备血量在 800～1600 mL 的，由具有中级以上专业技术职务任职资格的医师提出申请，经上级医师审核，科室主任核准签发后，方可备血；同一患者一天申请备血量达到或超过 1600 mL 的，由具有中级以上专业技术职务任职资格的医师提出申请，科室主任核准签发后，报医务部门批准，方可备血。

3. 受血者血样采集与送检 确定输血后，医护人员应持输血申请单和贴好标签的试管，当面核对患者姓名、性别、年龄、病案号、门急诊/病室、床号、血型和诊断，采集血样。医护人员或专门人员将受血者血样与输血申请单送交输血科（血库），双方逐项核对。

4. 发血 《临床输血技术规范》规定：配血合格后，由医护人员到输血科（血库）取血。取血与发血双方必须共同查对患者姓名、性别、病案号、门急诊/病室、床号、血型、血液有效期及配血试验结果，以及保存血的外观等，准确无误时，双方共同签字后方可发出。凡血袋有下列情形之一的，一律不得发出：①标签破损、字迹不清。②血袋有破损、漏血。③血液中有明显凝块。④血浆呈乳糜状或暗灰色。⑤血浆中有明显气泡、絮状物或粗大颗粒。⑥未摇动时血浆层与红细胞的界面不清或交界面上出现溶血。⑦红细胞层呈紫红色。⑧过期或其他须查证的情况。

血液发出后，受血者和供血者的血样应保存于 2～6 ℃冰箱至少 7 日，以便对输血不良反应追查原因。

5. 输血 输血是临床输血治疗的最终落实环节。为了患者的生命安全，《临床输血技术规范》规定：输血前由两名医护人员核对交叉配血报告单及血袋标签各项内容，检查血袋有无破损渗漏，血液颜色是否正常，准确无误方可输血。输血时，由两名医护人员带病历共同到患者床旁核对患者姓名性别、年龄、病案、门急诊/病室、床号、血型等，确认与配血报告相符，再次核对血液后，用符合标准的输血器进行输血。输血过程中应先快后慢，再根据病情和年龄调整输注速度，并严密观察受血者有无输血不良反应，如出现异常情况应及时处理。

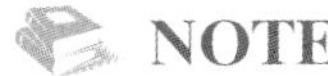

（三）临床应急用血管理

1. 临时采集血液 《献血法》第十五条规定，为保证应急用血，医疗机构可以临时采集血液，但应当依照规定，确保采血用血安全。根据《医疗机构临床用血管理办法》规定：医疗机构应当制订应急用血工作预案。为保证应急用血，医疗机构可以临时采集血液，但必须同时符合以下条件：①危及患者生命，急需输血；②所在地血站无法及时提供血液，且无法及时从其他医疗机构调剂血液，而其他医疗措施不能替代输血治疗；③具备开展交叉配血及乙型肝炎病毒表面抗原、丙型肝炎病毒抗体、艾滋病病毒抗体和梅毒螺旋体抗体的检测能力；④遵守采供血相关操作规程和技术标准。

2. 患者自身储血 《献血法》第十五条规定：为保障公民临床急救用血的需要，国家提倡并指导择期手术的患者自身储血，动员家庭、亲友、所在单位以及社会互助献血。

四、法律责任

对违反《献血法》有关规定的，视情节轻重，分别承担行政责任、民事责任和刑事责任。

（一）行政责任

医疗机构的医务人员违反《献血法》规定，将不符合国家规定标准的血液用于患者的，责令改正；给患者健康造成损害的，应当依法赔偿，对直接负责的主管人员和其他直接责任人员，依法给予行政处分；构成犯罪的，依法追究刑事责任。

卫生行政部门及其工作人员在献血、用血的监督管理工作中，玩忽职守，造成严重后果，构成犯罪的，依法追究刑事责任；尚不构成犯罪的，依法给予行政处分。

（二）民事责任

1. 损害献血者健康的民事责任 献血者的身体健康因输血而受伤害，血液采集单位的责任比较容易确定。因为献血者在献血之前基本上都进行了系统详细的身体检查，在确定没有健康问题的前提下血液采集单位才对献血者实施血液采集。

血站违反有关操作规程和制度采集血液，给献血者健康造成损害的，应当依法赔偿，承担献血者的医疗费、营养费、误工费、就医交通费等。

2. 损害用血者健康的民事责任 医疗机构的医务人员违反《献血法》规定，使用不符合国家规定标准的血液，给用血者健康造成损害的，应当依法赔偿。

用血者身体健康受到损害时，可以向人民法院起诉，要求医疗机构和血液采集单位承担民事责任，并承担其医疗费、营养费、误工费、就医交通费以及将来的治疗费等。

（三）刑事责任

《献血法》规定，非法采集血液的；血站、医疗机构出售无偿献血的血液；非法组织他人出卖血液的；血站违反有关操作规程和制度采集血液，给献血者健康造成损害的；血站向医疗机构提供不符合国家规定标准的血液，情节严重，造成经血液途径传播疾病的或者有严重传播危险的；医疗机构的医务人员违反法律规定，将不符合国家规定标准的血液用于患者，给患者造成损害，构成犯罪的，都要依法追究刑事责任。

考点提示：无偿献血、临床用血管理。

第五节 母婴保健法律制度

一、母婴保健立法

2001 年 6 月 20 日，国务院发布了《中华人民共和国母婴保健法实施办法》。母婴保健法是为了保障母亲和婴儿健康，提高出生人口素质而制定的法律规范的总和，形式上包括《中华

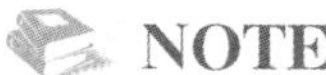

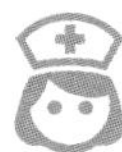

人民共和国母婴保健法》及其配套实施的各种相关法规、规章和规范性文件。

二、婚前保健与孕产期保健制度

（一）婚前保健

婚前保健是指对准备结婚的男女双方在结婚登记前所进行的婚前卫生指导、婚前卫生咨询和婚前医学检查。医疗保健机构应当为公民提供婚前保健服务。

1. 婚前卫生指导 婚前卫生指导是指为公民提供性卫生知识、生育知识和遗传病知识的教育，具体包括有关性卫生的保健和教育；新婚避孕知识及计划生育指导；受孕前的准备、环境和疾病对后代影响等孕前保健知识；遗传病的基本知识；影响婚育的有关疾病的基本知识；其他生殖健康知识。

2. 婚前卫生咨询 婚前卫生咨询是指对公民有关婚配、生育保健等问题提供医学意见。医师进行婚前咨询时，应当为服务对象提供科学的信息，对可能产生的后果进行指导，并提出适当的建议。

3. 婚前医学检查 婚前医学检查是指对准备结婚的男女双方可能患有影响结婚和生育的疾病进行医学检查。婚前医学检查包括对下列疾病的检查：严重遗传性疾病；指定传染病；有关精神病。婚前医学检查包括询问病史、体格检查及相关检查。

（二）孕产期保健

孕产期保健是指各级各类医疗保健机构为准备妊娠至产后 42 天的妇女及胎、婴儿提供全程系列的医疗保健服务。医疗保健机构应当为育龄妇女提供有关避孕、节育、生育、不育、和生殖健康的咨询和医疗保健服务。

1. 孕前保健 为准备妊娠的夫妇提供以健康教育与咨询、孕前医学检查、健康状况评估和健康指导为主要内容的系列保健服务。孕前保健服务的主要内容有健康教育与咨询、健康状况检查、健康指导等。

2. 孕期保健 孕期保健是指从确定妊娠之日开始至临产前，为孕妇及胎儿提供的系列保健服务。孕期保健服务包括健康教育与咨询指导、全身体格检查、产科检查及辅助检查。在整个妊娠期间至少提供 5 次产前检查，有异常时应当酌情增加检查次数。

3. 分娩期保健 由医疗机构提供的包括对孕产妇与胎儿的全产程监护、安全助产及对新生儿进行评估及处理的系列保健服务。分娩期保健服务的主要内容包括：评估孕产妇的健康状况及产科情况、严密观察产程进展、规范应用助产技术、加强分娩室的规范管理及新生儿的体检、评估等。

4. 产褥期保健 医疗保健机构应当对产妇及新生儿提供产褥期保健，包括为产妇及新生儿进行健康评估，开展母乳喂养、产后营养、心理、卫生及避孕指导，为新生儿进行预防接种和疾病筛查等。

考点提示：孕产期保健。

5. 医学指导和医学意见 医疗保健机构发现孕妇患有下列严重疾病或者接触物理、化学、生物等有毒有害因素，可能危及孕妇生命安全或者可能严重影响孕妇健康和胎儿正常发育的，应当对孕妇进行医学指导：①严重的妊娠合并症或者并发症。②严重的精神性疾病。③国务院卫生行政部门规定的严重影响生育的其他疾病。医师发现或者怀疑患严重遗传性疾病的育龄夫妻，应当提出医学意见。限于现有医疗技术水平难以确诊的，应当向当事人说明情况。育龄夫妻可以选择避孕、节育、不孕等相应的医学措施。

6. 新生儿出生医学证明 医疗保健机构和从事家庭接生的人员按照国务院卫生行政部门的规定，出具统一制发的新生儿出生医学证明；有产妇和婴儿死亡以及新生儿出生缺陷情况的，应当向卫生行政部门报告。出生医学证明是新生儿申报户口的证明。

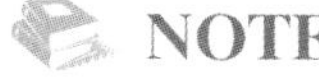

（三）产前诊断

1. 产前诊断的概念 产前诊断是指对胎儿进行先天性缺陷和遗传性疾病的诊断，包括相应筛查。产前诊断技术项目包括遗传咨询、医学影像、生化免疫、细胞遗传和分子遗传等。

2. 产前诊断的实施 产前诊断的告知和确定产前诊断重点疾病的条件。

《产前诊断技术管理办法》规定：确定产前诊断重点疾病，应当符合下列条件：①疾病发生率较高；②疾病危害严重，社会、家庭和个人疾病负担大；③疾病缺乏有效的临床治疗方法；④诊断技术成熟、可靠、安全和有效。

（四）新生儿疾病筛查

新生儿疾病筛查，是指在新生儿期对严重危害新生儿健康的先天性、遗传性疾病施行专项检查，提供早期诊断和治疗的母婴保健技术。

新生儿疾病筛查可预防和减少出生缺陷的发生，有利于提高出生人口素质。各级各类医疗机构和医务人员应当在工作中开展新生儿疾病筛查的宣传教育工作。

第六节 医疗废物管理法律制度

一、医疗废物管理

医疗卫生机构应当依据国家有关法律、行政法规、部门规章和规范性文件的规定，制定并落实医疗废物管理的规章制度、工作流程和要求、有关人员的工作职责及发生医疗卫生机构内医疗废物流失、泄漏、扩散和意外事故的应急方案。内容包括：①医疗卫生机构内医疗废物各产生地点对医疗废物分类收集方法和工作要求；②医疗卫生机构内医疗废物的产生地点、暂时贮存地点的工作制度及从产生地点运送至暂时贮存地点的工作要求；③医疗废物在医疗卫生机构内部运送及将医疗废物交由医疗废物处置单位的有关交接、登记的规定；④医疗废物管理过程中的特殊操作程序及发生医疗废物流失、泄漏、扩散和意外事故的紧急处理措施；⑤医疗废物分类收集、运送、暂时贮存过程中有关工作人员的职业卫生安全防护。

医疗卫生机构发生医疗废物流失、泄漏、扩散时，应当在48小时内向所在地的县级人民政府卫生行政主管部门、环境保护行政主管部门报告。调查处理工作结束后，医疗卫生机构应当将调查处理结果向所在地的县级人民政府卫生行政主管部门、环境保护行政主管部门报告。县级人民政府卫生行政主管部门每月汇总逐级上报至当地省级人民政府卫生行政主管部门。省级人民政府卫生行政主管部门每半年汇总后报卫生部（现国家卫生健康委员会）。

医疗卫生机构发生因医疗废物管理不当导致1人以上死亡或者3人以上健康损害，需要对致病人员提供医疗救护和现场救援的重大事故时，应当在12小时内向所在地的县级人民政府卫生行政主管部门报告，并按照《医疗废物管理条例》和《医疗卫生机构医疗废物管理办法》的规定，采取相应紧急处理措施。

二、医疗废物管理条例的主要内容

（一）分类收集、运送与暂时贮存

1. 分类收集 医疗卫生机构应当根据《医疗废物分类目录》，对医疗废物实施分类管理。

（1）根据医疗废物的类别，将医疗废物分置于符合《医疗废物专用包装物、容器标准和警示标识规定》的包装物或者容器内。

（2）在盛装医疗废物前，应当对医疗废物包装物或者容器进行认真检查，确保无破损、渗

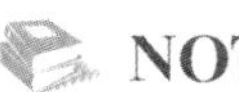

漏和其他缺陷。

(3) 感染性废物、病理性废物、损伤性废物、药物性废物及化学性废物不能混合收集。少量的药物性废物可以混入感染性废物，但应当在标签上注明。

(4) 废弃的麻醉、精神、放射性、毒性等药品及其相关的废物的管理，依照有关法律、行政法规和国家有关规定、标准执行。

(5) 化学性废物中批量的废化学试剂、废消毒剂应当交由专门机构处置。

(6) 批量的含有汞的体温计、血压计等医疗器具报废时，应当交由专门机构处置。

(7) 医疗废物中病原体的培养基、标本和菌种、毒种保存液等高危险废物，应当首先在产生地点进行压力蒸汽灭菌或者化学消毒处理，然后按感染性废物收集处理。

(8) 隔离的传染病患者或者疑似传染病患者产生的具有传染性的排泄物，应当按照国家规定严格消毒，达到国家规定的排放标准后方可排入污水处理系统。

(9) 隔离的传染病患者或者疑似传染病患者产生的医疗废物应当使用双层包装物，并及时密封。

(10) 放入包装物或者容器内的感染性废物、病理性废物、损伤性废物不得取出。

知识链接

医疗废物的类别、特征、常见分组或废物名称

类　别	特　　征	常见分组或废物名称
感染性废物	携带病原微生物具有引发感染性疾病传播危险的医疗废物	1. 被患者血液、体液、排泄物污染的物品，包括： ①棉球、棉签、引流棉条、纱布及其他敷料 ②一次性卫生用品、一次性医疗用品及一次性医疗器械 ③废弃的被服 ④其他被患者血液、体液、排泄物污染的物品
		2. 医疗机构收治的隔离传染病患者或者疑似传染病患者产生的生活垃圾
		3. 病原体的培养基、标本和菌种、毒种保存液
		4. 各种废弃的医学标本
		5. 废弃的血液、血清
		6. 使用后的一次性医疗用品及一次性医疗器械视为感染性废物
病理性废物	诊疗过程中产生的人体废弃物和医学实验动物尸体等	1. 手术及其他诊疗过程中产生的废弃的人体组织、器官等
		2. 医学实验动物的组织、尸体
		3. 病理切片后废弃的人体组织、病理蜡块等
损伤性废物	能够刺伤或者割伤人体的废弃的医用锐器	1. 医用针头、缝合针
		2. 各类医用锐器，包括解剖刀、手术刀、备皮刀、手术锯等
		3. 载玻片、玻璃试管、玻璃安瓿等

续表

类　别	特　　征	常见分组或废物名称
药物性废物	过期、淘汰、变质或者被污染的废弃的药品	1. 废弃的一般性药品，如抗生素、非处方类药品等
		2. 废弃的细胞毒性药物和遗传毒性药物，包括： ①致癌性药物，如硫唑嘌呤、苯丁酸氮芥、萘氮芥、环孢霉素、环磷酰胺、苯丙氨酸氮芥、司莫司汀、三苯氧胺、硫替派等 ②可疑致癌性药物，如顺铂、丝裂霉素、阿霉素、苯巴比妥等 ③免疫抑制剂
		3. 废弃的疫苗、血液制品等
化学性废物	具有毒性、腐蚀性、易燃易爆的废弃的化学物品	1. 医学影像室、实验室废弃的化学试剂
		2. 废弃的过氧乙酸、戊二醛等化学消毒剂
		3. 废弃的水银血压计、水银温度计

2. 运送　运送人员每天从医疗废物产生地点将分类包装的医疗废物按照规定的时间和路线运送至内部指定的暂时贮存地点。运送人员在运送医疗废物前，应当检查包装物或者容器的标识、标签及封口是否符合要求，不得将不符合要求的医疗废物运送至暂时贮存地点。运送人员在运送医疗废物时，应当防止造成包装物或容器破损和医疗废物的流失、泄漏和扩散，并防止医疗废物直接接触身体。运送医疗废物应使用防渗漏、防遗撒、无锐利边角、易于装卸和清洁的专用运送工具。每天运送工作结束后，应对运送工具及时进行清洁和消毒。

3. 暂时贮存　医疗卫生机构应建立医疗废物暂时贮存设施、设备，不得露天存放医疗废物；医疗废物暂时贮存的时间不得超过 2 天。医疗机构建立的医疗废物暂时贮存设施、设备应达到以下要求：远离医疗区、食品加工区、人员活动区和生活垃圾存放场所，方便医疗废物运送人员及运送工具、车辆的出入；有严密的封闭措施，设专(兼)职人员管理，防止非工作人员接触医疗废物；有防鼠、防蚊蝇、防蟑螂的安全措施；防止渗漏和雨水冲刷；易于清洁和消毒；避免阳光直射；设有明显的医疗废物警示标识和"禁止吸烟、饮食"的警示标识。暂时贮存的病理性废物，应具备低温贮存或者防腐条件。

医疗卫生机构应将医疗废物交由取得许可的医疗废物集中处置单位处置，依照危险废物转移联单制度填写和保存转移联单，并对医疗废物进行登记。登记内容应包括医疗废物的来源、种类、重量或者数量、交接时间、最终去向以及经办人签名等项目；登记资料至少保存 3 年。医疗废物转交出去后，应对暂时贮存地点、设施及时进行清洁和消毒处理。禁止医疗卫生机构及其工作人员转让、买卖医疗废物。禁止在非收集、非暂时贮存地点倾倒、堆放医疗废物，禁止将医疗废物混入其他废物和生活垃圾。

考点提示：医疗废物的分类收集、运送与暂时贮存。

医疗卫生机构发生医疗废物流失、泄漏、扩散和意外事故时，应按要求及时采取紧急处理措施。处理工作结束后，应对事件的起因进行调查，并采取有效的防范措施预防类似事件的发生。

(二) 人员培训和职业安全防护

医疗卫生机构应对本机构工作人员进行培训，提高全体工作人员对医疗废物管理工作的认识。对从事医疗废物分类收集、运送、暂时贮存、处置等工作的人员和管理人员，进行相关法律和专业技术、安全防护以及紧急处理等知识的培训。

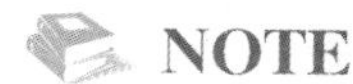

医疗卫生机构应根据接触医疗废物种类及风险大小的不同，采取适宜、有效的职业卫生防护措施，为机构内从事医疗废物分类收集、运送、暂时贮存和处置等工作的人员和管理人员配备必要的防护用品，定期进行健康检查，必要时，对有关人员进行免疫接种，防止其受到健康损害。

医疗卫生机构的工作人员在工作中发生被医疗废物刺伤、擦伤等伤害时，应采取相应的处理措施，并及时报告机构内的相关部门。

本章小结

传染病防治法、突发公共卫生事件应急处理制度、药品管理法、献血法、母婴保健法、医疗废物处理管理条例是临床护理必须掌握的基础法律知识内容，以上法律知识内容重在培养学生的思维能力，学会采用理论与实践相结合，培养和提高学生分析问题和解决问题的能力。

案例讨论提示

能力检测

案例讨论

怀孕三个月的吴某因脾破裂做腹腔手术急需大量A型血，接诊的乡卫生院与市中心血站取得联系后，告知血液将在一小时内送到。由于天黑路远，加之有一段路坎坷不平，血站的血迟迟未到。情况紧急，医生一边给吴某进行手术，一边嘱护士打电话催促血站。吴某的弟弟见情况紧急，两次提出要给姐姐献血，均被乡卫生院拒绝。当血站的送血员赶到时，吴某已经因失血过多身亡。

请思考：

根据《献血法》及有关规定，对于吴某的死亡，乡卫生院是否应该承担过错责任？

（冉　鲜）

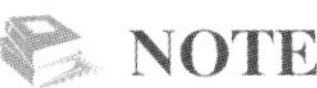

第十章　医疗事故与医疗损害法律制度

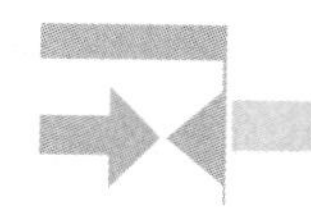

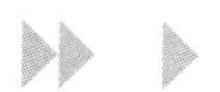

本章 PPT

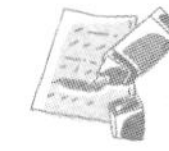

学习目标

1. 知识目标：解释医疗事故、医疗损害责任概念特点；描述医疗事故、医疗损害的构成要素、归责原则；说出医疗事故分级、不属于医疗事故的情况、医疗损害责任类型与相关法律责任。

2. 能力目标：能正确运用医疗事故、医疗损害的相关法律知识，预防护理工作中的医疗事故及处置。

3. 素质目标：学生能够从法律视角正确审视护理工作行为规范的重要性，培养良好职业道德素养及业务能力，提升做好护理服务工作的综合素养。

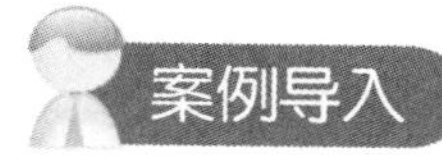

案例导入提示

新生儿不治而亡

李某于 6 月 23 日到医院待产，于 6 月 25 日产下一 7 斤重男婴。27 日李某及其丈夫发现，孩子精神状态不好，也不爱吃奶，询问护士，护士说："没什么，才出生的孩子吃不了多少。"27 日晚上 8 时，李某仍觉得孩子的状态不好，问护士，护士仍回答："没什么，体温也正常。"27 日晚 12 时左右，李某发现孩子越来越不对劲了，就马上叫护士请值班医生查看情况，没想到护士说："没关系，睡醒就好了，我正忙着呢。"直到 28 日凌晨 5 时，李某丈夫到值班室才把医生叫过来，但孩子经抢救无效死亡。

后发生纠纷，李某要求医院给说法，医院认为是李某看护婴儿时睡着不小心导致孩子窒息死亡。李某夫妇不服，委托律师，律师要求做尸体检验，以确定死因。法医尸检报告提示，孩子的死因是间质性肺炎，而不是医院所讲的窒息死亡，随即李某向人民法院提起诉讼。

请思考：

值班护士对婴儿的死亡有责任吗？

第一节　医疗事故处理规则

一、医疗事故的含义与分级

医疗事故，是指医疗机构及其医务人员在医疗活动中，违反医疗卫生管理法律、行政法规、部门规章和诊疗护理规范、常规，过失造成患者人身损害的事故，是承担医疗损害责任的主要情形。

NOTE

（一）医疗事故的构成

（1）医疗事故的主体：医疗事故的主体必须是依法取得执业许可和执业资格的医疗机构及其医务人员，未取得医疗机构执业许可证的单位和组织、未取得执业医师资格的人员，只能是非法行医的主体。

（2）行为的违法性：医疗事故是医疗机构及其医务人员因违反医疗卫生管理法律、行政法规、部门规章和诊疗护理规范、常规而发生的事故。

（3）主观上存在过失：医疗事故的主观方面要求必须是过失，所谓过失是指行为人主观上不是故意造成伤害，即行为人并不是追求或希望损害结果的发生。过失可分为疏忽大意的过失和过于自信的过失。

（4）造成了患者人身损害：所谓"造成患者人身损害"，是指医疗机构及医务人员在医疗活动中，侵害了患者的生命权、健康权，造成了《医疗事故分级标准（试行）》所规定的患者人身损害的情形。

（5）过失行为和损害后果之间存在因果关系：过失行为和损害后果之间存在因果关系是判定医疗事故成立的重要条件。

（二）医疗事故抗辩事由

有下列情形之一的，不属于医疗事故：

（1）在紧急情况下为抢救垂危患者生命而采取紧急医学措施造成不良后果的。

（2）在医疗活动中由于患者病情异常或者患者体质特殊而发生医疗意外的。

（3）在现有医学科学技术条件下，发生无法预料或者不能防范的不良后果的。

（4）无过错输血感染造成不良后果的。

（5）因患方原因延误诊疗导致不良后果的。

（6）因不可抗力造成不良后果的。

（三）医疗事故的分级

按照《医疗事故处理条例》第四条规定，根据对患者人身造成的损害程度，将医疗事故分为四级：

一级医疗事故是造成患者死亡、重度残疾的。

二级医疗事故是造成患者中度残疾、器官组织损伤导致严重功能障碍的。

三级医疗事故是造成患者轻度残疾、器官组织损伤导致一般功能障碍的。

四级医疗事故是造成患者明显人身损害的其他后果的。

二、医疗事故的责任与技术鉴定

（一）医疗事故技术鉴定机构

卫生行政部门接到医疗机构关于重大医疗过失行为的报告或者医疗事故争议当事人要求处理医疗事故争议的申请后，对需要进行医疗事故技术鉴定的，应当交由负责医疗事故技术鉴定工作的医学会组织鉴定；医患双方协商解决医疗事故争议，需要进行医疗事故技术鉴定的，由双方当事人共同委托负责医疗事故技术鉴定工作的医学会组织鉴定。

医疗事故技术鉴定分为首次鉴定和再次鉴定。设区的市级地方医学会和省、自治区、直辖市直接管辖的县（市）地方医学会负责组织首次医疗事故技术鉴定工作，当事人对首次医疗事故技术鉴定结论不服的，可以自收到首次鉴定结论之日起 15 日内向医疗机构所在地卫生行政部门提出再次鉴定的申请。省、自治区、直辖市地方医学会负责组织再次鉴定工作。

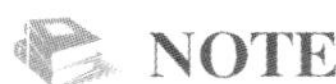

负责组织医疗事故技术鉴定工作的医学会可以设立医疗事故技术鉴定工作办公室，具体

负责有关医疗事故技术鉴定的组织和日常工作。医学会组织专家鉴定组，依照医疗卫生管理法律、行政法规、部门规章和诊疗护理技术操作规范、常规，运用医学科学原理和专业知识，独立进行医疗事故技术鉴定。负责组织医疗事故技术鉴定工作的医学会原则上聘请本行政区域内的专家建立专家库；当本行政区域内的专家不能满足建立专家库需要时，可以不受行政区域的限制。

（二）医疗事故技术鉴定的组织和实施

1. 医疗事故技术鉴定的申请 医疗事故技术鉴定的申请分为以下 3 种方式。

（1）医患双方共同委托鉴定：双方当事人协商解决医疗事故争议，需进行医疗事故技术鉴定的，应共同书面委托医疗机构所在地负责首次医疗事故技术鉴定工作的医学会进行医疗事故技术鉴定。

（2）卫生行政部门移交鉴定：县级以上地方人民政府卫生行政部门接到医疗机构关于重大医疗过失行为的报告或者医疗事故争议当事人要求处理医疗事故争议的申请后，对需要进行医疗事故技术鉴定的，应书面移交负责首次医疗事故技术鉴定工作的医学会组织鉴定。

（3）人民法院委托鉴定：在医疗事故争议诉讼中，人民法院根据当事人的申请或者依职权对需要进行医疗事故司法鉴定的，委托医学会组织鉴定。

2. 医疗事故技术鉴定的受理 医学会应自受理医疗事故技术鉴定之日起 5 日内，通知医疗事故争议双方当事人按照《医疗事故处理条例》第二十八条规定，提交医疗事故技术鉴定所需的材料。此外，当事人应自收到医学会的通知之日起 10 日内提交有关医疗事故技术鉴定的材料、书面陈述及答辩。对不符合受理条件的，医学会不予受理，同时应书面通知申请人并说明理由。

3. 医疗事故技术专家鉴定组的组织 医疗事故技术鉴定，由负责组织医疗事故技术鉴定工作的医学会组织专家鉴定组进行。参加医疗事故技术鉴定的相关专业的专家，由医患双方在医学会主持下从专家库中随机抽取。在特殊情况下，医学会根据医疗事故技术鉴定工作的需要，可组织医患双方在其他医学会建立的专家库中随机抽取相关专业的专家参加鉴定或者函件咨询。专家鉴定组进行医疗事故技术鉴定，实行合议制。专家鉴定组人数为 3 人以上单数，涉及的主要学科的专家一般不得少于鉴定组成员的二分之一；涉及死因、伤残等级鉴定的，应当从专家库中随机抽取法医参加专家鉴定组。专家鉴定组成员实行回避制度，当事人也可以口头或书面的方式申请其回避。

4. 医疗事故中医疗过失行为责任程度分级 专家鉴定组应当综合分析医疗过失行为在导致医疗事故损害后果中的作用、患者原有疾病状况等因素，判定医疗过失行为的责任程度。医疗事故中医疗过失行为的责任程度分为以下四级。

（1）完全责任：指医疗事故损害后果完全由医疗过失行为造成。

（2）主要责任：指医疗事故损害后果主要由医疗过失行为造成，其他因素起次要作用。

（3）次要责任：指医疗事故损害后果主要由其他因素造成，医疗过失行为起次要作用。

（4）轻微责任：指医疗事故损害后果绝大部分由其他因素造成，医疗过失行为起轻微作用。

5. 医疗事故技术鉴定费用 经鉴定，属于医疗事故的，鉴定费用由医疗机构支付；不属于医疗事故的，鉴定费用由提出医疗事故处理申请的一方支付。

三、医疗事故的预防与处置

（一）医疗事故的预防

医疗事故重在预防，只有事先科学预防，才能降低医疗事故的发生概率。

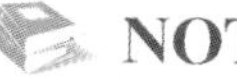
NOTE

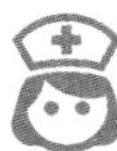

1. 加强对医务人员的管理培训和教育

(1) 明确要求医疗机构及其医务人员在医疗活动中,必须严格遵守医疗卫生管理法律、行政法规、部门规章和诊疗护理规范、常规。恪守医疗服务职业道德。

(2) 医疗机构应加强对其医务人员进行医疗卫生管理法律、行政法规、部门规章和诊疗护理规范、常规的培训和医疗服务职业道德教育。

(3) 医疗机构应设置医疗服务质量监控部门或者配备专(兼)职人员,具体负责监督本医疗机构的医务人员的医疗服务工作,检查医务人员执业情况,接受患者对医疗服务的投诉,向其提供咨询服务。

2. 加强病历资料的管理和监督 病历资料主要包括门诊病历、住院志、体温单、医嘱单、化验单(检验报告)、医学影像检查资料、特殊检查同意书、手术同意书、手术及麻醉记录单、病理资料、护理记录以及国务院卫生行政部门规定的其他病历资料。

(1) 医疗机构应按照国务院卫生行政部门规定的要求,书写并妥善保管病历资料。因抢救急危患者,未能及时书写病历的,有关医务人员应当在抢救结束后 6 小时内据实补记,并加以注明。

(2) 病历资料应当真实、完整,严禁涂改伪造、隐匿、销毁或者抢夺病历资料。

(3) 患者有权复印或者复制其病历资料,当患者依照规定要求复印或者复制病历资料时,医疗机构应当提供复印或者复制服务并在复印或者复制的病历资料上加盖证明印记。复印或者复制病历资料时,应当有患者在场。

3. 提前告知患者风险 在医疗活动中,医疗机构及其医务人员应当将患者的病情、医疗措施、医疗风险等如实告知患者,及时解答其咨询;但是应当避免对患者产生不利后果。

4. 提前做好医疗事故风险预案 医疗机构应当制订防范、处理医疗事故的预案,预防医疗事故的发生,减轻事故的损害。

(二) 医疗事故的处置

处理医疗事故,应当遵循公开、公平、公正、及时、便民的原则,坚持实事求是,做到事实清楚、定性准确、责任明确、处理恰当。

1. 医疗事故报告制度 可分为内部报告制度和外部报告制度。其中内部报告制度是针对医疗机构自身的报告制度,而外部报告制度则是向所在地卫生行政部门进行报告的制度。

(1) 医疗事故内部报告制度:医疗机构建立内部报告制度,便于医疗机构负责人及时掌握情况及启动医疗事故处理预案;有利于及时采取积极有效措施,防止对患者损害后果的扩大,减少给患者造成的损失;同时有利于医疗事故的及时妥善处理。

医务人员在医疗活动中发生或者发现医疗事故、可能引起医疗事故的医疗过失行为或者发生医疗事故争议的,应当立即向所在科室负责人报告;科室负责人应当及时向本医疗机构负责医疗服务质量监控的部门或者专(兼)职人员报告;负责医疗服务质量监控的部门或者专(兼)职人员接到报告后,应当立即进行调查、核实,将有关情况如实向本医疗机构的负责人报告,并向患者通报、解释。

(2) 医疗事故外部报告制度:及时向所在地卫生行政部门报告,有利于卫生行政部门及时对事故争议做出处理。同时进行调查取证,判断是否属于医疗事故和划分相应责任,从而及时发现医疗问题并提出改进措施,卫生行政部门可以组织专门人员对医疗事故产生的原因进行分析,并对其他医疗机构起到警戒和借鉴作用。

发生医疗事故的,医疗机构应按照规定向所在地卫生行政部门报告。发生下列重大医疗过失行为的,医疗机构应在 12 小时内向所在地卫生行政部门报告:①导致患者死亡或者可能为二级以上的医疗事故;②导致 3 人以上人身损害后果;③国务院卫生行政部门和省、自治区、

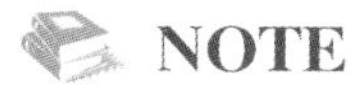

直辖市人民政府卫生行政部门规定的其他情形。

2. 事故发生后的紧急处理 发生或者发现医疗过失行为，医疗机构及其医务人员应当立即采取有效措施，避免或者减轻对患者身体健康的损害，防止损害扩大。

3. 病历资料的封存和启封 发生医疗事故争议时，死亡病例讨论记录、疑难病例讨论记录、上级医师查房记录、会诊意见、病程记录应当在医患双方在场的情况下封存和启封。封存的病历资料可以是复印件，由医疗机构保管。

4. 现场实物的封存与检验 疑似输液、输血、注射、药物等引起不良后果，医患双方应当共同对现场实物进行封存和启封，封存的现场实物由医疗机构保管。需要检验的，应当由双方共同指定的、依法具有检验资格的检验机构进行检验；双方无法共同指定时，由卫生行政部门指定。疑似输血引起的不良后果，需要对血液进行封存保留的，医疗机构应当通知提供该血液的采供血机构派员到场。

5. 尸体解剖检查与处理 患者死亡，医患双方当事人不能确定死因或者对死因有异议的，应当在患者死亡后 48 小时内进行尸检；具备尸体冻存条件的，可以延长至 7 日。尸检应当经死者近亲属同意并签字。

死者尸体存放时间一般不得超过 2 周。逾期不处理的尸体，经医疗机构所在地卫生行政部门批准，并报经同级公安部门备案后，由医疗机构按照规定进行处理。

第二节 医疗损害法律制度

一、侵权责任法之医疗损害责任

（一）医疗损害责任的含义

医疗损害责任，是指医疗机构及其医务人员在医疗过程中因过失，或者在法律规定的情况下无论有无过失，造成患者人身损害或者其他损害，应当承担的以损害赔偿为主要方式的侵权责任。

2020 年 5 月 28 日，第十三届全国人民代表大会第三次会议通过的《中华人民共和国民法典》(以下简称《民法典》)中，第七编侵权责任中第六章对医疗损害责任相关内容做出了详细规定。

（二）医疗损害责任的特征

1. 医疗损害责任的责任主体是医疗机构 医疗损害责任的责任主体是医疗机构，且须为合法的医疗机构，其他体不构成医疗损害责任。《民法典》第七编侵权责任第六章医疗损害责任第一千二百一十八条规定：患者在诊疗活动中受到损害，医疗机构或者其医务人员有过错的，由医疗机构承担赔偿责任。

2. 医疗损害责任的行为主体是医务人员 医务人员包括医师和其他医务人员。按照《中华人民共和国执业医师法》第二条规定，医师包括执业医师和执业助理医师，是指依法取得执业医师资格或者执业助理医师资格，经注册在医疗、预防、保健机构中执业的专业医务人员。

3. 医疗损害责任发生在诊疗活动之中 医疗损害责任发生的场合是诊疗活动，在其他场合不能发生这种侵权责任。只要在诊疗活动中受到损害的，患者都可以主张损害赔偿。诊疗活动是指通过各种检查，使用药物、器械及手术等方法，对疾病做出判断和消除疾病、缓解病情、减轻痛苦、改善功能、延长生命、帮助患者恢复健康的活动。

4. 医疗损害责任的主观方面要件主要为过失 过错是承担一般侵权责任的要件。在医

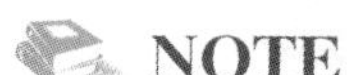

疗损害中，主观方面要件通常为过失。一般情况下医疗损害责任要求医疗机构和医务人员有过失，或者在特殊情形下推定医疗机构有过失，但在医疗产品损害中，医疗机构承担无过错责任。

5. 医疗损害责任的结果要件为造成患者人身等权益受到损害　医疗损害责任主要是因为侵害患者生命权、健康权、身体权，造成人身损害后果而承担损害赔偿责任。其中，造成患者健康权损害，是指造成患者的人身伤害，包括一般伤害和残疾；造成生命权损害，是指造成患者死亡；造成患者身体权损害，是指患者的身体组成部分的实质完整性以及形式完整性的损害，即造成患者人体组成部分的残缺，或者未经患者本人同意而非法侵害患者身体。

（三）医疗损害责任构成要件

医疗行为侵权造成的医疗损害责任构成要件情况如下。

1. 过错或违法性　《最高人民法院关于审理医疗损害责任纠纷案件适用法律若干问题的解释（2020 修订）》（简称《医疗损害责任解释》）第十六条规定：对医疗机构及其医务人员的过错，应当依据法律、行政法规、规章以及其他有关诊疗规范进行认定，可以综合考虑患者病情的紧急程度、患者个体差异、当地的医疗水平、医疗机构与医务人员资质等因素。

2. 损害后果　医疗损害责任中的损害主要包括：患者的生命权、健康权或者身体权受到侵害，使患者的生命丧失或者人身健康遭到损害；因侵害患者生命权、健康权、身体权受到损害之后直接造成的财产损失，包括为医治损害所支出的合理费用、误工费等；因人身损害造成患者及其近亲属的精神痛苦之损害。

3. 因果关系　医疗损害责任和其他侵权责任一样，以因果关系作为责任成立的必备要件。医疗损害责任中的因果关系是指医疗机构及其医务人员的诊疗行为与患者遭受的损害之间具有引起与被引起的关系。

（四）医疗损害责任类型

医疗损害责任可分为以下四类。

1. 医疗技术损害责任　医疗技术损害责任是指医疗机构及其医务人员从事病情的检验、诊断治疗方法的选择、治疗措施的执行、病情发展过程的追踪以及术后康复等医疗行为，不符合当时现存的医疗专业知识或技术水准的过失行为，医疗机构应当承担损害赔偿责任。

2. 医疗伦理损害责任　医疗伦理损害责任是指医疗机构及其医务人员从事各种医疗行为时，未对患者充分告知或者说明其病情，未提供患者及时有用的医疗建议，未维护患者与病情相关的隐私权，或未取得病患同意，即采取某种医疗或停止继续治疗措施等违反了医疗职业良知或职业伦理应遵守的规则的过失行为，医疗机构应当承担损害赔偿责任。

3. 医疗产品损害责任　医疗产品损害责任是指医疗机构在医疗过程中使用有缺陷的药品、消毒药剂、医疗器械、血液及血液制品等医疗产品，因此造成患者人身损害，医疗机构或者医疗产品生产者、销售者应该承担医疗损害赔偿责任。

4. 医疗管理损害责任　医疗管理损害责任是指医疗机构及其医务人员违背医政管理规范和医政管理职责的要求，具有医疗管理过失，造成患者人身损害和财产损害，应当承担侵权损害赔偿的医疗损害责任。医疗管理包括医疗机构管理、医疗技术应用管理、医疗质量安全管理、医疗服务管理、药品管理、医疗器械管理、采供血机构管理、临床实验室管理等。

二、医疗侵权责任的归责原则

医疗损害归责原则包括：过错责任原则（过错推定原则）和无过错责任原则。

（一）过错责任原则

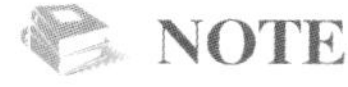

《民法典》第七编侵权责任第六章医疗损害责任第一千二百一十八条规定：患者在诊疗活

动中受到损害，医疗机构或者其医务人员有过错的，由医疗机构承担赔偿责任。由此，我国法律在医疗损害责任中已确立了一般过错责任原则。根据过错责任原则，医疗机构或其医务人员有过错的，应当对患方承担赔偿责任。

（二）过错推定原则

《民法典》第七编侵权责任第六章医疗损害责任第一千二百二十二条规定：患者在诊疗活动中受到损害，有下列情形之一的，推定医疗机构有过错：①违反法律、行政法规、规章以及其他有关诊疗规范的规定；②隐匿或者拒绝提供与纠纷有关的病历资料；③遗失、伪造、篡改或者违法销毁病历资料。

过错推定责任从本质上来说也是一种过错责任，即赔偿义务人在有过错的情况下才承担赔偿责任，如果其没有过错，则无须对赔偿权利人承担赔偿责任。但同时应当注意，过错推定责任是一种特殊的过错责任，这种特殊性主要表现在举证责任的分配方面。即应当由赔偿义务人对其没有过错承担举证责任，如果其不能举证证实其没有过错，就应当承担不利的法律后果。

（三）无过错责任原则

《民法典》第七编侵权责任第六章医疗损害责任第一千二百二十三条规定：因药品、消毒药剂、医疗器械的缺陷，或者输入不合格的血液造成患者损害的，患者可以向药品上市许可持有人、生产者、血液提供机构请求赔偿，也可以向医疗机构请求赔偿。患者向医疗机构请求赔偿的，医疗机构赔偿后，有权向负有责任的药品上市许可持有人、生产者、血液提供机构追偿。

（四）医疗损害责任的免责事由

医疗行为具有高技术性与高风险性，医疗过程中存在许多不可控制的因素，所以应该承认医疗结果有很多不确定性和不可预见性。《民法典》第七编侵权责任第六章医疗损害责任第一千二百二十四条规定：患者在诊疗活动中受到损害，有下列情形之一的，医疗机构不承担赔偿责任：①患者或者其近亲属不配合医疗机构进行符合诊疗规范的诊疗；②医务人员在抢救生命垂危的患者等紧急情况下已经尽到合理诊疗义务；③限于当时的医疗水平难以诊疗。

1. 患者或者其近亲属不配合医疗机构进行符合诊疗规范的诊疗

（1）患者或者其近亲属缺乏医疗卫生常识，经医务人员详细解释仍无效的。

（2）患者或者其近亲属不如实提供病史的。

（3）患者或者其近亲属不配合检查的。

（4）患者或者其近亲属不遵守医嘱的。

（5）患者或者其近亲属不服从医院管理的。

上述五种情形中，如果医疗机构及其医务人员也有过错时，应当承担相应的赔偿责任。

2. 医务人员在抢救生命垂危的患者等紧急情况下已经尽到合理诊疗义务 抢救生命垂危的患者等紧急情况：患者因疾病发作、突然外伤受害及异物侵入体内，身体处于危险状态或非常痛苦的状态，在临床上表现为急性外伤脑挫伤、意识消失、大出血、心绞痛、急性严重中毒、呼吸困难、各种原因所致的休克等。

3. 限于当时的医疗水平难以诊疗的认定

（1）当时的医疗水平为相对意义上的概念：指本地区、本部门的，而非绝对意义上的。不得用现在的医疗科学技术认定过去的医疗行为是否有过错。

（2）因患者个体差异、疾病自然转归导致的医疗损害。

（3）并发症：继发在原发病之上，难以预见或虽然能够预见但难以避免或防范的。

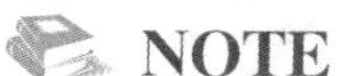

三、医疗损害纠纷的处理

医疗损害责任纠纷的属性是医疗机构及其医务人员应当承担侵权损害赔偿责任。

医疗损害赔偿是指医疗机构及其医务人员因医疗过失行为对患者造成损害时应承担补充对方损失的民事责任。

医疗损害赔偿应当考虑下列因素，确定具体赔偿数额：①医疗事故等级；②医疗过失行为在医疗事故损害后果中的责任程度；③医疗事故损害后果与患者原有疾病状况之间的关系。

（一）医疗损害赔偿争议的解决途径

1. 协商解决 发生医疗损害的赔偿等民事责任争议，医患双方可以协商解决。医患双方协商解决赔偿等民事责任争议，体现了医患双方依法处分民事权利、确认民事义务的自主权。双方当事人协商解决医疗损害赔偿等民事责任争议的，应当制作协议书。协议书应当载明双方当事人的基本情况和医疗损害的原因、双方当事人共同认定的医疗损害等级以及协商确定的赔偿数额等，并由双方当事人在协议上签名。

2. 行政调解 医疗损害争议发生后，医患双方可以申请卫生行政部门主持，根据自愿和合法的原则，通过友好协商达成协议，解决医疗损害赔偿。《医疗事故处理条例》规定，已确定为医疗损害的，卫生行政部门应医疗损害争议双方当事人请求，可以进行医疗损害赔偿调解。经调解，双方当事人就赔偿数额达成协议的，制作调解书，双方当事人应当履行，调解不成或者经调解达成协议后一方反悔的，卫生行政部门不再调解。

3. 人民调解 发生医疗事故等医疗损害赔偿争议，医患双方不愿意协商或者协商不成时，可以向医疗纠纷人民调解委员会提出调解申请。调解时，应当遵循医患双方自愿原则进行。需要进行相关鉴定以明确责任的，经双方同意，医疗纠纷人民调解委员会可以委托有法定资质的专业鉴定机构进行鉴定。经调解成功的，应当就争议事实、赔偿数额制作人民调解协议书。

4. 诉讼解决 发生医疗事故等医疗损害赔偿争议，医患双方不愿意协商、调解或者协商、调解不成的，可以直接向人民法院提起民事诉讼，由人民法院做出裁决。诉讼是解决医疗事故等医疗损害赔偿争议的最终途径。

（二）医疗损害赔偿规则

1. 一般赔偿 医疗损害侵权行为致患者人体损害的，应当赔偿医疗费、护理费、交通费、误工费、住院伙食补助费、住宿费、营养费、精神损失抚慰金等，造成患者残疾的，还应当赔偿残疾用具费和残疾生活补助费；造成患者死亡的，还应当赔偿丧葬费和死亡赔偿金。具体参照医疗事故赔偿标准计算。

考点提示：医疗事故分级、医疗事故的预防与处置、医疗损害责任的类型。

2. 惩罚性赔偿 《医疗损害责任解释》第二十三条规定：医疗产品的生产者、销售者明知医疗产品存在缺陷仍然生产、销售，造成患者死亡或者健康严重损害，被侵权人请求生产者、销售者赔偿损失及二倍以下惩罚性赔偿的，人民法院应予支持。在医疗产品责任纠纷中适用惩罚性赔偿，对于规范医疗领域存在的医疗产品市场不规范、制售假冒伪劣医疗产品屡禁不止等问题具有重要意义。

本章小结

医疗事故处理条例是临床护理必须掌握的基础法律知识内容，医疗事故、医疗损害等相关法律知识的学习重在规范护理人员在护理工作中的行为，从而做好医疗事故、医疗损害的预防及处置，重在培养和提高学生学会运用法律知识分析问题和解决问题的能力。

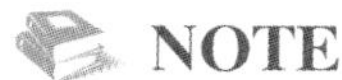

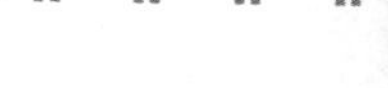

案例讨论

患者，张某，女，50岁。因发热5天，咳嗽、咳痰15天到某医院就诊，医生检查后诊断为“肺炎”，因没有床位在门诊输液。患者既往没有药物过敏史，过去也很少用药，医嘱给予0.9%氯化钠注射液250 mL＋头孢哌酮钠舒巴坦钠3 g进行静脉滴注，当天输完液后，患者就回家了，没有不适症状。第2天上午9时因同样的症状继续来医院门诊输液，输液约10分钟，患者出现胸部不适，告知护士，但护士未予重视。继续输液10分钟后患者出现呼吸困难、全身抽搐、意识丧失等情况。此时护士采取停药措施，给予吸氧，肾上腺素1 g肌内注射，地塞米松10 g缓慢静脉注射，同时呼叫麻醉科医生进行气管插管，心肺复苏等抢救措施。经过1小时的抢救，患者最后死亡。患者死后第3天进行了尸体解剖与法医临床鉴定。

司法鉴定结论：①胃及大小肠黏膜内有嗜酸性粒细胞浸润，尤以小肠为多。②肺淤血水肿及渗出性出血。③多脏器淤血水肿，尤以脑水肿明显。④喉黏膜中度水肿。

结合患者死前的病史、症状和死后尸体解剖结果分析病因：患者死于药物过敏，医院存在抢救不及时等医疗过错，该过错与患者的死亡有因果关系，医院承担主要责任。

请思考：

此医疗事故发生的原因是什么？

案例讨论提示

能力检测

（冉　鲜）

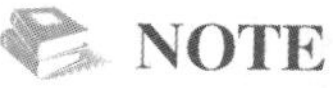

附　　录

附录A　护士条例

（2008年1月31日中华人民共和国国务院令第517号公布，根据2020年3月27日《国务院关于修改和废止部分行政法规的决定》修订）

第一章　总　　则

第一条　为了维护护士的合法权益，规范护理行为，促进护理事业发展，保障医疗安全和人体健康，制定本条例。

第二条　本条例所称护士，是指经执业注册取得护士执业证书，依照本条例规定从事护理活动，履行保护生命、减轻痛苦、增进健康职责的卫生技术人员。

第三条　护士人格尊严、人身安全不受侵犯。护士依法履行职责，受法律保护。

全社会应当尊重护士。

第四条　国务院有关部门、县级以上地方人民政府及其有关部门以及乡（镇）人民政府应当采取措施，改善护士的工作条件，保障护士待遇，加强护士队伍建设，促进护理事业健康发展。

国务院有关部门和县级以上地方人民政府应当采取措施，鼓励护士到农村、基层医疗卫生机构工作。

第五条　国务院卫生主管部门负责全国的护士监督管理工作。

县级以上地方人民政府卫生主管部门负责本行政区域的护士监督管理工作。

第六条　国务院有关部门对在护理工作中做出杰出贡献的护士，应当授予全国卫生系统先进工作者荣誉称号或者颁发白求恩奖章，受到表彰、奖励的护士享受省部级劳动模范、先进工作者待遇；对长期从事护理工作的护士应当颁发荣誉证书。具体办法由国务院有关部门制定。

县级以上地方人民政府及其有关部门对本行政区域内做出突出贡献的护士，按照省、自治区、直辖市人民政府的有关规定给予表彰、奖励。

第二章　执业注册

第七条　护士执业，应当经执业注册取得护士执业证书。

申请护士执业注册，应当具备下列条件：

（一）具有完全民事行为能力；

（二）在中等职业学校、高等学校完成国务院教育主管部门和国务院卫生主管部门规定的普通全日制3年以上的护理、助产专业课程学习，包括在教学、综合医院完成8个月以上护理临床实习，并取得相应学历证书；

（三）通过国务院卫生主管部门组织的护士执业资格考试；

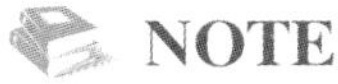

（四）符合国务院卫生主管部门规定的健康标准。

护士执业注册申请，应当自通过护士执业资格考试之日起3年内提出；逾期提出申请的，除应当具备前款第(一)项、第(二)项和第(四)项规定条件外，还应当在符合国务院卫生主管部门规定条件的医疗卫生机构接受3个月临床护理培训并考核合格。

护士执业资格考试办法由国务院卫生主管部门会同国务院人事部门制定。

第八条 申请护士执业注册的，应当向批准设立拟执业医疗机构或者为该医疗机构备案的卫生主管部门提出申请。收到申请的卫生主管部门应当自收到申请之日起20个工作日内做出决定，对具备本条例规定条件的，准予注册，并发给护士执业证书；对不具备本条例规定条件的，不予注册，并书面说明理由。

护士执业注册有效期为5年。

第九条 护士在其执业注册有效期内变更执业地点的，应当向批准设立拟执业医疗机构或者为该医疗机构备案的卫生主管部门报告。收到报告的卫生主管部门应当自收到报告之日起7个工作日内为其办理变更手续。护士跨省、自治区、直辖市变更执业地点的，收到报告的卫生主管部门还应当向其原注册部门通报。

第十条 护士执业注册有效期届满需要继续执业的，应当在护士执业注册有效期届满前30日向批准设立执业医疗机构或者为该医疗机构备案的卫生主管部门申请延续注册。收到申请的卫生主管部门对具备本条例规定条件的，准予延续，延续执业注册有效期为5年；对不具备本条例规定条件的，不予延续，并书面说明理由。

护士有行政许可法规定的应当予以注销执业注册情形的，原注册部门应当依照行政许可法的规定注销其执业注册。

第十一条 县级以上地方人民政府卫生主管部门应当建立本行政区域的护士执业良好记录和不良记录，并将该记录记入护士执业信息系统。

护士执业良好记录包括护士受到的表彰、奖励以及完成政府指令性任务的情况等内容。护士执业不良记录包括护士因违反本条例以及其他卫生管理法律、法规、规章或者诊疗技术规范的规定受到行政处罚、处分的情况等内容。

第三章　权利和义务

第十二条 护士执业，有按照国家有关规定获取工资报酬、享受福利待遇、参加社会保险的权利。任何单位或者个人不得克扣护士工资，降低或者取消护士福利等待遇。

第十三条 护士执业，有获得与其所从事的护理工作相适应的卫生防护、医疗保健服务的权利。从事直接接触有毒有害物质、有感染传染病危险工作的护士，有依照有关法律、行政法规的规定接受职业健康监护的权利；患职业病的，有依照有关法律、行政法规的规定获得赔偿的权利。

第十四条 护士有按照国家有关规定获得与本人业务能力和学术水平相应的专业技术职务、职称的权利；有参加专业培训、从事学术研究和交流、参加行业协会和专业学术团体的权利。

第十五条 护士有获得疾病诊疗、护理相关信息的权利和其他与履行护理职责相关的权利，可以对医疗卫生机构和卫生主管部门的工作提出意见和建议。

第十六条 护士执业，应当遵守法律、法规、规章和诊疗技术规范的规定。

第十七条 护士在执业活动中，发现患者病情危急，应当立即通知医师；在紧急情况下为抢救垂危患者生命，应当先行实施必要的紧急救护。

护士发现医嘱违反法律、法规、规章或者诊疗技术规范规定的，应当及时向开具医嘱的医师提出；必要时，应当向该医师所在科室的负责人或者医疗卫生机构负责医疗服务管理的人员

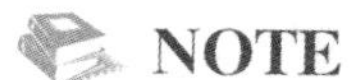

报告。

第十八条 护士应当尊重、关心、爱护患者，保护患者的隐私。

第十九条 护士有义务参与公共卫生和疾病预防控制工作。发生自然灾害、公共卫生事件等严重威胁公众生命健康的突发事件，护士应当服从县级以上人民政府卫生主管部门或者所在医疗卫生机构的安排，参加医疗救护。

第四章 医疗卫生机构的职责

第二十条 医疗卫生机构配备护士的数量不得低于国务院卫生主管部门规定的护士配备标准。

第二十一条 医疗卫生机构不得允许下列人员在本机构从事诊疗技术规范规定的护理活动：

（一）未取得护士执业证书的人员；

（二）未依照本条例第九条的规定办理执业地点变更手续的护士；

（三）护士执业注册有效期届满未延续执业注册的护士。

在教学、综合医院进行护理临床实习的人员应当在护士指导下开展有关工作。

第二十二条 医疗卫生机构应当为护士提供卫生防护用品，并采取有效的卫生防护措施和医疗保健措施。

第二十三条 医疗卫生机构应当执行国家有关工资、福利待遇等规定，按照国家有关规定为在本机构从事护理工作的护士足额缴纳社会保险费用，保障护士的合法权益。

对在艰苦边远地区工作，或者从事直接接触有毒有害物质、有感染传染病危险工作的护士，所在医疗卫生机构应当按照国家有关规定给予津贴。

第二十四条 医疗卫生机构应当制定、实施本机构护士在职培训计划，并保证护士接受培训。

护士培训应当注重新知识、新技术的应用；根据临床专科护理发展和专科护理岗位的需要，开展对护士的专科护理培训。

第二十五条 医疗卫生机构应当按照国务院卫生主管部门的规定，设置专门机构或者配备专（兼）职人员负责护理管理工作。

第二十六条 医疗卫生机构应当建立护士岗位责任制并进行监督检查。

护士因不履行职责或者违反职业道德受到投诉的，其所在医疗卫生机构应当进行调查。经查证属实的，医疗卫生机构应当对护士做出处理，并将调查处理情况告知投诉人。

第五章 法律责任

第二十七条 卫生主管部门的工作人员未依照本条例规定履行职责，在护士监督管理工作中滥用职权、徇私舞弊，或者有其他失职、渎职行为的，依法给予处分；构成犯罪的，依法追究刑事责任。

第二十八条 医疗卫生机构有下列情形之一的，由县级以上地方人民政府卫生主管部门依据职责分工责令限期改正，给予警告；逾期不改正的，根据国务院卫生主管部门规定的护士配备标准和在医疗卫生机构合法执业的护士数量核减其诊疗科目，或者暂停其 6 个月以上 1 年以下执业活动；国家举办的医疗卫生机构有下列情形之一、情节严重的，还应当对负有责任的主管人员和其他直接责任人员依法给予处分：

（一）违反本条例规定，护士的配备数量低于国务院卫生主管部门规定的护士配备标准的；

（二）允许未取得护士执业证书的人员或者允许未依照本条例规定办理执业地点变更手

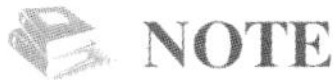

续、延续执业注册有效期的护士在本机构从事诊疗技术规范规定的护理活动的。

第二十九条 医疗卫生机构有下列情形之一的，依照有关法律、行政法规的规定给予处罚；国家举办的医疗卫生机构有下列情形之一、情节严重的，还应当对负有责任的主管人员和其他直接责任人员依法给予处分：

（一）未执行国家有关工资、福利待遇等规定的；

（二）对在本机构从事护理工作的护士，未按照国家有关规定足额缴纳社会保险费用的；

（三）未为护士提供卫生防护用品，或者未采取有效的卫生防护措施、医疗保健措施的；

（四）对在艰苦边远地区工作，或者从事直接接触有毒有害物质、有感染传染病危险工作的护士，未按照国家有关规定给予津贴的。

第三十条 医疗卫生机构有下列情形之一的，由县级以上地方人民政府卫生主管部门依据职责分工责令限期改正，给予警告：

（一）未制定、实施本机构护士在职培训计划或者未保证护士接受培训的；

（二）未依照本条例规定履行护士管理职责的。

第三十一条 护士在执业活动中有下列情形之一的，由县级以上地方人民政府卫生主管部门依据职责分工责令改正，给予警告；情节严重的，暂停其 6 个月以上 1 年以下执业活动，直至由原发证部门吊销其护士执业证书：

（一）发现患者病情危急未立即通知医师的；

（二）发现医嘱违反法律、法规、规章或者诊疗技术规范的规定，未依照本条例第十七条的规定提出或者报告的；

（三）泄露患者隐私的；

（四）发生自然灾害、公共卫生事件等严重威胁公众生命健康的突发事件，不服从安排参加医疗救护的。

护士在执业活动中造成医疗事故的，依照医疗事故处理的有关规定承担法律责任。

第三十二条 护士被吊销执业证书的，自执业证书被吊销之日起 2 年内不得申请执业注册。

第三十三条 扰乱医疗秩序，阻碍护士依法开展执业活动，侮辱、威胁、殴打护士，或者有其他侵犯护士合法权益行为的，由公安机关依照治安管理处罚法的规定给予处罚；构成犯罪的，依法追究刑事责任。

第六章 附　　则

第三十四条 本条例施行前按照国家有关规定已经取得护士执业证书或者护理专业技术职称、从事护理活动的人员，经执业地省、自治区、直辖市人民政府卫生主管部门审核合格，换领护士执业证书。

本条例施行前，尚未达到护士配备标准的医疗卫生机构，应当按照国务院卫生主管部门规定的实施步骤，自本条例施行之日起 3 年内达到护士配备标准。

第三十五条 本条例自 2008 年 5 月 12 日起施行。

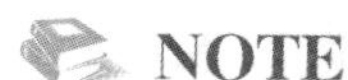

附录B 护士执业资格考试办法

（2010年5月10日卫生部、人力资源和社会保障部令第74号发布，自2010年7月1日起施行）

第一条 为规范全国护士执业资格考试工作，加强护理专业队伍建设，根据《护士条例》第七条规定，制定本办法。

第二条 卫生部负责组织实施护士执业资格考试。国家护士执业资格考试是评价申请护士执业资格者是否具备执业所必须的护理专业知识与工作能力的考试。

考试成绩合格者，可申请护士执业注册。

具有护理、助产专业中专和大专学历的人员，参加护士执业资格考试并成绩合格，可取得护理初级（士）专业技术资格证书；护理初级（师）专业技术资格按照有关规定通过参加全国卫生专业技术资格考试取得。

具有护理、助产专业本科以上学历的人员，参加护士执业资格考试并成绩合格，可以取得护理初级（士）专业技术资格证书；在达到《卫生技术人员职务试行条例》规定的护师专业技术职务任职资格年限后，可直接聘任护师专业技术职务。

第三条 护士执业资格考试实行国家统一考试制度。统一考试大纲，统一命题，统一合格标准。

护士执业资格考试原则上每年举行一次，具体考试日期在举行考试3个月前向社会公布。

第四条 护士执业资格考试包括专业实务和实践能力两个科目。一次考试通过两个科目为考试成绩合格。

为加强对考生实践能力的考核，原则上采用"人机对话"考试方式进行。

第五条 护士执业资格考试遵循公平、公开、公正的原则。

第六条 卫生部和人力资源社会保障部成立全国护士执业资格考试委员会。主要职责是：

（一）对涉及护士执业资格考试的重大事项进行协调、决策；

（二）审定护士执业资格考试大纲、考试内容和方案；

（三）确定并公布护士执业资格考试成绩合格线；

（四）指导全国护士执业资格考试工作。

全国护士执业资格考试委员会下设办公室，办公室设在卫生部，负责具体工作。

第七条 护士执业资格考试考务管理实行承办考试机构、考区、考点三级责任制。

第八条 承办考试机构具体组织实施护士执业资格考试考务工作。主要职责是：

（一）组织制定护士执业资格考试考务管理规定，负责全国护士执业资格考试考务管理；

（二）组织专家拟定护士执业资格考试大纲和命题审卷的有关规定并承担具体工作；

（三）负责护士执业资格考试考生信息处理；

（四）组织评定考试成绩，提供考生成绩单和护士执业资格考试成绩合格证明；

（五）负责考试结果的统计分析和考试工作总结，并向护士执业资格考试委员会提交工作报告；

（六）负责建立护士执业资格考试命题专家库和考试题库；

（七）指导考区有关考试的业务工作。

第九条 各省、自治区、直辖市及新疆生产建设兵团设立考区。省、自治区、直辖市人民政府卫生行政部门及新疆生产建设兵团卫生局负责本辖区的考试工作。其主要职责是：

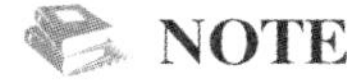

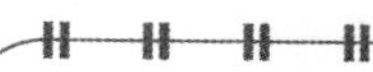

（一）负责本考区护士执业资格考试的考务管理；

（二）制定本考区护士执业资格考试考务管理具体措施；

（三）负责审定考生报名资格；

（四）负责指导考区内各考点的业务工作；

（五）负责处理、上报考试期间本考区发生的重大问题。

省、自治区、直辖市人民政府卫生行政部门及新疆生产建设兵团卫生局可根据实际情况，会同人力资源社会保障部门成立护士执业资格考试领导小组。

第十条 考区根据考生情况设置考点，报全国护士执业资格考试委员会备案。考点设在设区的市。考点的主要职责是：

（一）负责本考点护士执业资格考试的考务工作；

（二）执行本考点护士执业资格考试考务管理具体措施；

（三）受理考生报名，核实报名材料，初审考生报名资格；

（四）负责为不能自行上网打印准考证的考生打印准考证；

（五）处理、上报本考点考试期间发生的问题；

（六）发给考生成绩单和护士执业资格考试成绩合格证明。

第十一条 各级考试管理机构要有计划地培训考务工作人员和监考人员，提高考试管理水平。

第十二条 在中等职业学校、高等学校完成国务院教育主管部门和国务院卫生主管部门规定的普通全日制3年以上的护理、助产专业课程学习，包括在教学、综合医院完成8个月以上护理临床实习，并取得相应学历证书的，可以申请参加护士执业资格考试。

第十三条 申请参加护士执业资格考试的人员，应当在公告规定的期限内报名，并提交以下材料：

（一）护士执业资格考试报名申请表；

（二）本人身份证明；

（三）近6个月二寸免冠正面半身照片3张；

（四）本人毕业证书；

（五）报考所需的其他材料。

申请人为在校应届毕业生的，应当持有所在学校出具的应届毕业生毕业证明，到学校所在地的考点报名。学校可以为本校应届毕业生办理集体报名手续。

申请人为非应届毕业生的，可以选择到人事档案所在地报名。

第十四条 申请参加护士执业资格考试者，应当按国家价格主管部门确定的收费标准缴纳考试费。

第十五条 护士执业资格考试成绩于考试结束后45个工作日内公布。考生成绩单由报名考点发给考生。

第十六条 考试成绩合格者，取得考试成绩合格证明，作为申请护士执业注册的有效证明。

第十七条 考试考务管理工作要严格执行有关规章和纪律，切实做好试卷命制、印刷、发送和保管过程中的保密工作，严防泄密。

第十八条 护士执业资格考试实行回避制度。考试工作人员有下列情形之一的，应当回避：

（一）是考生近亲属的；

（二）与考生有其他利害关系，可能影响考试公正的。

第十九条 对违反考试纪律和有关规定的，按照《专业技术人员资格考试违纪违规行为处

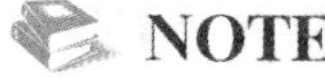

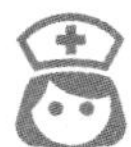

理规定》处理。

第二十条 军队有关部门负责军队人员参加全国护士执业资格考试的报名、成绩发布等工作。

第二十一条 香港特别行政区、澳门特别行政区和台湾地区居民符合本办法规定和《内地与香港关于建立更紧密经贸关系的安排》《内地与澳门关于建立更紧密经贸关系的安排》或者内地有关主管部门规定的,可以申请参加护士执业资格考试。

第二十二条 本办法自2010年7月1日起施行。

NOTE

附录C　护士执业注册管理办法

（2008年5月6日卫生部令第59号发布　自2008年5月12日起施行　根据2021年1月8日《国家卫生健康委关于修改和废止〈母婴保健专项技术服务许可及人员资格管理办法〉等3件部门规章的决定》（国家卫生健康委员会令第7号）修订）

第一条　为了规范护士执业注册管理，根据《护士条例》，制定本办法。

第二条　护士经执业注册取得护士执业证书后，方可按照注册的执业地点从事护理工作。

未经执业注册取得护士执业证书者，不得从事诊疗技术规范规定的护理活动。

第三条　国家卫生健康委负责全国护士执业注册监督管理工作。

县级以上地方卫生健康主管部门是护士执业注册的主管部门，负责本行政区域的护士执业注册管理工作。

第四条　省、自治区、直辖市卫生健康主管部门结合本行政区域的实际情况，制定护士执业注册工作的具体实施办法，并报国家卫生健康委备案。

第五条　国家建立护士管理信息系统，实行护士电子化注册管理。

第六条　申请护士执业注册，应当具备下列条件：

（一）具有完全民事行为能力；

（二）在中等职业学校、高等学校完成教育部和国家卫生健康委规定的普通全日制3年以上的护理、助产专业课程学习，包括在教学、综合医院完成8个月以上护理临床实习，并取得相应学历证书；

（三）通过国家卫生健康委组织的护士执业资格考试；

（四）符合本办法第七条规定的健康标准。

第七条　申请护士执业注册，应当符合下列健康标准：

（一）无精神病史；

（二）无色盲、色弱、双耳听力障碍；

（三）无影响履行护理职责的疾病、残疾或者功能障碍。

第八条　申请护士执业注册，应当向批准设立拟执业医疗机构或者为该医疗机构备案的卫生健康主管部门提出申请。

第九条　申请护士执业注册，应当提交下列材料：

（一）护士执业注册申请审核表；

（二）申请人身份证明；

（三）申请人学历证书及专业学习中的临床实习证明；

（四）医疗卫生机构拟聘用的相关材料。

第十条　卫生健康主管部门应当自受理申请之日起20个工作日内，对申请人提交的材料进行审核、注册，发给国家卫生健康委统一印制的护士执业证书；对不符合规定条件的，不予注册，并书面说明理由。

护士执业证书上应当注明护士的姓名、性别、出生日期等个人信息及证书编号、注册日期和执业地点。

第十一条　护士执业注册申请，应当自通过护士执业资格考试之日起3年内提出；逾期提出申请的，除本办法第九条规定的材料外，还应当提交在省、自治区、直辖市卫生健康主管部门规定的教学、综合医院接受3个月临床护理培训并考核合格的证明。

第十二条　护士执业注册有效期为5年。护士执业注册有效期届满需要继续执业的，应

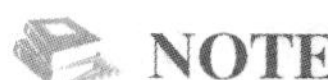

当在有效期届满前 30 日，向批准设立执业医疗机构或者为该医疗机构备案的卫生健康主管部门申请延续注册。

第十三条 护士申请延续注册，应当提交护士执业注册申请审核表和申请人的护士执业证书。

第十四条 注册部门自受理延续注册申请之日起 20 个工作日内进行审核。审核合格的，予以延续注册；审核不合格的，不予延续注册，并书面说明理由。

第十五条 有下列情形之一的，不予延续注册：

（一）不符合本办法第七条规定的健康标准的；

（二）被处暂停执业活动处罚期限未满的。

第十六条 医疗卫生机构可以为本机构聘用的护士集体办理护士执业注册和延续注册。

第十七条 有下列情形之一的，拟在医疗卫生机构执业时，应当重新申请注册：

（一）注册有效期届满未延续注册的；

（二）受吊销护士执业证书处罚，自吊销之日起满 2 年的。

重新申请注册的，按照本办法第九条的规定提交材料；中断护理执业活动超过 3 年的，还应当提交在省、自治区、直辖市人民政府卫生健康主管部门规定的教学、综合医院接受 3 个月临床护理培训并考核合格的证明。

第十八条 护士在其执业注册有效期内变更执业地点等注册项目，应当办理变更注册。

护士承担经注册执业机构批准的卫生支援、进修、学术交流、政府交办事项等任务和参加卫生健康主管部门批准的义诊，在签订帮扶或者托管协议的医疗卫生机构内执业，以及从事执业机构派出的上门护理服务等，不需办理执业地点变更等手续。

第十九条 护士在其执业注册有效期内变更执业地点等注册项目的，应当向批准设立执业医疗机构或者为该医疗机构备案的卫生健康主管部门报告，并提交护士执业注册申请审核表和申请人的护士执业证书。

注册部门应当自受理之日起 7 个工作日内为其办理变更手续。

护士跨省、自治区、直辖市变更执业地点的，收到报告的注册部门还应当向其原执业地注册部门通报。

县及以上地方卫生健康主管部门应当通过护士管理信息系统，为护士变更注册提供便利。

第二十条 护士执业注册后有下列情形之一的，原注册部门办理注销执业注册：

（一）注册有效期届满未延续注册；

（二）受吊销护士执业证书处罚；

（三）护士死亡或者丧失民事行为能力。

第二十一条 卫生健康主管部门实施护士执业注册，有下列情形之一的，由其上级卫生健康主管部门或者监察机关责令改正，对直接负责的主管人员或者其他直接责任人员依法给予行政处分：

（一）对不符合护士执业注册条件者准予护士执业注册的；

（二）对符合护士执业注册条件者不予护士执业注册的。

第二十二条 护士执业注册申请人隐瞒有关情况或者提供虚假材料申请护士执业注册的，卫生健康主管部门不予受理或者不予护士执业注册，并给予警告；已经注册的，应当撤销注册。

第二十三条 在内地完成护理、助产专业学习的香港、澳门特别行政区及台湾地区人员，符合本办法第六条、第七条、第九条规定的，可以申请护士执业注册。

第二十四条 计划生育技术服务机构护士的执业注册管理适用本办法的规定。

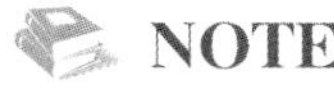
NOTE

第二十五条 本办法下列用语的含义：

教学医院，是指与中等职业学校、高等学校有承担护理临床实习任务的合同关系，并能够按照护理临床实习教学计划完成教学任务的医院。

综合医院，是指依照《医疗机构管理条例》《医疗机构基本标准》的规定，符合综合医院基本标准的医院。

第二十六条　本办法自 2008 年 5 月 12 日起施行。

NOTE

附录 D　护士执业注册申请审核表

护士执业注册申请审核表

姓　　　　名：____________________
执业证书编码：____________________

填表时间：　　年　　月　　日

国家卫生健康委员会监制

填表说明

1. 本表仅供申请护士执业注册使用。
2. 用钢笔或签字笔填写，内容具体真实，字迹端正清楚。
3. 表内的年月日时间，用公历阿拉伯数字填写。
4. 学历应当填写护理或者助产专业最高学历。
5. 健康状况填写良好、一般或者有慢性病。
6. 工作类别填写临床护理、护理行政管理、预防保健或者其他。
7. 技术职称填写护士、护师、主管护师、副主任护师、主任护师或者未评定。
8. 首次注册人员现工作单位相关信息可不填写。
9. 首次注册、变更注册等需拟执业机构填写意见，延续注册需执业机构填写意见。
10. 使用的照片为近期小二寸免冠正面半身照。

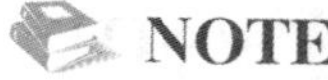

护士执业注册申请审核表

<table>
<tr><td>姓名</td><td></td><td>性别</td><td></td><td rowspan="4">（照片）</td></tr>
<tr><td>出生日期</td><td></td><td>民族</td><td></td></tr>
<tr><td>国籍</td><td></td><td>健康状况</td><td></td></tr>
<tr><td>通过护士执业
考试时间</td><td></td><td>是否首次注册</td><td>□是 □否</td></tr>
<tr><td>证件类型</td><td></td><td>证件号码</td><td colspan="2"></td></tr>
<tr><td>毕业时间</td><td></td><td>毕业学校</td><td colspan="2"></td></tr>
<tr><td>专业</td><td></td><td>学制</td><td colspan="2"></td></tr>
<tr><td>学历</td><td></td><td>学位</td><td colspan="2"></td></tr>
<tr><td>参加工作时间</td><td></td><td>手机号码</td><td colspan="2"></td></tr>
<tr><td>现执业机构</td><td colspan="2"></td><td>工作电话</td><td></td></tr>
<tr><td>单位登记号</td><td colspan="2"></td><td>邮政编码</td><td></td></tr>
<tr><td>行政区划</td><td colspan="4">省（自治区/直辖市） 市（地区） 区（县）</td></tr>
<tr><td>现工作科室</td><td colspan="2"></td><td>技术职称</td><td></td></tr>
<tr><td>现工作类别</td><td colspan="2"></td><td>职务</td><td></td></tr>
<tr><td>拟执业机构</td><td colspan="2"></td><td>工作电话</td><td></td></tr>
<tr><td>单位登记号</td><td colspan="2"></td><td>邮政编码</td><td></td></tr>
<tr><td>行政区划</td><td colspan="4">省（自治区/直辖市） 市（地区） 区（县）</td></tr>
<tr><td>拟工作科室</td><td colspan="2"></td><td>技术职称</td><td></td></tr>
<tr><td>拟工作类别</td><td colspan="2"></td><td>职务</td><td></td></tr>
<tr><td>何时何地因何
种原因受过何
种奖励或表彰</td><td colspan="4"></td></tr>
<tr><td>何时何地因何
种原因受过何
种处罚或处分</td><td colspan="4"></td></tr>
<tr><td>其他要说明的
问题</td><td colspan="4"></td></tr>
</table>

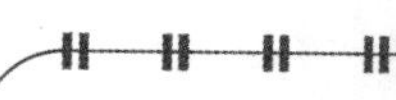

个人学习经历(与护理或者助产专业相关)				
开始时间	结束时间	学校名称	专业	学历/学位

个人工作经历(与护理或者助产专业相关)				
开始时间	结束时间	工作单位	职务	职称

申请人签字： 年 月 日	
(拟)执业机构 意见	意见：□同意 □不同意 负责人签字： 印 章 年 月 日
注册机关 意见	意见：□准予注册 护士执业证书编号：____________ □准予变更注册 □准予延续注册 □不准予注册 不准予注册理由： 印 章 年 月 日

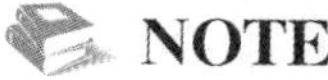

附录 E　医学生誓言

健康所系，性命相托。

当我步入神圣医学学府的时刻，谨庄严宣誓：

我志愿献身医学，热爱祖国，忠于人民，恪守医德，尊师守纪，刻苦钻研，孜孜不倦，精益求精，全面发展。

我决心竭尽全力除人类之病痛，助健康之完美，维护医术的圣洁和荣誉。救死扶伤，不辞艰辛，执着追求，为祖国医药卫生事业的发展和人类身心健康奋斗终生！

参考文献

[1] 李怀珍. 护理伦理与法律法规[M]. 2 版. 北京：人民卫生出版社，2019.
[2] 张绍异. 护理伦理与法律法规[M]. 北京：中国医药科技出版社，2018.
[3] 秦晓慧，邱大石. 护理伦理与法律法规[M]. 北京：北京大学医学出版社，2019.
[4] 崔香淑，苏碧芳. 护理伦理与法律法规[M]. 北京：人民卫生出版社，2016.
[5] 任静，陈英. 护理伦理与卫生法律法规[M]. 北京：人民卫生出版社，2010.
[6] 温茂兴，张绍异. 护理伦理与卫生法规[M]. 北京：高等教育出版社，2020.
[7] 王柳行，夏曼. 医学伦理学[M]. 3 版. 北京：人民卫生出版社，2019.
[8] 万婷. 医德与伦理[M]. 北京：科学技术文献出版社，2018.
[9] 赵爱英，张恭，钟会亮. 护理伦理与护理法规[M]. 武汉：华中科技大学出版社，2012.
[10] 姜小鹰，刘俊荣. 护理伦理学[M]. 2 版. 北京：人民卫生出版社，2017.
[11] 汪建荣. 卫生法[M]. 5 版. 北京：人民卫生出版社，2018.
[12] 王明旭，赵明杰. 医学伦理学[M]. 5 版. 北京：人民卫生出版社，2018.
[13] 王卫红，杨敏. 护理伦理学[M]. 3 版. 北京：清华大学出版社，2020.
[14] 郝军燕，周鸿艳. 医学伦理学[M]. 北京：中国医药科技出版社，2018.
[15] 陈云良. 卫生法学[M]. 北京：高等教育出版社，2019.
[16] 田侃，冯秀云. 卫生法学[M]. 北京：中国中医药出版社，2017.
[17] 丁朝刚. 卫生法学[M]. 北京：北京大学出版社，2015.
[18] 赵敏，何振. 卫生法学概论[M]. 武汉：华中科技大学出版社，2017.
[19] 廖淋森，陈辉芳，杨秋霞. 卫生法学[M]. 武汉：华中科技大学出版社，2020.
[20] 蒲川，陈大义. 卫生法学[M]. 北京：科学出版社，2017.
[21] 石悦，王安富. 卫生法学[M]. 北京：科学出版社，2021.
[22] 张红霞，农乐颂. 护理伦理学[M]. 南京：江苏凤凰科学技术出版社，2013.
[23] 李勇. 医学法律的伦理维度[M]. 北京：科学出版社，2014.
[24] 黄秀凤. 护理伦理学[M]. 北京：中国医药科技出版社，2016.
[25] 崔瑞兰. 护理伦理学[M]. 北京：中国中医药出版社，2021.
[26] 杜仕林. 卫生法学[M]. 广州：中山大学出版社，2012.

NOTE